国家卫生和计划生育委员会"十二五"规划教材

全国中医药高职高专院校教材

全国高等医药教材建设研究会规划教材

供中医骨伤专业用

U0276190

中 医 骨 病

—— 第 3 版 ——

主　　编　谢　强

副 主 编　王爱莉　邓海宁　陈书敏

编　　者　（以姓氏笔画为序）

　　　　　王忠磊（重庆三峡医药高等专科学校）

　　　　　王爱莉（黑龙江中医药大学佳木斯学院）

　　　　　邓海宁（四川中医药高等专科学校）

　　　　　朱玉辉（江西中医药高等专科学校）

　　　　　任立军（安徽中医药高等专科学校）

　　　　　张　峰（南阳医学高等专科学校）

　　　　　陈书敏（湖北中医药高等专科学校）

　　　　　彭建全（湖南中医药高等专科学校）

　　　　　谢　强（安徽中医药高等专科学校）

人民卫生出版社

图书在版编目(CIP)数据

中医骨病/谢强主编. —3 版. —北京:人民卫生出版社,2014
ISBN 978-7-117-18958-3

Ⅰ.①中… Ⅱ.①谢… Ⅲ.①中医伤科学-高等职业教育-教材
Ⅳ.①R274

中国版本图书馆 CIP 数据核字(2014)第 084202 号

人卫智网	www.ipmph.com	医学教育、学术、考试、健康,
		购书智慧智能综合服务平台
人卫官网	www.pmph.com	人卫官方资讯发布平台

中 医 骨 病

第 3 版

主　　编:谢　强
出版发行:人民卫生出版社 (中继线 010-59780011)
地　　址:北京市朝阳区潘家园南里 19 号
邮　　编:100021
E - mail:pmph @ pmph.com
购书热线:010-59787592　010-59787584　010-65264830
印　　刷:中农印务有限公司
经　　销:新华书店
开　　本:787×1092　1/16　印张:14
字　　数:349 千字
版　　次:2005 年 6 月第 1 版　　2014 年 7 月第 3 版
　　　　　2024 年 2 月第 3 版第 9 次印刷(总第 12 次印刷)
标准书号:ISBN 978-7-117-18958-3
定　　价:30.00 元
打击盗版举报电话:010-59787491　E-mail:WQ @ pmph.com
质量问题联系电话:010-59787234　E-mail:zhiliang @ pmph.com

全国中医药高职高专国家卫生和计划生育委员会规划教材
第三轮修订说明

全国中医药高职高专卫生部规划教材第1版(6个专业63种教材)2005年6月正式出版发行,是以安徽、湖北、山东、湖南、江西、重庆、黑龙江等7个省市的中医药高等专科学校为主体,全国20余所中医药院校专家教授共同编写。该套教材首版以来及时缓解了中医药高职高专教材缺乏的状况,适应了中医药高职高专教学需求,对中医药高职高专教育的发展起到了重要的促进作用。

为了进一步适应中医药高等职业教育的快速发展,第2版教材于2010年7月正式出版发行,新版教材整合了中医学、中药、针灸推拿、中医骨伤、护理等5个专业,其中将中医护理学专业名称改为护理;新增了医疗美容技术、康复治疗技术2个新专业的教材。全套教材共86种,其中38种教材被教育部确定为普通高等教育"十一五"国家级规划教材。第2版教材由全国30余所中医药院校专家教授共同参与编写,整个教材编写工作彰显了中医药特色,突出了职业教育的特点,为我国中医药高等职业教育的人才培养作出了重要贡献。

在国家大力推进医药卫生体制改革,发展中医药事业和高等中医药职业教育教学改革的新形势下,为了更好地贯彻落实《国家中长期教育改革和发展规划纲要(2010-2020)》和《医药卫生中长期人才发展规划(2011-2020)》,推动中医药高职高专教育的发展,2013年6月,全国高等医药教材建设研究会、人民卫生出版社在教育部、国家卫生和计划生育委员会、国家中医药管理局的领导下,全面组织和规划了全国中医药高职高专第三轮规划教材(国家卫生和计划生育委员会"十二五"规划教材)的编写和修订工作。

为做好本轮教材的出版工作,成立了第三届中医药高职高专教育教材建设指导委员会和各专业教材评审委员会,以指导和组织教材的编写和评审工作,确保教材编写质量;在充分调研的基础上,广泛听取了一线教师对前两版教材的使用意见,汲取前两版教材建设的成功经验,分析教材中存在的问题,力求在新版教材中有所创新,有所突破。新版教材仍设置中医学、中药、针灸推拿、中医骨伤、护理、医疗美容技术、康复治疗技术7个专业,并将中医药领域成熟的新理论、新知识、新技术、新成果根据需要吸收到教材中来,新增5种新教材,共91种教材。

新版教材具有以下特色:

1. **定位准确,特色鲜明** 本套教材遵循各专业培养目标的要求,力求体现"专科特色、技能特点、时代特征",既体现职业性,又体现其高等教育性,注意与本科教材、中专教材的区别,同时体现了明显的中医药特色。

2. **谨守大纲,重点突出** 坚持"教材编写以教学计划为基本依据"的原则,本次教材修订的编写大纲,符合高职高专相关专业的培养目标与要求,以培养目标为导向、职业岗位能力需求为前提、综合职业能力培养为根本,注重基本理论、基本知识和基本技能的培养和全面素质的提高。体现职业教育对人才的要求,突出教学重点、知识点明确,有与之匹配的教学大纲。

3. 整体优化,有机衔接 本套教材编写从人才培养目标着眼,各门教材是为整个专业培养目标所设定的课程服务,淡化了各自学科的独立完整性和系统性意识。基础课教材内容服务于专业课教材,以"必需,够用"为度,强调基本技能的培养;专业课教材紧密围绕专业培养目标的需要进行选材。全套教材有机衔接,使之成为完成专业培养目标服务的有机整体。

4. 淡化理论,强化实用 本套教材的编写结合职业岗位的任职要求,编写内容对接岗位要求,以适应职业教育快速发展。严格把握教材内容的深度、广度和侧重点,突出应用型、技能型教育内容。避免理论与实际脱节,教育与实践脱节,人才培养与社会需求脱节的倾向。

5. 内容形式,服务学生 本套教材的编写体现以学生为中心的编写理念。教材内容的增减、结构的设置、编写风格等都有助于实现和满足学生的发展需求。为了解决调研过程中教材编写形式存在的问题,本套教材设有"学习要点"、"知识链接"、"知识拓展"、"病案分析(案例分析)"、"课堂讨论"、"操作要点"、"复习思考题"等模块,以增强学生学习的目的性和主动性及教材的可读性,强化知识的应用和实践技能的培养,提高学生分析问题、解决问题的能力。

6. 针对岗位,学考结合 本套教材编写要按照职业教育培养目标,将国家职业技能的相关标准和要求融入教材中。充分考虑学生考取相关职业资格证书、岗位证书的需要,与职业岗位证书相关的教材,其内容和实训项目的选取涵盖相关的考试内容,做到学考结合,体现了职业教育的特点。

7. 增值服务,丰富资源 新版教材最大的亮点之一就是建设集纸质教材和网络增值服务的立体化教材服务体系。以本套教材编写指导思想和整体规划为核心,并结合网络增值服务特点进行本套教材网络增值服务内容规划。本套教材的网络增值服务内容以精品化、多媒体化、立体化为特点,实现与教学要求匹配、与岗位需求对接、与执业考试接轨,打造优质、生动、立体的网络学习内容,为向读者和作者提供优质的教育服务、紧跟教育信息化发展趋势并提升教材的核心竞争力。

新版教材的编写,得到全国40余家中医药高职高专院校、本科院校及部分西医院校的专家和教师的积极支持和参与,他们从事高职高专教育工作多年,具有丰富的教学经验,并对编写本学科教材提出很多独到的见解。新版教材的编写,在中医药高职高专教育教材建设指导委员会和各专业教材评审委员会指导下,经过调研会议、论证会议、主编人会议、各专业编写会议、审定稿会议,确保了教材的科学性、先进性和实用性。在此,谨向有关单位和个人表示衷心的感谢!

希望本套教材能够对全国中医药高职高专人才的培养和教育教学改革产生积极的推动作用,同时希望各位专家、学者及读者朋友提出宝贵意见或建议,以便不断完善和提高。

全国高等医药教材建设研究会
第三届全国中医药高职高专教育教材建设指导委员会
人民卫生出版社
2014 年 4 月

全国中医药高职高专第三轮规划教材书目

中医学专业

1	大学语文（第3版）	孙 洁
2	中医诊断学（第3版）	马维平
3	中医基础理论（第3版）★	吕文亮
		徐宜兵
4	生理学（第3版）★	郭争鸣
5	病理学（第3版）	赵国胜
		苑光军
6	人体解剖学（第3版）	盖一峰
		高晓勤
7	免疫学与病原生物学（第3版）	刘文辉
		刘维庆
8	诊断学基础（第3版）	李广元
9	药理学（第3版）	侯 晞
10	中医内科学（第3版）★	陈建章
11	中医外科学（第3版）★	陈卫平

12	中医妇科学（第3版）	盛 红
13	中医儿科学（第3版）★	聂绍通
14	中医伤科学（第3版）	方家选
15	中药学（第3版）	杨德全
16	方剂学（第3版）★	王义祁
17	针灸学（第3版）	汪安宁
18	推拿学（第3版）	郭 翔
19	医学心理学（第3版）	侯再金
20	西医内科学（第3版）★	许幼晖
21	西医外科学（第3版）	贾 奎
22	西医妇产科学（第3版）	周梅玲
23	西医儿科学（第3版）	金荣华
24	传染病学（第2版）	陈艳成
25	预防医学	吴 娟

中医骨伤专业

26	中医正骨（第3版）	莫善华
27	中医筋伤（第3版）	涂国卿
28	中医骨伤科基础（第3版）★	冼 华
		陈中定
29	中医骨病（第3版）	谢 强

30	骨科手术（第3版）	黄振元
31	创伤急救（第3版）	魏宪纯
32	骨伤科影像诊断技术	申小年
33	骨科手术入路解剖学	王春成

中 药 专 业

34	中医学基础概要（第3版）	宋传荣
		何正显
35	中药药理与应用（第3版）	徐晓玉
36	中药药剂学（第3版）	胡志方
		李建民
37	中药炮制技术（第3版）	刘 波
		李 铭
38	中药鉴定技术（第3版）	张钦德
39	中药化学技术（第3版）	李 端
		陈 斌

40	中药方剂学（第3版）	吴俊荣
		马 波
41	有机化学（第3版）★	王志江
		陈东林
42	药用植物栽培技术（第2版）★	宋丽艳
43	药用植物学（第3版）★	郑小吉
		金 虹
44	药事管理与法规（第3版）	周铁文
		潘年松
45	无机化学（第3版）	冯务群

46	人体解剖生理学（第3版）	刘春波	48	中药储存与养护技术	沈 力
47	分析化学（第3版）	潘国石			
		陈哲洪			

针灸推拿专业

49	针灸治疗（第3版）	刘宝林	52	推拿治疗（第3版）	梅利民
50	针法灸法（第3版）★	刘 茜	53	推拿手法（第3版）	那继文
51	小儿推拿（第3版）	佘建华	54	经络与腧穴（第3版）★	王德敬

医疗美容技术专业

55	医学美学（第2版）	沙 涛	61	美容实用技术（第2版）	张丽宏
56	美容辨证调护技术（第2版）	陈美仁	62	美容皮肤科学（第2版）	陈丽娟
57	美容中药方剂学（第2版）★	黄丽萍	63	美容礼仪（第2版）	位汶军
58	美容业经营管理学（第2版）	梁 娟	64	美容解剖学与组织学（第2版）	杨海旺
59	美容心理学（第2版）★	陈 敏	65	美容保健技术（第2版）	陈景华
		汪启荣	66	化妆品与调配技术（第2版）	谷建梅
60	美容手术概论（第2版）	李全兴			

康复治疗技术专业

67	康复评定（第2版）	孙 权	72	临床康复学（第2版）	邓 倩
68	物理治疗技术（第2版）	林成杰	73	临床医学概要（第2版）	周建军
69	作业治疗技术（第2版）	吴淑娥			符逢春
70	言语治疗技术（第2版）	田 莉	74	康复医学导论（第2版）	谭 工
71	中医养生康复技术（第2版）	王德瑜			
		邓 沂			

护 理 专 业

75	中医护理（第2版）★	杨 洪	83	精神科护理（第2版）	井霖源
76	内科护理（第2版）	刘 杰	84	健康评估（第2版）	刘惠莲
		吕云玲	85	眼耳鼻咽喉口腔科护理（第2版）	肖跃群
77	外科护理（第2版）	江跃华	86	基础护理技术（第2版）	张少羽
		刘伟道	87	护士人文修养（第2版）	胡爱明
78	妇产科护理（第2版）	林 萍	88	护理药理学（第2版）★	姜国贤
79	儿科护理（第2版）	艾学云	89	护理学导论（第2版）	陈香娟
80	社区护理（第2版）	张先庚			曾晓英
81	急救护理（第2版）	李延玲	90	传染病护理（第2版）	王美芝
82	老年护理（第2版）	唐凤平	91	康复护理	黄学英

★为"十二五"职业教育国家规划教材。

第三届全国中医药高职高专教育教材建设指导委员会名单

顾 问

刘德培　于文明　王 晨　洪 净　文历阳　沈 彬　周 杰
王永炎　石学敏　张伯礼　邓铁涛　吴恒亚

主任委员

赵国胜　方家选

副主任委员（按姓氏笔画为序）

王义祁　王之虹　吕文亮　李 丽　李 铭　李建民　何文彬
何正显　张立祥　张同君　金鲁明　周建军　胡志方　侯再金
郭争鸣

委 员（按姓氏笔画为序）

王文政　王书林　王秀兰　王洪全　刘福昌　李灿东　李治田
李榆梅　杨思进　宋立华　张宏伟　张俊龙　张美林　张登山
陈文松　金玉忠　金安娜　周英信　周忠民　屈玉明　徐家正
董维春　董辉光　潘年松

秘 书

汪荣斌　王春成　马光宇

第三届全国中医药高职高专院校中医骨伤专业教材评审委员会名单

主任委员

方家选

副主任委员

涂国卿　黄振元

委 员（按姓氏笔画为序）

王春成　李 玄　莫善华　谢 强　魏宪纯

为了更好地贯彻落实《国家中长期教育改革和发展规划纲要》和《医药卫生中长期人才发展规划(2011—2020年)》,推动中医药高职高专教育的发展,培养中医药类高级技能型人才,在总结汲取前两版教材成功经验的基础上,在全国高等医药教材建设研究会、全国中医药高职高专教材建设指导委员会的组织规划下,按照全国中医药高职高专院校各专业的培养目标,确立本课程的教学内容并编写了本教材。

《中医骨病》是中医骨伤专业的临床课,是一门研究人体骨骼-肌肉系统疾病的病因、生理与病理,并系统地按理、法、方、药的辨证施治原则,运用药物、手法、手术及物理疗法保持和恢复这一系统功能正常的学科。

根据国家卫生和计划生育委员会"十二五"规划教材办公室"全国中医药高职高专第三轮规划教材编写要求",同时遵循中医骨伤专业是"为农村基层、城镇社区培养高素质技能型中医专门人才"的培养目标。在坚持体现"三基"(基本理论、基本知识、基本技能),"五性"(思想性、科学性、先进性、启发性、适用性),"三特定"(特定的对象、特定的要求、特定的限制)二版编写指导思想的基础上,进一步精选内容、优化结构和创新体例,目的是使本课程的教学内容能更好地贴近专业的培养目标。

修订的原则:一是将教学内容的重点放在骨关节的形态和功能、骨关节痹证和骨关节退行性疾病等中医中药疗效显著并彰显其特点的章节,而骨关节先天性畸形、代谢性骨疾病和骨肿瘤等章节的教学内容重点侧重于对这类疾病的诊断和鉴别诊断方面。二是丰富和完善了各章节骨关节疾病的数字化影像资料。三是增加学习要点和部分案例。

全书共分为12章,重点突出骨骼系统疾病的中医辨证施治原则,并结合西医学骨骼系统疾病的理论进行介绍。为方便教学,本书附有教学大纲,同时配套网络增值服务,以供教师和学生学习参考。

本教材供高职高专(三年制、五年一贯制)中医骨伤专业使用,亦可供临床相关学科医务人员学习参考。

教材编写过程中,得到全国高等医学教材建设研究会专家的指点和帮助,在此一并表示诚挚的谢意!

为体现中医药高等职业教育的特色,在编写过程中我们做了一些尝试。但限于编者水平,其中不当之处和谬误在所难免,敬请各院校专家和广大读者多提宝贵意见,以便今后不断完善。

《中医骨病》编委会
2014年5月

目　录

第一章　总论 ……………………………………………………………… 1

第一节　中医骨病学发展概况 …………………………………………… 1
  一、骨关节痹证、痿证 ……………………………………………… 1
  二、骨髓炎、骨结核 ………………………………………………… 2
  三、骨肿瘤 …………………………………………………………… 2
第二节　中医骨病分类 …………………………………………………… 4
第三节　病因病机 ………………………………………………………… 5
  一、病因 ……………………………………………………………… 5
  二、病机 ……………………………………………………………… 6
第四节　诊断与辨证 ……………………………………………………… 8
  一、诊断的方法 ……………………………………………………… 8
  二、辨证的方法 …………………………………………………… 17
第五节　治疗原则 ……………………………………………………… 19
  一、内治法 ………………………………………………………… 19
  二、外治法 ………………………………………………………… 21

第二章　骨关节的形态和功能 ………………………………………… 24

第一节　骨的形态和功能 ……………………………………………… 24
  一、骨的组织形态 ………………………………………………… 24
  二、软骨的组织形态 ……………………………………………… 26
  三、骨的生理功能 ………………………………………………… 27
第二节　骨的发育和生长 ……………………………………………… 28
  一、骨的发育和生长 ……………………………………………… 28
  二、影响骨生长的某些因素 ……………………………………… 29
第三节　骨的代谢和修复 ……………………………………………… 31
  一、骨的代谢 ……………………………………………………… 31
  二、骨的修复 ……………………………………………………… 32
第四节　关节的形成和生物性能 ……………………………………… 33
  一、关节的发生 …………………………………………………… 33
  二、不同类型关节的发育 ………………………………………… 33
  三、关节软骨的结构 ……………………………………………… 35
  四、关节软骨的生物特性 ………………………………………… 35

　　五、关节软骨的生物力学性能 ……………………………………………………… 36

　　六、关节囊与韧带 …………………………………………………………………… 36

　　七、滑膜与滑液 ……………………………………………………………………… 36

　　八、关节的滑润 ……………………………………………………………………… 37

　　九、关节磨损 ………………………………………………………………………… 37

　　十、可动关节的结构和功能 ………………………………………………………… 38

　第五节　骨关节退行性改变 ……………………………………………………………… 39

　　一、骨关节退变的病因 ……………………………………………………………… 39

　　二、骨关节退变的病理 ……………………………………………………………… 39

　　三、临床表现 ………………………………………………………………………… 40

　　四、治疗原则 ………………………………………………………………………… 40

第三章　骨关节先天畸形 ……………………………………………………………………… 42

　第一节　概述 ……………………………………………………………………………… 42

　第二节　骨关节发育障碍 ………………………………………………………………… 44

　　一、成骨不全(脆骨病) ……………………………………………………………… 44

　　二、软骨发育不全综合征 …………………………………………………………… 46

　　三、石骨症 …………………………………………………………………………… 48

　第三节　颈部先天性畸形 ………………………………………………………………… 49

　　一、颈肋 ……………………………………………………………………………… 49

　　二、斜颈 ……………………………………………………………………………… 50

　第四节　脊柱先天性畸形 ………………………………………………………………… 51

　　一、半椎体畸形 ……………………………………………………………………… 51

　　二、脊柱裂 …………………………………………………………………………… 51

　　三、椎弓峡部裂及脊椎滑脱 ………………………………………………………… 52

　　四、先天性脊柱侧弯 ………………………………………………………………… 53

　第五节　下肢先天性畸形 ………………………………………………………………… 58

　　一、先天性髋关节脱位 ……………………………………………………………… 58

　　二、先天性胫骨假关节 ……………………………………………………………… 61

　　三、髋内翻 …………………………………………………………………………… 62

　　四、膝内翻 …………………………………………………………………………… 62

　　五、膝外翻 …………………………………………………………………………… 64

　　六、踇外翻 …………………………………………………………………………… 65

　　七、先天性马蹄内翻足 ……………………………………………………………… 66

第四章　骨痈疽 ………………………………………………………………………………… 69

　第一节　概述 ……………………………………………………………………………… 69

　第二节　急性化脓性骨髓炎 ……………………………………………………………… 73

　第三节　慢性骨髓炎 ……………………………………………………………………… 79

　第四节　化脓性关节炎 …………………………………………………………………… 81

第五章　骨痨 ··· 85

　　第一节　概述 ··· 85

　　第二节　骨关节结核 ·· 90

　　　　一、脊柱结核 ··· 90

　　　　二、髋关节结核 ··· 93

第六章　骨关节痹证 ··· 95

　　第一节　概述 ··· 95

　　第二节　风湿性关节炎 ·· 98

　　第三节　类风湿关节炎 ·· 99

　　第四节　强直性脊柱炎 ··· 103

　　第五节　痛风 ·· 106

　　第六节　创伤性关节炎 ··· 108

　　第七节　膝关节创伤性滑膜炎 ··· 109

　　第八节　牛皮癣性关节炎 ··· 110

　　第九节　血友病性关节炎 ··· 111

第七章　痿证 ··· 113

　　第一节　概述 ·· 113

　　第二节　脊髓灰质炎 ·· 115

　　第三节　脑性瘫痪 ··· 117

　　第四节　其他常见痿证 ··· 119

第八章　筋挛 ··· 122

　　第一节　概述 ·· 122

　　第二节　缺血性肌挛缩症 ··· 123

　　第三节　其他挛缩症 ·· 124

第九章　骨关节退行性疾病 ··· 126

　　第一节　概述 ·· 126

　　第二节　脊柱退行性疾病 ··· 127

　　　　一、脊椎退行性变引起的腰腿痛 ·· 127

　　　　二、脊柱骨关节病 ··· 128

　　第三节　四肢关节骨关节病 ·· 130

第十章　骨坏死性疾病 ··· 134

　　第一节　概述 ·· 134

　　第二节　骨骺骨软骨病 ··· 136

　　　　一、股骨头骨骺骨软骨病 ·· 136

二、胫骨结节骨骺炎 ……………………………………………………………… 138

三、脊椎骨骺骨软骨病 …………………………………………………………… 139

第三节　股骨头无菌性坏死 ………………………………………………………… 140

第十一章　代谢性骨病 …………………………………………………………… 145

第一节　概述 ………………………………………………………………………… 145

第二节　佝偻病 ……………………………………………………………………… 146

第三节　骨质疏松 …………………………………………………………………… 148

第四节　内分泌紊乱性骨病 ………………………………………………………… 150

一、巨人症 ………………………………………………………………………… 150

二、垂体功能低下症 ……………………………………………………………… 150

三、呆小症 ………………………………………………………………………… 151

四、原发性甲状旁腺功能亢进性骨病 …………………………………………… 152

第十二章　骨肿瘤 ………………………………………………………………… 153

第一节　概述 ………………………………………………………………………… 153

第二节　良性骨肿瘤 ………………………………………………………………… 160

一、软骨瘤 ………………………………………………………………………… 160

二、骨软骨瘤 ……………………………………………………………………… 161

三、骨巨细胞瘤 …………………………………………………………………… 162

第三节　恶性骨肿瘤 ………………………………………………………………… 163

一、骨肉瘤 ………………………………………………………………………… 163

二、软骨肉瘤 ……………………………………………………………………… 164

三、骨纤维肉瘤 …………………………………………………………………… 165

方剂汇编 …………………………………………………………………………… 170

《中医骨病》教学大纲 …………………………………………………………… 195

主要参考书目 ……………………………………………………………………… 205

第一章 总 论

第一节 中医骨病学发展概况

中医骨病学是中医骨伤科学的重要组成部分,它是根据中医基础理论结合西医学基础知识和临床技能,来研究人体骨骼-肌肉系统的病因、生理与病理,并系统地按理、法、方、药的辨证施治原则,运用药物、手法、手术及物理疗法以保持和恢复这一系统正常功能为目的的一门学科。

中医骨伤科学对骨关节疾患很早就有所认识,有所记载。对骨关节痹证、痿证、骨痈疽、骨痨、骨肿瘤等有着十分丰富的认知。现分述如下:

一、骨关节痹证、痿证

对于伤筋及骨缝损伤引起的颈椎病、腰腿痛以及各关节的炎症,中医学在《五十二病方》已有论述,《黄帝内经》进一步阐述了这些损伤的病因病机是外伤瘀血不散,或者劳伤气血筋骨,外感六淫之邪导致病痛。《素问·痹论》中所述筋痹、骨痹、肌痹和风、寒、湿痹均类似现代所称各种筋、骨缝损伤疾病或关节炎。《灵枢·经脉》所说臂厥、踝厥与颈椎综合征及腰椎间盘源性腰腿痛十分类似。《肘后备急方》根据《黄帝内经》"腰为肾之府"的论断,创后世称之"独活寄生汤"的方剂内治,历代医家在《黄帝内经》的基础理论指导下,对各种痹证论治积累了十分丰富的经验。

汉代张仲景在他所著的《伤寒杂病论》中论述了痹痿、腰痛与痈疽的诊疗方法,他所记载的一些骨伤科常用方剂,如大黄牡丹汤、桃仁承气汤、下瘀血汤等,一直沿袭至今。

唐代蔺道人《仙授理伤续断秘方·仙正散》对损伤后因风寒湿侵袭形成的痹证,主张用汤药熏洗:"于损处断处,及冷水风脚,筋脉拘急不得屈伸,行步艰苦,可用此药(指仙正散)热蒸,用被盖覆,俟温淋洗。"孙思邈《备急千金要方》载有用按摩导引法治疗各种筋骨痹痿病证。王焘《外台秘要》收集了自汉代张仲景以后治疗痹证的方剂,特别介绍了四物汤加附子治疗"风湿百节疼痛,不可屈伸"等症。

宋徽宗时期编写的《圣济总录·诸痹门》指出痹痛发生的机制是气血瘀滞,并有阴阳偏胜之分。刘完素《素问玄机原病式·六气为病》从"火热论"的学术观点出发,认为"岂知热甚客于肾部,干于足厥阴之经,廷孔郁结极甚,而气血不能宣通,则痿痹。"张从正《儒门事亲·指风痹痿厥近世差玄说》曰:"风者,必风热相兼;痹者,必风湿寒相合;痿者,必火乘金;厥者,或寒或热,皆从下起。"对风、痹、痿、厥四病作了精辟的鉴别。李杲《脾胃论·脾胃胜衰论》则认为痿证的发病,大抵脾胃虚弱,"脾病则下流乘肾……则骨乏无力,是为骨蚀,令人骨髓空虚,足不能履地。"朱震亨《丹溪心法·中风》指出:"治风之法,初得之即当顺气,及日久即当活血,此万古不易之至理。"认为治疗中风所致的瘫痪,初期应给予行气顺气的药物,而后期则应活血。

二、骨髓炎、骨结核

骨髓炎、骨结核古称附骨痈、附骨疽。在《周礼》所记疡医中就有切割排脓和内外用药治法,对其病因病机,在《黄帝内经》已有论述。晋代陈延之《小品方》(引自《医心方·卷十五》)将"附骨疽"分为急、缓两种,指出"附骨急疽"的症状为"其痛处壮热,体中乍寒乍热",而"附骨疽久者则肿见结脓",与西医学所谓的急、慢性骨髓炎的表现相类似。并描写了类似髋关节结核和脊椎结核症状、体征的阴疽和筋疽。

《刘涓子鬼遗方》采用内服外治方法治疗骨疽,并记载:"骨疽脓出不可止,壮热,碎骨,六十日死"(《刘涓子鬼遗方·卷第一》)。可见当时对骨疽并发症(类似现代所称的败血症)已有所认识。后孙思邈在论治胫骨疽时,认识到死骨清除后,骨疽才能愈合。因而后代应用药物追蚀法清除腐肉死骨。元代杨清叟进一步主张用刀切开清除死骨治骨疽,他还力主用补肾药治骨疽,所谓"肾实则骨有生气,疽不附骨矣"(《仙传外科集验方·服药通变方第二》)。所以明清时期,对骨疽多从肾论治。虽然在诊断上未能把骨髓炎、骨结核明确鉴别,但其辨别痈、疽、成脓与否,切开排脓,清除死骨,内外用药的诊疗经验是十分丰富的,其中不少经验方药、治法,今天还应用于临床。

三、骨肿瘤

肿瘤古称肿疡,始载于反映西周文化的《周礼》一书。西周时疡医治肿疡已应用"劀杀之齐","五毒攻之"、"五药疗之",即局部搔刮,外用药物追蚀消溃、内服药物扶正祛邪的治法。《五十二病方》记有治瘤赘的方药。《黄帝内经》提出了肾主骨的理论,认为肿瘤的形成是邪气侵犯肌肉筋骨,引起卫气、营气紊乱,气血凝滞而致;记载了筋瘤、骨瘤的病名。说骨瘤是发于骨的,"日以益大",《黄帝内经》还把肿瘤溃破继发感染的证候称为痈,并描写了发于膝部的肿瘤、疵痈。《灵枢·痈疽》载:"发于膝,名曰疵痈,其状大痈,色不变,寒热,如坚石","如坚石",类似成骨性骨肿瘤的局部体征。骨瘤、疵痈可谓骨肿瘤最早的病名概念。后世关于骨瘤、石痈、石疽的病名,皆源于《黄帝内经》这一论述。

晋、南北朝时期,葛洪首次记载了肉瘤,并指出恶性肿瘤不能用针割和艾灸治疗。可见《小品方》"熟皆可百日中也"的见解是实际的。《刘涓子鬼遗方·卷第一》也指出:"坚痈不治,三岁而死。"坚痈也即石痈。现代肿瘤学对骨肉瘤的预后是悲观的,骨肉瘤患者几乎都在半年左右发生转移,在一两年内死亡。

古代医学家们在实践中积累了药物疗法的经验,如《小品方》介绍用麦饭石散(鹿角、白蔹、白麦饭石)酒调外敷治疗。《集验方》指出石痈和瘰疬的鉴别诊断,介绍用瓜蒌根、赤小豆外敷治石痈,主张:"疗之法,当服酒,非酒即药不宜,但当稍饮。取令相得和散便止。"这些经验方后代多有沿用。《诸病源候论》描述了类似骨病继发肿瘤的恶疮、恶肉的临床表现。《备急千金要方》首次把肿瘤分类诊断(瘿瘤、骨瘤、脂瘤、石瘤、肉瘤、脓瘤、血瘤、息肉),仍将骨瘤、石瘤溃破感染者称为石痈,该书描写了恶性肿瘤晚期全身衰竭的证候,"致有漏溃(肿瘤溃破),令人骨消肉尽,或坚、或软、或溃(指肿瘤局部证候),令人惊悸,寤寐不安"的身体恶病质症状,还记有"奔而喘乏(肺转移)"的证候。孙思邈还主张用补肾助阳,活血化瘀,软坚散结的陷肿散,外敷、内服治骨瘤、石痈等;用"青龙五生膏"、"乌膏"等治恶疮、恶肉。《外台秘要》收集了唐代以前治骨瘤、石痈等方药,并介绍了《古今录验》用生商陆根外敷治石痈的经验。

宋代《圣济总录·痈疽门》认为对"结鞭如石"的石疽"治宜温其经络,使热气得通,其毒外泄。故能腐熟而发散,化脓血而出也"。《三因极一病证方论》又将肿瘤分为六种,除脂瘤可割治外,其余五种瘤都不宜割治,"治则杀人"。同时期《卫济宝书·痈疽五发》将前期医家称为恶疮和肉瘤的证候命名称为"癌",书中写道:"癌疾初发,却无头绪,只是肉热痛……逶迤软熟紫赤色,只是不破。""癌",类似现代的骨肉瘤、纤维肉瘤和骨病继发骨肿瘤的临床表现。《卫济宝书》治癌主张外敷追蚀、软坚、解毒的药物,内服活血化瘀、温经散寒、补肾培元的方剂。宋代有关骨肿瘤的论治,多为元代医家所沿袭。

明代的杨清叟依据《黄帝内经》肾主骨的理论和前人的实践经验,对发于骨的肿瘤、痈疽力主用温补肾阳的治法。他指出:"所谓骨疽,皆起于肾毒,以其根于此也,故补肾,必须大附子,方能作效。肾实则骨有生气,疽不附骨矣。"杨清叟"肾实则骨有生气"这一精辟之见,为明清各家推崇备至,而从肾论治骨肿瘤亦逐步被确立为主要方法。薛己描述了六种肿瘤的症状、体征,提出其病因病机概念和治疗大法,如在《外科枢要·论瘤赘》说:"夫瘤者,留也。随气凝滞,皆因脏腑受伤,气血乖违,当求其属,而治其本。"又说:"若怒动肝火,血涸而筋挛者,其自筋肿起。按之如筋,久而或有赤缕,名曰筋瘤。用六味地黄丸、四物、山栀、木瓜之类。若劳役火动,阴血沸腾,外邪所搏而为肿者,其自肌肉肿起,久而有赤缕,或皮俱赤,名曰血瘤,用四物、茯苓、远志之类。若郁结伤脾,肌肉消薄,外邪所搏而为肿者,其自肌肉肿起,按之实软,名曰肉瘤,用归脾、益气二汤……若劳伤肾水,不能荣骨而为肿者,其自骨肿起,按之坚硬,名曰骨瘤,用地黄丸及补中益气汤主之。"又"有坚硬如石者,谓之石疽……欲其驱散寒邪,补虚托里也。"薛己此论,是中国古代医学对骨肿瘤病因病机和治法的代表性论述。明清时期论肿瘤均宗薛氏学说。陈实功《外科正宗》推荐《普济方》收集治肿瘤的点瘤赘方、枯腐方和敛瘤膏,主张对石痈、石疽等恶性肿瘤采取内服补肾药"调元肾气丸",同时用点、枯、敛等法外治。枯肿瘤的药物主要是腐蚀,攻毒,软坚的砒霜、巴豆、斑蝥、白蔹等品。这种外治法,明、清各家治瘤应用较广。张景岳于《景岳全书·外科钤》阐述了恶性肿瘤切割不彻底致死的机制,张景岳认为:"瘤赘既大(恶变),最畏其破,非成脓者,必不可开,开则牵引诸经(广泛转移),漏竭血气(大出血),最难收拾,无一可活。"

清代王维德《外科全生集·石疽》发展了《卫济宝书》治癌的经验,创著名的阳和汤、阳和解凝膏治骨肿瘤,并且较细致地描述了类似骨肉瘤的石疽的临床表现,他在《外科证治全生集·治法》写道:"此疽(指石疽)初起如恶核,渐大如拳,急以阳和汤、犀黄丸,每日轮服可消。如迟至大如升斗,仍如石硬不痛,又日久患现红筋(局部充血、发绀、表明深部血流受阻),则不治。再久患生斑片(瘀斑),自溃在即之证也。溃即放血(大出血),三日而毙。如现青筋者(静脉曲张),可治,内服阳和汤,外以活商陆根捣烂,加食盐少许,敷涂。数日作痒,半月皱皮,日敷日软,而有脓袋下,以银针穿之。当用千金托里散加熟地、生芪各一两,煎汤煎药。服十剂后,以阳和解凝膏贴满患上,空出针穿之眼(以利排脓),使外皮血活。因皮膜似成脓弄(溶骨型有橡皮样感),须用布卷膏外绑紧,使皮膜相连。内服大补保元汤……"王维德的描述较之《小品方》更为详细,几乎和现在临床所见的骨肉瘤症状表现是一样的。他说:"日久现红筋,则不治"确是经验之谈。王维德对骨肉瘤的描述,较西方 1859 年鲁道夫·微耳(Rudolf Virchow)的有关报道早一个多世纪。赵濂在《医门补要·医案》记载了各多发性骨软骨瘤,指出这种骨瘤有遗传性,是胚胎发育紊乱引起的。他说:"一童周身生骨瘤,坚硬贴骨,大小不一,肌肉日瘦。由母肾虚与骨肉至戚苟合(遗传性),胎感其气(胚胎发育受扰)而成。久服肾气汤自消。"现代肿瘤学也认为多发性骨软骨瘤有遗传性。

总之,中医骨伤科在我国有着几千年的悠久历史。从公元前 21 世纪—公元前 475 年,夏、商、周朝代,逐步形成了骨伤科的萌芽。公元前 475—公元前 221 年,战国、秦汉时期,骨伤科基础理论形成雏形。公元 221—990 年,魏、晋、隋、唐时期,骨伤科临床医学开始成熟。这个时期,从巢元方的《诸病源候论》、孙思邈的《备急千金要方》、王焘的《外台秘要》,到我国现存最早一部骨伤科专著——蔺道人著的《仙授理伤续断秘方》,把骨伤科临床医学推向丰富与完整。公元 960—1840 年,宋、元、明、清时期,中医骨伤科学得到了空前的繁荣与发展。这一时期宋代王怀隐编著的《太平圣惠方》、元朝危亦林的《世医得效方》、明朝薛己的《正体类要》、清朝王肯堂的《证治准绳》等,使骨伤科学达到了兴盛与提高。

从公元 1949 年到现代,全国各省市普遍建立了中医院校与中医医院,博采各地中医骨伤科之长,运用现代科学知识和方法,形成了一套中西医结合治疗骨折的新疗法。在治疗开放性或感染性骨折、脊柱骨折、关节内骨折及陈旧骨折与脱位等方面取得了成功经验。在治疗慢性骨髓炎、化脓性骨髓炎、骨缺血性坏死等方面取得了很好的临床疗效。在骨质疏松、骨关节退变等领域也取得了一定的突破。尤其是近年来对传统方剂的继承和发展,中药复方和单体的有效成分研究,进一步丰富了骨伤科临床治疗方法,骨伤科的新进展越来越受到世界医学界的重视,我们深信随着现代科学技术在本学科的广泛应用,中医骨伤科正迎来一个新的发展时期,必将为人类健康事业作出更大贡献。

知识链接

中国西医骨科的兴起,始于 20 世纪初。第一代骨科先驱有:孟继懋,1939 成为协和医院首任中国人骨科主任;叶衍庆,1937 年成为中国第一位获得英国骨科硕士学位者;牛惠生,1939 年建立了中国第一所骨科医院。1980 年 5 月成立中华骨科学会,1986 年 11 月成立中华中医骨伤科学会。

第二节 中医骨病分类

骨骼、关节及其有关的筋肉等组织,构成人体的运动系统。本书研究的对象是运动系统的各种疾病。中医所谓的"筋",有较广的含义,除了筋膜、肌腱、关节囊、韧带、软骨盘等软组织外,还有"经筋"的概念。《灵枢·经筋》列十二经筋,有类似周围神经循行路线的描述,罹病后可出现疼痛、麻木不仁及不用等证候,故现代骨科所研究的软组织损伤、与运动系统有关的神经疾病,亦归入本书的有关章节讨论。

骨关节及其筋肉的疾病不仅涉及局部的病损和功能障碍,也涉及疾病在短期或长期所发生的整个机体的形态与功能上的破坏,为了方便与容易理解,将筋骨疾患按病因、受累部位及局部特殊表现进行分类。

(一)按病因分类

1. 先天发育缺陷

(1)全身性:成骨不全、软骨发育不良、蜡油样骨病等。

(2)局限性:颈肋、斜颈、脊柱裂等。

2. 骨痈疽　包括化脓性细菌、结核杆菌、梅毒螺旋体、骨梅毒等感染。

3. 风寒湿邪侵袭　包括各种关节痹证。

4. 损伤　部分痿证(如外伤性截瘫、肢瘫)、创伤性关节炎等。

5. 肿瘤　各种骨、软骨及附属组织的肿瘤。

6. 退行性变　如骨性关节炎及脊柱骨关节病。

7. 代谢障碍　如佝偻病、甲状旁腺疾病、骨质疏松等代谢性骨病。

8. 地方病　与地域的水土、气候、饮食等因素有关,如大骨节病、氟骨病。

(二)按发病组织及部位分类

1. 骨疾病　包括先天畸形、骨痈疽、骨痨、骨肿瘤、代谢性骨病或地方性骨病等。

2. 关节疾病　包括关节流注、痹证。

3. 神经、肌肉疾病　各种痿证,包括脊髓灰质炎、脑性瘫痪、肌病性瘫痪等。

4. 脊柱疾病　颈椎病、腰椎间盘突出症、椎管狭窄症等脊柱退行性疾病。

5. 软组织疾病　筋挛、膝关节紊乱症、各种软组织炎症等。

第三节　病因病机

一、病因

引起骨关节及其筋疾病的病因是多种多样的,宋代陈无择《三因极一病证方论·三因论》提出了"三因学说",认为六淫邪毒侵袭为外因,情志所伤为内因,而劳损饮食、损伤为不内外因。古人这种把致病因素和发病途径结合起来的分析方法,对筋骨疾病的辨证论治有一定的临床意义。

(一)内因

内因是指由于人体各种内部影响而致筋骨疾病发生的原因。

1. 先天发育缺陷　儿童的许多骨关节先天畸形是由于发育缺陷所引起,如先天性髋关节脱位、成骨不全等。

2. 年龄与体质　不同的年龄段其骨组织的发育、代谢、退化的生理演变也不一样。如脊髓灰质炎好发于婴幼儿,骨性关节炎好发于老年人。

3. 营养代谢障碍　因某些物质代谢紊乱或营养障碍而致的疾病。如骨质疏松、佝偻病、骨软化症。

（二）外因

外因是指从外界作用于人体而致骨关节损害的各种因素。

1. 生物性致病因素　中医认为指外感六淫，即风、寒、暑、湿、燥、火侵袭人体而致骨关节疾病的因素；西医学认为指病原微生物及寄生虫感染人体引起骨关节感染性疾病的因素。

2. 物理性致病因素　如外力创伤和慢性劳损。外力创伤是指创伤后留下的各种后遗症，如创伤性关节炎等。慢性劳损是指长期应力刺激，如关节退行性疾病。所谓"久视伤血，久卧伤气，久坐伤肉，久立伤骨，久行伤筋，是谓五劳所伤"。

3. 化学性致病因素　因职业关系经常接触有害物质，如各种无机毒物（如铅、铍、镉、铬、锌、磷）、有机毒物（苯、氯乙烯）以及放射线。或地理环境因素，如长期生活在重金属超标地域。

二、病机

人体是一个统一的整体，皮肉筋骨、气血津液、脏腑经络互相联系，相互依存。脏腑健壮、经络通畅、津液代谢正常，则气血旺盛，皮肉筋骨强健。脏腑亏损，筋络不畅，津液代谢紊乱，则气血不调，阴阳失调，皮肉失荣，筋骨痿弱。在骨病的发病过程中，正邪相互抗争，阴阳的相对平衡遭到破坏，气血、经络、脏腑功能也随之失调。现将有关发病机制分述于下。

（一）皮肉筋骨病机

骨为人体支架，皮肉筋脉为人体之外围，故骨关节疾病往往容易累及皮肉、筋骨，使之失去其正常的生理功能，导致机体其他部位的功能紊乱和一系列的临床表现。

1. 腠理不固　腠理司毛孔之开阖，为卫气所充养，"卫气和则分肉解利，皮肤调柔，腠理致密矣"（《灵枢·本脏》），卫气虚则腠理不密。此时风、寒、暑、湿、燥、火等外邪容易入侵，从而导致营气阻滞，皮肉失荣，筋脉拘急，临床常见的肩关节周围炎、落枕、腰肌劳损等皆由此而起。

2. 肌肉痿软　人体共有肌肉六百余块，它们的共同作用是使人体得以维持正常的姿态和完成各种动作。一旦气血不足，津液亏耗，则肌肉痿弱，肌力下降，动作无力、弛缓，稍有不慎即可发生损伤。如临床上常见的急性腰扭伤之后继发的腰肌劳损，肩关节周围炎后，上肢气血不足，络脉不充，肌肉失荣，继发三角肌等肌肉的萎缩。

3. 皮肉破损　完整的皮肉起着保护机体内脏的作用，防止各种外邪的侵袭，从而保证了人体各种正常的生理活动。一旦皮肉破损，络脉已伤，血溢脉外，内留成瘀，复加毒邪侵入，轻者仅见局部红、肿、热、痛，重则可传里入脏，酿成重症。开放性损伤及其并发症如破伤风等均属此范畴。

4. 瘀阻肉理　人体正常时血流于脉内，运行畅通，周流不息，营养全身及脏腑，温煦四肢百骸，濡润经脉、络脉。瘀血内停，则阻滞了经脉的通道，局部呈现红、肿、热、痛，青紫、瘀斑，舌质紫黯、脉弦。长期的瘀血不散，郁而化热，则症见面色潮红，发热不退，身热口渴，尿赤便秘，烦躁不安，常见于各种局部的化脓性感染。

5. 皮肉失荣　皮肉需要气血灌溉营养，气者温之，血者濡之，气血旺盛，皮肉得濡，则皮肤光泽，外围坚固，肌肉柔韧有力。血瘀内停，气机被阻，气血不足，皮肉失充，则皮毛枯槁，肌肤麻木不仁，痿软无力，重者可因此而发生皮肉的变性、坏死，出现干结。

6. **筋纵弛软** 筋者,其性坚韧,刚劲有力,属节束骨,在肝气淫筋下关节滑利,便于动作。中医学素有"肝主筋,其华在爪"之说,骨伤科中常见急性损伤后遗症或慢性损伤所致筋脉受累,动则即病,或活动无力,以致动作失调,活动不利。

7. **筋挛拘急** 筋既要刚坚,又要柔韧,刚柔相济则活动灵活,协调有力。筋失刚坚则筋纵弛软,筋失柔韧,则筋挛拘急。风湿性关节炎、类风湿关节炎、强直性关节炎,皆在此范围内。

8. **筋失其荣** 筋受肝气之浸淫,气血之濡养,才能维持其正常的生理功能。气血两虚,筋失充养,轻则筋急强硬,牵张不利,重则拘挛短缩,不能活动。

9. **骨质痿软** 骨质在肾精的充填下其性刚坚有力,承负着全身重量,使机体胜任各种繁重的工作。如在中年以后,由于饮食、起居等调摄不当,致使阳有余而阴不足,肾阴亏损,阴不制阳,可致骨痿而发病,中老年人常见的全身骨骼酸痛均属于此。在儿童则可由于先天不足,后天失养,肾气失充,导致骨骼软弱,难以支持体重,常见有胫骨内翻、脊柱畸形等。

10. **骨质增生** 肾得先天之享和后天之充养,精气旺盛,骨骼也因此充实。肾精亏损易使骨骼脆弱,还可导致骨质的异常增生,如再有外邪入侵则其增生更著。故肾气衰弱,骨骼失充,外邪入侵为骨质异常增生之重要原因。老年人肾精亏损,抗病力降低,易于受邪所侵,故临床上常见的颈、腰骨质增生,膝关节和跟骨骨刺等均属此类。

(二) 气血病机

气为人体的重要物质,是维持正常脏腑功能活动的基础,它由禀受于父母的先天之肾气,脾胃受纳、消化吸收的水谷之气和由肺脏吸入的自然界中的清气共同组成,是活动力很强的精微物质。它无所不至,充满全身,能促进机体的生长发育,温煦四肢百骸,维护机体的健康,还能固摄津液,保持正常的津液代谢,正如张仲景所说:"人之有生,全赖于气。"

血是濡养机体的基本物质,它由中焦受气取汁,变化而赤所形成。人体的各种正常活动,全赖于它。血气充足,精力则充沛。气与血的关系极为密切,互相依赖,气能生血,气能行血,气能摄血;血为气之母,气为血之帅。

1. **气滞** 气运行于全身,唯流行通畅为宜,由清气上升、浊气下降而维持其平衡,负重劳作或闪挫不当往往造成气机阻滞,流通不畅,气滞聚积于何处,何处即现疼痛,气无形故痛无定处,流窜不定。

2. **气闭** 指气机壅塞不通,常由猝然而至的严重损伤导致气机闭阻,气闭逆乱则机窍不通,神明失司,昏聩不省。

3. **气虚** 气虚是指元气虚损,全身或某些脏腑功能减退的病理状态。

4. **血瘀** 血瘀是血液停积在局部,或者血液的循环迟缓和不流畅状态。挫伤躯体皮肉筋骨或脏腑,每致络脉破损,血离经隧,停滞为瘀。血瘀既成,经隧不通,不通则痛,疼痛是血瘀的主要临床表现。

5. **血热** 血热是指血分有热,因血瘀化热或邪热入血,或情志郁结化热所致。出现咯血、吐血、衄血、尿血,此为血热内盛,迫血妄行。邪热入血可以深入肉理或内侵于骨,发为肉腐骨蚀。

6. **血虚** 血虚是指血液生成不足,或耗血太过。血虚常伴有全身虚弱的表现,如面色萎黄无华,头晕,目眩昏花,心悸怔忡,失眠,唇淡,爪甲苍白等。

（三）脏腑病机

脏腑是主持人体生命活动的器官,脏腑的正常功能使气血得以化生,经络得以通调,皮肉筋骨得以濡养润泽。人体遭受损伤或直接伤及脏腑,也可能影响脏腑功能。脏腑功能失调,则皮肉筋骨失却濡养,从而影响骨关节正常生理功能,而产生一系列临床证候。现分述肝、脾、肾与骨、筋、肉之间的功能关系。

1. **肾**　肾藏精,生髓充骨。与人体骨骼的生长发育、坚固强弱有密切关系。"骨为干",是人体的支架,《素问·六节藏象论》说:"肾者……其充在骨",还包含充养体力的意义。肾位于腰部,所谓腰者为肾之府。肾虚肾精不足则不能温煦滋养腰膝,腰痛是骨伤科常见病。《景岳全书·腰痛》也说:"腰痛之虚证,十居八九。"说明在多数情况下,有肾虚之本才会发生腰痛。

2. **肝**　肝主筋。肝"淫气于筋",而使筋能束骨屈节。肝主疏泄,是调节气机升降出入的重要器官,又主藏血,有贮藏血液和调节气血的作用。肝的疏泄功能正常,则气机调畅,血脉和顺。血不归肝,肝阴暗耗,肝阳失其制约即易升腾上犯,易急怒、烦躁,或咯血吐血,或头晕不支,甚或动风抽搐。肝易亏损,肝血不足,又易目眩昏花,筋脉拘急,症见震颤、瘛疭不安等。

3. **脾**　脾与胃相表里,同为消化系统的重要脏器。脾胃运化水谷精微,为生化气血精液之源,故称之为"后天之本"。运化主要是脾的功能,《素问集注·五脏生成》说:脾"主运化水谷之精,以生养肌肉,故合肉"。脾虚不运则后天失养,人体的各项生理功能均致低下,正如《灵枢·本神》所说:"脾气虚则四肢不用。"可见四肢疲惫,肌肉瘦削,无力举动,一旦受伤,恢复较难。脾健运则体实,四肢坚强有力,既不易受伤,伤后恢复亦快。

（四）经络病机

人体是由五脏六腑、四肢百骸、五官九窍、皮肉筋骨等组成,机体内外上下协调统一,构成有机的整体。这种有机配合,相互联系,主要是依靠经络的沟通、联络作用实现的。经络有传送气血、濡养各组织器官的作用。《灵枢·本脏》说:"经脉者,所以行血气而营阴阳,濡筋骨,利关节者也。"经络内联脏腑,外络肢节,肢节疾患,脏腑必受其累,反之亦然。所以,历代骨伤科文献都十分重视经络在骨伤科发病与治疗上的作用。

第四节　诊断与辨证

骨关节及其筋肉疾患的诊断方法要求是在中医学诊断学的理论指导下,运用望、闻、问、切,筋骨关节检查,结合影像学和实验室检查,将所采集的临床信息进行分类,并以脏腑、经络、气血、津液、皮肉、筋骨等传统医学理论为基础,结合八纲、气血、脏腑、经络以及卫气营血辨证等综合分析,作出诊断。

一、诊断的方法

（一）四诊

望、问、闻、切四诊是观察、诊断筋骨疾病的最基本方法。

1. **望诊**　望诊应在充足的光线下进行,采取适当的体位,并显露足够的体表范围。望诊的内容包括望患者神色、体态、步态等全身情况,以及望畸形、萎缩、挛缩、肿胀、肤色、创口以及肢体运动功能等局部情况。

(1)全身望诊

1)神色:察神观色可以判断病情的严重程度。骨痨患者往往表现精神委顿,面色不华;恶性骨肿瘤者,表情痛苦,面容憔悴;严重创伤患者,可发生创伤性休克。察神可判断正气的盛衰和疾病的预后情况。故《素问·移精变气论》曰:"得神者昌,失神者亡。"

2)体态:体态指人的身体轮廓,骨关节解剖结构被破坏,形态轮廓亦随之改变。如软骨发育不全的特征是躯干发育正常而四肢明显短小。

3)步态:下肢骨、关节疾患由于重心或负重力线的改变,可出现各种不正常步态。如先天性髋关节脱位患者行走时呈摇摆步态;脑性瘫痪呈剪刀步态;双侧髋关节强直时呈强直性步态。

(2)局部望诊

1)肤色:瘀斑即皮下瘀血,多由于外伤后血液溢于皮下所致。此外,血友病性关节病,也常可引起皮肤瘀斑。

2)肿胀:外伤、感染或肿瘤等都可引起肿胀。骨痈疽者局部红肿;骨痨局部肿而不红;各种痹证,如风湿性关节炎、类风湿关节炎、痛风性关节炎、滑膜炎及血友病性关节病等,关节部位肿胀明显。

3)畸形:骨关节疾患,可出现典型的畸形。强直性脊柱炎容易引起后凸僵直畸形,先天性脊柱侧凸、多指、叠趾、马蹄足等均可出现明显的畸形。

4)萎缩:肌肉萎缩是痿证最主要的临床表现之一,脊髓灰质炎后遗症出现受累肢体肌肉萎缩、无力;进行性肌萎缩症(进行性肌营养不良症)出现四肢对称近端肌萎缩;肌萎缩性侧索硬化症呈双前臂广泛萎缩,可伴肌束颤动等症。

5)挛缩:机体局部筋肉纤维化形成瘢痕,导致挛缩畸形,可引起关节活动功能障碍。如前臂缺血性肌挛缩,呈爪状手;掌腱膜挛缩症发生屈指挛缩畸形;髂胫束挛缩症呈屈髋、外展、外旋挛缩畸形等。

6)创口:骨痈疽或骨痨破溃后,形成开放性损伤,局部均可出现创口,应注意创口大小、深浅、肉芽色泽、周围有无红肿,以及分泌物情况,包括分泌物的颜色、黏度、异物及死骨等。

7)肢体运动功能:发生骨关节疾患后,常可致肢体运动功能障碍。骨关节本身疾患,主动和被动运动均有障碍;神经疾患引起肌肉瘫痪者,不能主动运动,但被动运动一般尚好。

2. 闻诊 包括听声音和嗅气味两方面检查内容。一般听诊包括了解患者语言、呼吸、咳嗽、啼哭等声音,在筋骨疾病检查时,还应注意肢体活动时有无异常响声出现。如腱鞘炎,活动时可出现弹响声;增生性关节炎,活动时可出现摩擦音;关节内游离体,活动时可有弹响声。

凭嗅觉分辨患者病体及其排泄物散发的气味,以便帮助辨别疾病的性质。如脓液恶臭多是附骨痈;脓液有腥气多是附骨疽或骨痨。临床多结合实验室检查。

3. 问诊

(1)一般情况

1)性别、年龄:某些疾病的发病率与性别、年龄有关,如先天性髋关节脱位多见于儿童,血友病性关节炎多发生于男性,骨性关节炎多发生于中老年人。

2）籍贯、住址：地方性骨疾病的发病率与居住地域关系密切。如大骨节病多发生于我国北方，氟骨症多发生于水或空气含氟量较高的地区。

3）职业、工种：办公室文职人员，容易发生颈椎退行性变；体力劳动者，容易发生腰椎间盘退变或骨质增生；潜水员好发减压病；在核电站或核实验室工作的人易得放射性疾病，主要是蓄积性损害。

（2）发病情况：首先确立患者的主诉，主诉是指患者来院求医的主要症状和发病时间。然后采集患者的现病史，按照发病的先后次序，详细询问患者如何发病，病程经过，对诊断或鉴别诊断有指导意义的症状要详细了解其性质、程度、时间、既往治疗及其效果等。

4. 切诊 切诊是指医者用手在身体的一定部位，通过直接加压或间接加压的原理，借以了解病情的一种诊病方法。骨病的切诊主要包括脉诊与触诊两项内容。

（1）脉诊：是指医者用指端按压患者腕部桡动脉搏动处，诊察其动态、性状，以了解机体内部脏腑气血、经络虚实寒热变化的一种方法。

（2）触诊：又称"摸诊"，是指医者用手摸触或按压病痛部位，诊察局部冷热、软硬、压痛、肿块或其他异常变化，了解病变的部位、性质、轻重及深浅等情况的方法。

1）压痛：根据压痛的部位、范围、程度来诊察筋骨疾病的性质和轻重。骨痈疽压痛多剧烈，痹证压痛多较轻。

2）温度：触摸患处皮肤温度，可辨别病变的性质。骨关节感染性疾病，因热毒聚结，故皮肤温度升高；缺血性肌挛缩者，因气血瘀阻不通，故肢端皮肤温度降低。

3）肿块：骨肿瘤、痛风性关节炎等，局部可触及肿块。应记录其部位、大小、硬度、移动性、边缘是否清楚等，以判断肿块的性质。如腱鞘囊肿，肿块忽隐忽现；骨肿瘤者，肿块固定不移，质地较硬。

4）畸形：通过触摸，检查骨的形态和关节有否异常，关节间隙是否正常等。如脊柱结核，可触及后凸畸形；颈肋在锁骨上方可触及；腰椎间盘退变可触及脊椎棘突偏歪及生理弧度改变等。

5）异常活动：在正常肢体不能活动的部位如发现屈曲、旋转、假关节活动等异常现象，称为异常活动。如先天性胫骨假关节或骨折时。

（二）关节运动检查

关节活动可分为主动运动与被动活动两种。主动运动是患者按医嘱主动地做运动检查，被动运动是检查者对患者被动地做运动检查。一般先检查主动运动，后检查被动运动，并对比其运动范围相差度数，以此区别是关节本身病变还是神经肌肉麻痹。若患者不能主动运动，而被动活动正常，说明病变不在骨关节内，可能为肌肉、神经疾患；若被动活动幅度过大，表示关节中制约运动的结构可能损害，如韧带断裂、肌肉弛缓性瘫痪等；如主动运动与被动运动均受限，说明病变在关节或周围软组织内。关节运动限制，根据其程度的差别、病理性质的不同，可归纳成为两类：

1. 关节骨性强直 关节已呈骨性连接，无丝毫运动，关节间隙消失，除关节畸形外，临床症状一般较少，常见于类风湿关节炎的晚期。

2. 关节纤维性强直 是由于关节内瘢痕粘连或关节周围大量瘢痕组织形成所致，关节间隙正常或减小。强直的关节还保留微小的运动，故常有症状。常发生于损伤性骨关节疾病后期。

（三）肌肉检查

肌力检查是检查随意运动肌的肌力,以判断有无肌肉瘫痪以及瘫痪的程度,它也为决定肌肉移位手术和评定治疗效果提供重要依据。临床常用于脊髓灰质炎后遗症、周围神经损伤、脊髓损伤、脑性瘫痪、肌肉系统疾病等的诊断和治疗。检查时需要结合望诊、触诊及动诊来了解各组随意运动肌的功能状态。

1. 肌容积　测量肢体的周径,观察肌肉有无萎缩,判断肌肉营养状况。

2. 肌力测定　可嘱患者对抗阻力进行肌肉收缩运动。若肌肉十分软弱,可嘱患者先进行肌肉收缩运动,然后检查者用手阻止其运动进行。通常将肌力大小分为6级:

0级:肌肉无收缩,关节无运动,为完全瘫痪。

Ⅰ级:肌肉能蠕动或稍有收缩,但不能带动关节运动。

Ⅱ级:肌肉收缩能带动关节运动,但不能抗地心引力。

Ⅲ级:能抗地心引力,但不能对抗阻力运动。

Ⅳ级:能部分对抗阻力使关节运动,但关节不稳定。

Ⅴ级:肌力正常,关节稳定。

3. 肌张力测定　肢体处于静止状态时,肌肉所保持一定程度的紧张度称为肌张力。检查时,令患者肢体放松,做患者肢体的被动运动,以测其阻力。也可用手轻捏患者肌肉,以诊察其软硬度。如肌肉紧张,被动运动时阻力增大,称为肌张力增高;反之,肌肉松软,被动运动时阻力减低或消失,关节松弛而活动范围增大,称为肌张力减低。

4. 肌肉检查意义

（1）上运动神经元损害:肌张力亢进,肌肉无明显萎缩,俗称"硬瘫"。

（2）下运动神经元损害:肌张力减弱,肌肉萎缩,俗称"软瘫"。

（四）神经功能检查

神经系统的检查包括感觉、运动、反射以及自主神经和营养功能检查4个部分。

1. 感觉检查　脊髓、大脑等中枢神经损伤时要检查躯干、四肢的感觉,包括浅感觉(触觉、痛觉、温度觉)、深感觉(振动感觉、重量感觉)和位置觉。上肢周围神经损伤的检查包括触觉、痛觉、温度觉及实体觉,需要两侧对比。

（1）感觉检查方法

1）触觉:用钝的针尾部来测试其触觉,而对轻触觉的检查则用毛发或棉絮来测试,并定位。

2）痛觉:用针尖测试。神经损伤后出现痛觉减退、过敏、麻木或消失。

3）温度觉:用患手触摸不同温度的物体或在水中进行检查。也可用直径10mm的试管,内盛冰块或45℃水来检查温度觉。

4）位置觉:被动活动肢体远端关节的角度,患者能判断其位置变化的感觉。

5）实体觉:患者闭目用手触摸并辨别物体的大小、形态和硬度,6次中有5次正确为正常。

6）两点分辨觉:以圆规的两个尖端,触及身体不同部位,测定患者分辨两点距离的能力。两点分辨觉正常值:手指掌面1.1mm,手背31.5mm,手掌6.7mm,前臂和小腿40.5mm,面颊11.2mm,上臂和大腿67.7mm。

7）Tinel征:轻轻叩击或挤按神经损伤部位时,引起该神经支配区域的放射痛,可判断该损伤的神经已恢复或再生。如在叩击处疼痛而在下部无感觉,则可判定出该神经的损伤平面,并表明未再生。

（2）感觉障碍的种类

1）感觉缺失:指某种感觉丧失或深、浅感觉全部消失,如外伤性截瘫,下肢感觉可能全部消失。

2）感觉减退:即感觉不完全消失,或感觉的程度减弱,如腰椎间盘突出症,小腿外侧或足背感觉减退。

3）感觉过敏:即轻度刺激而有强烈的感觉,表示感觉系统有刺激性病变,如多发性神经炎早期有感觉过敏现象。

4）感觉分离:即在身体的同侧出现触觉消失,对侧的痛、温度觉消失,见于脊髓半横断损伤;同一区域内单独有几种感觉障碍,而其他感觉正常,如脊髓空洞症常致肢体及躯干上部痛觉、温度觉障碍,而触、压及深感觉均正常。

5）感觉过度:特点是兴奋阈增高,对微弱刺激的精细辨别能力丧失,对痛刺激必须较强的程度才能感觉到。但是,一旦产生感觉即为强烈的突发性疼痛与不适,而不能明确定位,多见于丘脑病变。

6）异常感觉:外界刺激而产生的不正常感觉,如麻木感、蚁走感、冷或热感、刺痛或灼热感等,如颈椎退变或椎管狭窄时,常出现上述异常感觉。

（3）感觉定位:根据皮肤感觉障碍的水平,可以确定脊椎受损的水平(图 1-1)。脊神经支配的皮肤感觉区域按节段分布见表 1-1。

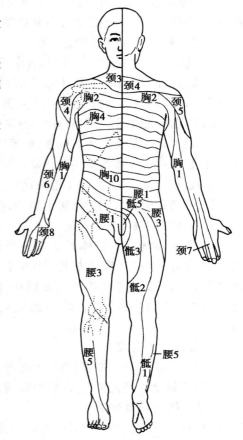

图 1-1　感觉定位

表 1-1　感觉节段定位体表标志

体表平面	脊髓节段
胸骨角	T_2
乳头	T_4
剑突	T_6
肋下	T_8
脐	T_{10}
腹股沟	L_1
下肢前面	$L_{1\sim5}$
下肢后面	$S_{1\sim3}$
会阴、肛门、生殖器	$S_{4\sim5}$

（4）感觉检查的意义

1）神经干损伤：深、浅感觉均受累，其范围与某一周围神经的感觉分布区相一致。

2）神经丛损害：该丛分布的深、浅感觉均受累。

3）神经根损害：深、浅感觉均受累，其范围与脊髓神经节段分布区一致，并伴有该部位疼痛，称为"根性疼痛"，常见于颈椎或腰椎间盘退变。

4）脊髓横断性损害：被损害水平以下躯体深、浅感觉均受累，损害水平面以上皮肤感觉可有一段感觉过敏带，见于外伤或脊椎结核引起的截瘫（图1-2）。

5）半侧脊髓损害：损害水平面以下的同侧的深感觉障碍，对侧痛、温度觉障碍，两侧触觉往往不受影响，同时伴有同侧运动障碍，称为"半脊髓损伤综合征"（Brown- Sequard syndrome）（图1-3）。

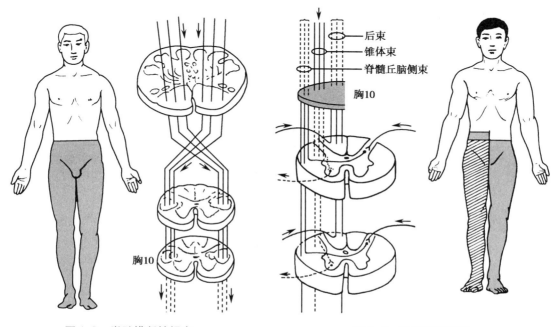

图1-2 脊髓横断性损害　　　　　　　图1-3 半侧脊髓损害

2. 反射检查　外界刺激被感受器接收后传入中枢神经，再由中枢神经传至运动器官产生动作，这个过程称为反射。神经的生理反射检查效果比较客观（图1-4～图1-7），包括浅反射和深反射。常用的反射及神经支配见表1-2。

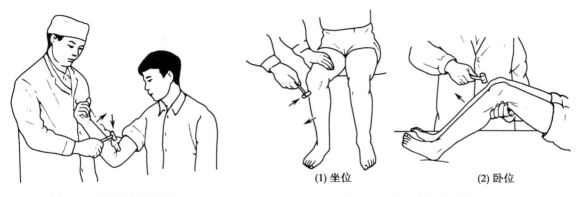

图1-4 肱二头肌腱反射　　　　　(1) 坐位　　　　(2) 卧位

　　　　　　　　　　　　　　　图1-5 股四头肌腱反射

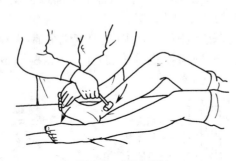

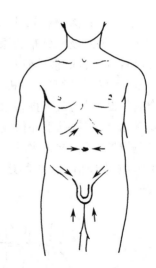

图 1-6　跟腱反射　　　　　　　　　图 1-7　提睾反射检查

表 1-2　常用的反射及神经支配

部位	支配神经	隶属神经根
肱二头肌腱反射	肌皮神经	$C_{5,6}$
肱三头肌腱反射	桡神经	$C_{6,7}$
肱桡肌腱反射	桡神经	$C_{6,7}$
腹壁反射　上腹壁	肋间神经	$T_{7,8}$
中腹壁	肋间神经	$T_{9,10}$
下腹壁	肋间神经	$T_{11,12}$
股四头肌腱反射	股神经	$L_{2,3}$
腓肠肌跟腱反射	胫神经	$S_{1,2}$
提睾反射	生殖股神经	$L_{1,2}$
肛门反射	肛尾神经	$S_{4,5}$

（1）病理反射检查：病理反射是在中枢神经损伤时，才出现的异常反射。常见的病理反射有：

1）霍夫曼（Hoffmann）征：快速弹压被夹住的患者中指指甲，引起患者手指的掌屈反射为阳性，见于锥体束损害（图 1-8）。

2）巴宾斯基（Babinski）征：轻划足外侧，引起踇趾背屈，其余四趾呈扇形分开的反应为阳性，提示锥体束损害（图 1-9）。

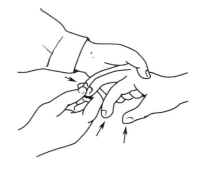

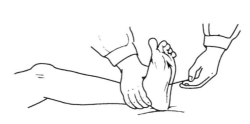

图 1-8 霍夫曼征   图 1-9 巴宾斯基征

3) 奥本海姆(Oppenheim)征:用拇指和示指沿胫骨前缘内侧面由上向下推擦,可引出与巴宾斯基征相同的体征(图 1-10)。

4) 戈登(Gordon)征:用力捏挤患者腓肠肌,可引出与巴宾斯基征相同的体征(图 1-11)。

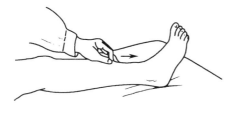

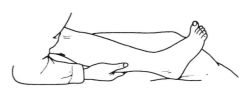

图 1-10 奥本海姆征   图 1-11 戈登征

5) 髌阵挛:患者仰卧,下肢伸直,医者拇、示指夹住患者髌骨,急速向下推动数次,引出髌骨有节律的跳动,即为阳性(图 1-12)。

6) 踝阵挛:医者一手托患者腘窝,一手握足,用力使踝关节突然背屈,可引出踝关节有节律的伸展动作,即为阳性(图 1-13)。

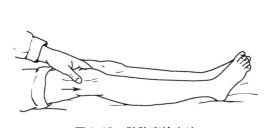

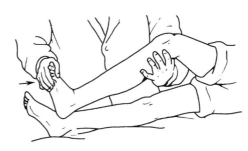

图 1-12 髌阵挛检查法   图 1-13 踝阵挛检查法

(2) 反射检查意义:上运动神经元瘫痪时,可因中枢的抑制释放而出现深反射(腱反射)增强;浅反射因皮层反射通路受损,表现为反射减弱或消失,可出现髌阵挛或踝阵挛,病理反射征阳性。下运动神经元瘫痪时,由于脊髓反射弧中断,深、浅反射均减弱或消失,亦无病理反射出现。

3. 自主神经及营养

(1) 外观:自主神经损伤后,肌肉萎缩,指端尖细,早期末梢血管扩张,皮温升高,两周后血管逐渐收缩,皮温下降,自觉怕冷,皮肤干燥,指纹模糊,指甲退化变形。

颈交感神经节或颈 8 胸 1 脊髓病变(如颈椎病、颈椎结核等),可出现颈交感神经麻痹综合征。颈交感神经麻痹综合征(Horner 综合征)表现为患者眼睑下垂、瞳孔缩小、眼球轻度下陷、面部无汗(图 1-14)。

(2)皮肤划痕试验:用钝针划过皮肤,数秒后如出现先白后红的条纹为正常。若划过后出现白色线条,即为阳性。系因毛细血管痉挛(交感神经兴奋)所致。周围神经和脊髓损伤节段以下皮肤划纹反应减弱或消失,有助于病损定位。

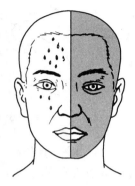

图 1-14 颈交感神经麻痹综合征

骶神经损伤或急性脊髓损伤休克期(数日至 6 周)呈现无张力性膀胱,出现尿潴留;休克期过后,呈现自主性膀胱;骶髓节段以上的脊髓损伤,可形成反射性膀胱,如刺激会阴部、腹股沟或大腿内侧皮肤时,即可引起不自主的反射性排尿。

(五)化验检查

临床化验是以现代科学提供的各种检测手段,对患者的血液、体液、分泌物及排泄物进行检查,为疾病诊断、治疗提供客观依据。在骨关节疾病的诊断中,最常用的化验方法如下:

1. 血液检查 包括红细胞(RBC)、血红蛋白(HB)、白细胞(WBC)、血小板(PLT)、出凝血时间(BT、CT)、凝血酶原时间以及红细胞沉降率(ESR)测定等。

(1)如骨髓瘤导致贫血,红细胞与血红蛋白减少。某些职业中毒(如苯中毒)可引起造血系统损害,表现血红细胞、白细胞和血小板皆下降。

(2)化脓感染性疾患,如附骨疽、关节流注等,白细胞总数及嗜中性粒细胞增多。

(3)血友病性关节炎表现凝血时间延长,而出血时间、凝血酶原时间正常。肝功能损害则可引起出血时间、凝血酶原时间延长。

(4)骨痛疽、骨痨、骨关节痹证常可见红细胞沉降率加快。

2. 生化检验 无机磷、血钙、血清碱性磷酸酶、血清酸性磷酸酶、血清蛋白、浆细胞检查等。

(1)血清钙:增高表明骨破坏明显,或甲状旁腺功能亢进,或肿瘤的骨转移等。

(2)血清酸性磷酸酶:升高表明前列腺癌已突破包膜,前列腺分泌液已进入血液循环。

(3)血清碱性磷酸酶:升高表明骨质破坏,如甲状旁腺功能亢进症、畸形性骨炎、转移瘤、骨肉瘤。还可以作为恶性肿瘤的监测指标。原发性恶性肿瘤碱性磷酸酶升高,肿瘤切除后碱性磷酶下降,如又有升高提示肿瘤复发或转移。

3. 血清学及细菌学检验 康氏反应、华氏反应、结核菌素皮内试验、抗链球菌溶血素"O"抗体、类风湿因子以及各种标本的细菌培养、药敏实验等。

(1)骨梅毒者,康氏反应、华氏反应阳性。

(2)骨痨者,结核菌素皮内试验阳性。

(3)风湿性关节炎者,抗链球菌溶血素"O"抗体增高。类风湿关节炎者,类风湿因子阳性。

(4)急性化脓性骨髓炎的脓液、化脓性关节炎的穿刺液可培养出致病菌。

(六)影像学检查

1. X 线检查 对骨疾病的诊断很有价值。依其表现做出定性、定量性诊断或定位性意见。通过 X 线检查可以了解骨与关节有无实质性病变,明确病变的性质、部位、大小、范围、程度以及与周围组织的关系。

阅片的顺序:首先观察软组织有无异常,各层组织分界是否清楚;其次观察骨外形及结构有无异常。关节的关节腔、关节面、滑膜、韧带以及附近脂肪影像。观察 X 线照片也可判定骨龄,推断骨骼生长与发育状态,并分析某些营养及代谢疾病对骨质的影响。X 线的照片复查可了解病变进展情况,判断治疗效果以及预后等。必要时施行造影检查。

2. 电子计算机 X 线断层扫描(CT) CT 最常用于检查颅脑疾患,也用于全身各部位的检查,如脊柱、胸部、腹部及四肢等。CT 可了解颅内占位性病变的位置与形状,确定颅脑损伤的出血部位,区别脑出血或脑缺血,对颅内炎性疾患、脑血管发育异常、变性及萎缩性病变等也很有诊断价值。用 CT 检查脊柱,可诊断脊髓肿瘤、椎间盘突出、骨质增生、椎管狭窄等病证;对四肢的骨与关节病变的检查,亦具有较大的临床价值。

3. 磁共振(MRI)检查 可以了解软组织的病变情况,有助于诊断软组织疾病。

（七）肌电图检查

神经肌肉兴奋时能发生生物电位变化。用电极把肌肉所产生的生物电引导出来,可显示出一定的波形,就是肌电图。根据肌电图的形状、分布和范围,可以推测神经损伤部位,判断神经肌肉损伤的程度和预后。对上、下运动神经元有无病变可做鉴别。但对病因诊断意义不大。

肌电图的临床意义有以下几点:

1. 震颤电位出现,表明下运动神经元损害。

2. 部分神经损伤的肌电图,表现较多样。肌肉松弛时,大多数出现震颤电位;肌肉收缩时,表现为正常动作电位,多是低电压;肌肉前列收缩时,出现单纯相或干扰相。

3. 肌肉长期失神经支配,发生完全纤维化,各种病理电位不出现。表现为病理电静息状态。

4. 原发性肌病及失用性萎缩,没有神经损伤,肌肉松弛时为电静息状态,收缩时为肌萎缩电位;强力收缩时,出现电压较低的干扰相。

二、辨证的方法

（一）八纲辨证

八纲包括阴、阳、表、里、寒、热、虚、实,八纲辨证就是从这八个方面将四诊所获得的临床资料进行综合分析,然后运用于辨证论治之中。

1. 阴阳 辨别阴阳为八纲辨证之总纲,可用来概括表里、寒热、虚实。表、热、实属阳,里、虚、寒属阴。

2. 表里 表里是指筋骨患病部位的内外深浅。皮肤、肌肉、筋骨的局部病变皆属于表,累及脏腑、经络、气血者属于里。表证病位浅而病情轻。里证病位深而病情重。

3. 寒热 寒热可概括人体生理功能的偏胜偏衰,阳胜则热,阴胜则寒。

4. 虚实 虚实是指人体正气强弱和病邪盛衰,虚证指人体正气不足,抵抗力减弱,见于久病、年老体弱者。实证指致病的邪气旺盛,但人体抵抗力强,正气尚充沛,正邪相争剧烈,见于骨痈疽的初期。但临床中常有"虚中夹实"、"实中夹虚"等虚实夹杂现象。

由于筋骨疾病的病因比较复杂,患者所表现的证候往往只不是单纯的里证或表证、寒证或热证、虚证或实证,而是几种证候同时兼有,有时还相互转化,形成错综复杂的现象。例如附骨痈属表、实、热的阳证,但随着病程的迁延,又可转变为附骨疽,呈现里、虚、寒的阴证。

（二）气血辨证

筋骨疾患常可引起人体内部气血的功能紊乱。气为阳，血为阴，气血互相依存，血脉运行全身，濡养五脏六腑和四肢百骸。《素问·调经论》曰："五脏之道，皆出于经隧，以行血气。血气不和，百病乃变化而生。"筋骨疾患所引起的气血功能紊乱可表现为以下几种形式。

1. 气滞血瘀　筋骨发生损伤或疾患后，气机运行障碍，血液运行不畅、瘀积凝滞，局部表现为疼痛、肿胀，功能障碍。气机不通之处，即病变所在之处。瘀血的临床表现，随瘀积部位和疼痛及脏腑的不同而异。或有瘀斑或皮肤青紫，面色晦黯，胸胁胀满疼痛，舌紫黯或有瘀斑。

2. 气血不足　由于久病不愈，气血耗伤，或气虚不能生血，或血虚无以化生气所致，为全身或某一脏腑、器官、组织功能衰退的病理现象。以局部肿痛缠绵不休，关节活动受限，或有骨关节畸形，形体消瘦，面色苍白或萎黄，头晕目眩，少气懒言，乏力自汗，肢体麻木，关节屈伸不利，舌淡而嫩，脉细软弱无力为主症。

3. 气虚失血　指因气虚不能统摄血液而引起失血的病理变化。多见于严重损伤或脏腑功能衰退导致气虚，统摄无力，以致血离脉络。临床多见于出血性骨关节病，如血友病性关节炎等，患处疼痛、肿胀或瘀肿，轻微损伤即造成出血不止，患者面色苍白，头晕目眩，四肢发麻，胸闷气短，倦怠乏力，舌淡，脉细无力。

（三）脏腑辨证

藏象学说认为：肝主筋，肾主骨，脾主筋肉。骨关节及其筋肉的疾患必然累及肝、肾及脾脏功能，并出现相应的症状。脏腑辨证正是根据脏腑的生理功能和病理表现，对病变的部位、性质及正邪盛衰状况进行判断。临床常见有肾阴虚、肾阳虚、肝气郁结、肝火上炎、肝风内动、肝血虚、脾气虚弱、脾不统血等证型。

1. 肾阴虚　骨病经久，骨关节损伤及内伤后伤精、失血，久延耗伤肾阴所致。临床表现为头眩目晕，耳鸣，健忘，失眠，腰膝酸软，咽干舌燥，形体消瘦，颧红盗汗，五心烦热，或失眠盗汗，男子遗精，或精少不育，女子闭经。常见于骨痨与骨关节疾病的后期。

2. 肾阳虚　多因素体阳虚，年老肾亏或久病伤肾、慢性劳损所致，症见形寒肢冷，腰膝酸软，阳痿早泄，尿少浮肿，面白无华，食少便溏，五更泄泻，舌质胖嫩，有齿痕，苔白滑，脉沉细。常见于年老体衰、久病卧床的患者。

3. 肝气郁结　多因情志不舒，郁怒伤肝，导致肝失疏泄之职所致。症见精神抑郁或急躁，胸闷不舒，胸胁窜痛或胀痛，少腹胀痛，妇女则乳房胀痛、经血不调，舌苔薄白或黄腻，脉弦。多见于骨痨、骨肿瘤等症。

4. 肝火上炎　多因气郁化火所致。症见烦躁易怒，胸胁灼痛，目赤肿痛，耳鸣头痛，口苦口干，小便黄赤，大便秘结，舌质红，苔黄糙，脉弦数，甚者出血、吐血或鼻衄。多见于骨痈疽初期。

5. 肝风内动　多因热极火盛，消耗肝阴，热动肝火或创伤后外感风邪引动肝风所致。表现为头晕目眩，牙关紧闭，四肢痉挛，抽搐或麻木，颈项强直，角弓反张，舌质红或苔黄，脉多弦数或弦软。多见于附骨痈、破伤风或关节流注极期。

6. 肝血虚　因出血或久病消耗，生血不足，则引起肝血亏损病理变化。症见两目干涩，视物昏暗，面色无华或萎黄，耳鸣，肌肉震颤，四肢麻木，爪甲不荣，妇女经少或经闭，舌红少津，脉细数。多见于恶性骨肿瘤的患者。

7. 脾气虚弱　多因慢性筋肉疾患，或伤后饮食失调，内伤脾气，产生脾虚不运的病理变化。症见食欲不振,脘腹满闷,腹胀便溏,面色萎黄,四肢不温,倦怠无力,舌淡苔白,脉沉细无力。多见于痿证。

8. **脾不统血** 多因脾虚不能摄血,此指脾气虚弱,不能统摄血液,血不循经,溢出脉外的病理变化。症见皮下出血、鼻衄、尿血、便血以及崩漏,兼见食欲不振,面色萎黄,神疲无力,眩晕耳鸣,舌质淡苔白,脉沉细无力。多见于血友病性关节炎及工业性骨中毒患者。

第五节 治疗原则

骨关节疾病的治疗,应以辨证论治为基础,贯彻动静结合、筋骨并重、内外兼治、医患合作四项基本原则,阐明了局部与整体的关系。骨疾病同样应当根据其发病机制辨证论治,使气血调和,机体康复。骨疾病的损害可能主要表现在局部,但可引起机体内部气血、经络、脏腑的功能失调,只有从机体的整体观出发,才能取得良好的临床治疗效果,故内外兼治在其治疗过程中占主导地位。

一、内治法

此法通过内服药物使局部与整体得以兼治。如骨痈疽多属热证,宜采用清热解毒法(热者寒之);骨痨多属寒证,宜采用温阳解毒法(寒者热之);痹证多因风寒湿邪三气合致,宜采用祛邪通络法(客者除之)为主;痿证表现肌肉萎缩,遵"治痿独取阳明"法则,采用补益脾胃法(损者益之);筋挛表现骨关节活动不利,宜采用舒筋解痉法(急者缓之);骨肿瘤乃因瘀血与毒邪内聚,宜采用活血解毒法(坚者削之);骨先天畸形者,多因肝肾不足,宜采用补益肝肾法(损者益之);脊柱退行性疾病多因慢性劳损引起,宜采用温通经络法(劳者温之);骨软骨病者气血凝滞,宜采用行气活血法(结者散之);代谢性骨病因营养障碍、气血不足,宜采用补益气血法(损者益之);地方病及职业病多因摄入毒物蓄积所致,宜采用疏泄解毒法(逸者行之)。在临床医疗实践中,首先必须掌握骨疾病的本质及其发展规律,通过辨证求因、审因论治,再采用具体的治疗方法,以便达到理想的医疗效果。

(一)解毒法

1. **清热解毒法** 适用于热毒蕴结筋骨、关节,或内攻营血诸证。其代表方剂有:

(1)五味消毒饮(《医宗金鉴》):治疗骨痈疽早期,邪在卫分,症见恶寒发热、局部疼痛、舌红、苔薄黄、脉浮数者。

(2)黄连解毒汤(《外台秘要》):治骨痈疽中期,邪在气分,症见高热、口干、多汗、身痛、舌红苔黄、脉沉数有力者。

(3)仙方活命饮(《外科发挥》):治附骨痈疽初期,局部肿痛剧烈者。

(4)清热凉血汤(《林如高正骨经验》):治血热妄行而出现便血、尿血者。

(5)清营汤(《温病条辨》):治骨关节感染极期,邪入营分,症见高热烦渴、神昏谵语、隐隐斑疹、舌绛而干、脉细数者。

(6)清热地黄汤(《备急千金要方》):治骨痈疽热毒内攻,邪入血分,表现高热、神昏谵语、烦躁、皮肤瘀斑、舌绛等。合并吐、衄、便血者,可加十灰散(《十药神书》)。

2. **温阳解毒法** 适用于阴寒内盛之证。其代表方剂有:

(1)阳和汤(《外科全生集》):症见畏寒肢冷、盗汗、精神萎靡、纳差、少气懒言、舌淡苔白、脉沉涩者。

(2) 消核散(《医宗金鉴》):症见局部出现核块、肿物者。

3. 疏泄解毒法 应用利尿、泻下之药物,以使毒物迅速排出体外。此法适用于职业性或地方性骨疾病。但在疏泄的同时,应注意扶正。其代表方剂有:

(1) 五苓散(《伤寒论》):适用于发热、烦渴引饮、小便不利、苔白腻者。治癃闭或小便淋沥不畅之证。

(2) 增液承气汤(《温病条辨》):适用于热结阴亏,大便秘结之证。

(3) 龙胆泻肝汤(《医宗金鉴》):适用于肝经实火所致的口苦、胁痛、小便不利而有郁热之证。

(二) 活血法

1. 行气活血法 适用于气血凝滞所致筋骨疾病。其代表方剂有:

(1) 桃红四物汤(《医宗金鉴》):适用于四肢骨疾病的初期,局部肿痛者。

(2) 血府逐瘀汤(《医林改错》):适用于损伤血瘀,胸部瘀血内阻,血行不畅,经脉闭塞疼痛者。

(3) 膈下逐瘀汤(《医林改错》):适用于腹部损伤蓄瘀疼痛者。

(4) 理气散瘀汤(《林如高正骨经验》):适用于气逆不顺,经络作痛,局部有瘀阻者。

2. 活血解毒法 适用于瘀血与毒邪内聚之骨肿瘤。其代表方剂有:

(1) 消癌片(《肿瘤的诊断与防治》):解毒散节,治各种恶性肿瘤。

(2) 六军丸(《外科正宗》):适用于肿块坚硬的瘿瘤。

(3) 琥珀黑龙丹(《外科正宗》):适用于局部肿块坚硬、疼痛,皮肤青紫显露的各种肿瘤。

(三) 通络法

1. 祛邪通络法 适用于风寒湿邪侵袭而引起的各种痹证。其代表方剂有:

(1) 蠲痹汤(《百一选方》):治疗骨关节病后风寒之邪乘虚入络,引起肢节疼痛者。

(2) 三痹汤(《妇人良方》):治疗气血凝滞,手足拘挛,筋骨痿软,风湿痹痛者。

2. 舒筋解痉法 适用于各种筋肉挛缩者,其代表方剂有:

(1) 羚羊钩藤汤(《重订通俗伤寒论》):适用于感染或头部内伤而高热动风,表现神昏、烦躁、手足痉挛,甚至神昏痉厥等症。

(2) 镇肝熄风汤(《医学衷中参西录》):适用头痛、头晕、目胀耳鸣、四肢抽搐、角弓反张。

(3) 大活络丹(《圣济总录》):适用于脑髓疾患所致的筋肉挛痛及痿证。

3. 温通经络法 适用于寒湿之邪困阻经络而致肢体疼痛者,其代表方剂有:

(1) 麻桂温经汤(《伤科补要》):适用于风寒邪侵入肢节而引起的痹痛。

(2) 骨质增生丸(《中医骨伤科学》):适用于骨关节退行性疾病。

(四) 补益法

1. 补益气血法 适用于骨疾病后期,营养代谢障碍,气血不足。若补益气血与清热解毒两法并用,即为托里排脓法。其代表方剂有:

(1) 八珍汤(《正体类要》):治骨疾病后期体质虚弱者。

(2) 理气补血汤(《林如高正骨经验》):治气血两虚,肝肾不足者。

2. 托里排脓法 适用骨痈疽因体虚不能托毒外出或排脓不畅者。其代表方剂有:

(1) 透脓散(《外科正宗》):治骨痈疽已溃破,但排脓不畅,气血俱虚。

(2) 托里消毒散(《医宗金鉴》):治体虚邪盛,脓毒不易外达者。

(3) 托里定痛汤(《林如高正骨经验》):治骨痈疽不能托毒外出,且痈疽溃后疼痛剧烈者。

3. 补益肝肾法 适用于先天性骨疾病、年老体弱、骨疾病后期肝肾虚衰者。其代表方剂有：

(1)健步虎潜丸(《伤科补要》)：治筋骨痿弱无力、步履艰难者。

(2)六味地黄丸(《小儿药证直诀》)：治损伤后期肾水不足，腰膝酸痛、咽干耳鸣、潮热盗汗者。

(3)补肾壮筋汤(《伤科补要》)：治肾虚体弱、筋骨痿软无力。

4. 补益脾胃法 适用于因脾胃虚弱而引起的各种痿证。其代表方剂有：

(1)参苓白术散(《太平惠民和剂局方》)：治骨疾病因气血受损，脾失健运者。

(2)补中益气汤(《东垣十书》)：治痿证表现元气亏损，气血虚弱，中气不足者。

(3)健脾养胃汤(《伤科补要》)：治痿证或其他骨疾病后期，脾胃虚弱，运化失职所致营养障碍者。

二、外治法

(一)药物外治法

应用药物对局部进行治疗，以达到治疗疾病的方法，称为药物外治法。这种方法疗效显著，易于掌握，简便实用。本法与内治辨证用药相同，只是给药途径不同而已。

1. 敷贴法 即将药物直接敷贴患部，常用有药膏、膏药与药粉等不同剂型。

(1)药膏：将药碾成细末加水、茶、醋、蜜、鲜草药汁、油、酒、饴糖、凡士林等调成糊状，直接敷于患部，隔2~4天换药一次，以达到活血祛瘀、行气通络、消肿止痛之目的。药膏具有作用直接、迅速、使用方便等特点。骨疾病常用的药膏可按功用分成以下几类：

1)消瘀止痛类：适用于创伤性关节炎、损伤性疾病初期等，可选用消瘀止痛药膏、定痛膏、消肿散、活血散等。

2)清热解毒类：适用于骨伤后邪毒感染，局部红、肿、热、痛者，可选用金黄散、四黄散、消毒定痛散等。

3)温经通络类，适用于各种痹证、痿证及骨关节退行性疾病，可选用温经通络膏、舒筋活络类药膏等。

4)生肌拔毒类：适用于骨痈疽、骨痨形成窦道，创口感染尚未愈合者。可选用生肌玉红膏、生肌象皮膏等。

(2)膏药：将药物碾成细末，配以香油、黄丹或蜂蜡等基质炼制而成，均匀摊在皮、布或纸上备用。膏药遇热烊化后而具有黏性，能附着于患处，发挥药效，是中医外用药物中的一种特有剂型。按其功用可分为以下几类：

1)祛风散寒类：适用于各种痹证，如狗皮膏、宝珍膏、万应膏、万灵膏及损伤风湿膏等。

2)拔毒提腐类：适用于骨痈疽、骨痨创面溃疡未愈者，如太乙膏、陀僧膏等，一般常在创面另加药粉。

(3)药粉：是将药物研成极细粉末，收贮瓶内保存。使用时将药粉直接掺于伤口处或置于膏药上烘热粘贴。按其功用可分为以下几类：

1)祛腐拔毒：适用于骨痈疽、骨痨破溃后形成窦道或溃疡创面腐脓未净，腐肉未去者，如红升丹、白降丹、九一丹等。

2)生肌长肉：适用于脓水稀少，新肉难长的疮面。如珍珠粉、生肌八宝丹等。

3）温经散寒：适用于各种痹证及损伤后期，如丁桂散、桂麝散、四生散等。

2. 涂擦法　用药水或油膏直接涂擦患处，或施行理筋手法及自我按摩时配合使用，适用于各种痹证、痿证及骨关节退行性疾病。常用有酒剂、油剂或油膏等不同剂型。

（1）酒剂：又称外用药酒，用药与酒精、白酒或醋浸制而成。常用有活血酒、伤筋药水、茴香酒、正骨水、舒筋止痛水等。

（2）油剂：用香油把药物熬煎去渣后制成，如万花油、驱风油、红花油等。

（3）油膏：香油熬药后，制成油剂，再加黄蜡、白蜡炼成油膏，如伤油膏、活络油膏等。

3. 熏洗法　用药物煎汤熏洗患部，熏洗有疏通经络、调和气血、舒松关节等作用，常以下几种方式：

（1）熏洗：将药物置于锅或盆内加水煮沸后，熏洗熏蒸患处，有舒松关节，流通气血，活血止痛之作用。适用于四肢痹证、痿证、筋挛及骨质增生等症。常用方剂有八仙逍遥汤、海桐皮汤等。

（2）热敷：不便使用熏蒸法者，可用纱布浸透煎热的药液，热敷患处。

（二）按摩推拿

按摩推拿在筋骨疾患中应用范围较广。手法对痹证、痿证、筋挛及骨关节退行性疾病等有良好临床疗效。

1. 手法功效

（1）行气活血，消肿止痛：手法可以缓解血管与筋肉的痉挛，增进局部血液循环和淋巴液回流，促进气血通畅，起行气活血、消肿止痛的作用。

（2）舒筋活络，松解粘连：手法可以舒筋散结，剥离粘连，通利关节，恢复关节运动功能。

（3）顺骨捋筋，整复错位：手法可以理顺扭曲，调整结构，恢复错缝的关节和扭曲的筋腱，从而恢复关节的正常活动。

（4）调节脏腑功能：手法作用于体表，通过对经络和穴位的刺激，调和气血、濡养筋骨，由于气血循经络的分布流注全身，故手法可对脏腑功能起调节作用，起到理脾胃、补肝肾等作用。

2. 治疗原则

（1）辨证施治：辨别疾病的病因，明确疾病的本质，按照中医基本理论实施辨证论治。

（2）认真选穴：施行手法之前，应审因论治，根据疾病的特点分别采用循经取穴或随症取穴，拟定好选穴方案。

（3）因人而异：手法的刺激量大小、时间长短，应根据患者年龄、体质、部位以及不同性质的疾病而拟定。

（4）掌握禁忌：某些骨疾患严禁采用推拿按摩手法。

（三）针灸治疗

针灸疗法具有通经活络、宣通气血、调整阴阳、扶正祛邪等功效，可起到止痛、消肿、解痉等作用。临床上广泛用于痹证、痿证、筋挛、骨关节退行性疾病、骨软骨病及代谢性骨病的治疗。针灸治病手法很多，但不出补泻两端。因此运用针灸治病时，必须根据中医基本理论辨证施治，方能确定治疗原则。但骨痈疽、骨痨、骨肿瘤、血友病性关节炎以及工业性骨中毒等，禁忌针灸治疗。

（四）物理疗法

物理疗法的作用机制在于促进血液循环，改善组织的血液供给和营养；双向调节神经系统兴奋和抑制过程,起着平衡作用;改善细胞膜的通透性,松解筋肉挛缩与关节粘连;此外还可将药物离子导入皮下组织内,发挥药物的性能。物理疗法适用于各种痹证、痿证、筋挛及骨关节退行性疾病。但骨痈疽、骨痨、骨肿瘤、血友病性关节炎以及皮肤破损者,禁用物理疗法。临床上常用的有直流电、感应电、干扰电、音频电、超短波、微波、静电、紫外线、红外线、激光、温泉、超声波、磁疗、蜡疗、泥疗等方法。

(五)练功疗法

练功疗法是通过肢体主观运动的方法,促使肢体功能得到锻炼,从而达到防治疾病,加速康复的一种有效疗法,古称"导引"。练功活动可以促进全身和局部的气血流通,加速新陈代谢,改善血液与淋巴液回流,促进血肿吸收,调节脏腑功能,使患处气血灌流充足,皮肉筋骨得以濡养。同时,防止失用性肌肉萎缩、骨质疏松、关节僵硬、软组织粘连等。练功活动是痹证、痿证、骨质增生、骨软骨病及某些职业病治疗最基本的方法之一,也是手术后康复治疗的重要措施。但骨关节急性感染、结核、恶性肿瘤等,禁忌练功活动。

(六)手术治疗

手术治疗是运用手术器械,开放治疗局部病变的一种方法。因手术存在一定的风险,临床上应严格执行手术指征。某些筋骨疾患采用非手术治疗效果不佳时,应采用手术治疗。如骨痈疽切开引流、取死骨,骨痨病灶清除,骨肿瘤切除瘤体或截肢,骨先天畸形施行矫形术等。但手术操作过程中需剥离、切割局部组织,若无菌技术不严格,易发生感染;操作粗暴或对解剖不熟悉,可损伤血管、神经等重要组织,故应根据医疗条件,并严格掌握适应证开展手术。

复习题思考题:

1. 简述关节检查法的内容。
2. 详述肌肉检查中肌力、神经检查的内容,肌力的分级。
3. 中医骨病的治疗原则是什么? 请举例。

(谢 强)

第二章 骨关节的形态和功能

 学习要点

1. 掌握正常人体骨关节的形态和功能是正确诊断和治疗骨关节疾病的前提和基础。
2. 依据现代检测技术,更明了地认识骨、软骨和关节的形态与结构、生长与发育、功能与代谢。
3. 骨关节的退行性病变是影响中老年人生存质量一个重要因素。研究骨关节退行性病变的相关机制和治疗原则是本章乃至本学科的重点之一。

　　掌握正常人体骨关节的形态和功能,是正确诊断和治疗骨关节疾病的重要基础。随着自然科学的不断进步和发展,对骨骼的认知有了进一步的拓宽,不仅局限于光学显微镜下对细胞、血管、神经等组织形态学上的认识和实验室化学定量分析,而且对骨组织的超微结构了解到更微细的结构,同时发现骨中有很多酶系统的存在,证明骨和其他组织一样,有活跃的新陈代谢作用。其生理代谢受到内分泌腺尤其是甲状旁腺的调节,机体中很多病理变化,如肾衰竭、水盐代谢失调、肝功能不良、营养障碍、血液疾病及外伤等都会影响骨的正常代谢。为了研究骨关节的生理病理变化和对骨关节疾病作出正确诊断及合理的治疗,必须对骨的结构有清楚的了解。

第一节　骨的形态和功能

　　骨关节是骨骼系统的简称,由骨、(关节)软骨、关节三部分组成。下面我们分述其组织形态。

一、骨的组织形态

(一)骨的组织结构

　　骨组织是一种特殊的结缔组织,由骨细胞和细胞间质组成。

　　1. 骨细胞的来源和功能　骨骼组织中的细胞来源于三种不同的胚原细胞谱系:①神经脊细胞(形成颅面部骨骼);②生骨节细胞(形成中轴骨);③中胚层细胞(形成骨的附件)。骨细胞分为:来源于生血性干细胞的破骨性谱系细胞和来源于间充质干细胞的成骨性谱系细胞。骨细胞的功能:①成骨作用:成骨细胞具有产生骨样组织及碱性磷酸酶的作用,其产生骨样组织钙化后即变成骨细胞。②溶骨作用:破骨细胞有破坏吸收骨的作用,通过破骨细胞溶解蛋白质的作用,溶解了细胞间质中的有机成分,于是无机盐类也游离出来。③参与矿物质代谢和钙在体内的平衡。

　　2. 骨的基质　骨基质包括有机质(骨胶原和糖蛋白)和无机质骨盐。有机质和无机质的比例随年龄而改变。儿童骨中两者各占一半,成人骨无机质占65%左右,而老年骨的无机质更多。较多的无机质使骨硬度增加,但抗冲击力下降,因而易发生骨折。

（1）无机质:主要成分为磷酸钙,占成人骨的干重的65%,其大部分以羟磷灰石结晶的形式存在于胶原纤维内,使之强度增加。羟磷灰石结晶呈细针、棒状,表面常附着 Na^+、K^+、F^-、Cl^- 等离子。这些离子很容易从结晶表面脱落,有时也可置换晶体中的主要离子,所以骨的无机物有很活跃的代谢作用。胶原纤维由于彼此间的大分子团集形成一种特殊的空间塑形支架,结晶在胶原纤维上很有次序地排列,与纤维的长轴平行,围绕着纤维形成一个壳。在钙化的初期细小的结晶颗粒排列很不规则。

（2）胶原:系纤维蛋白,占有机成分的90%左右。有机成分占成人骨的干重的35%。主要成分是氨基己酸、脯氨酸等氨基酸。骨胶原分子也是由三股左旋的氨基酸链组成,但三股链中有两条 α_1 链,一条 α_2 链,称之为 I 型胶原。胶原分子在排列时是相互平行而相连,相邻分子互相重叠,重叠部分约为其长度的 1/4 即 64～67nm。这种重叠排列造成胶原纤维的横带周期。

（3）无定形有机物:占有机物的10%,主要是碳水化合物和蛋白的络合物——蛋白多糖及蛋白糖。

（二）骨密质和骨松质

成熟骨排列成板状而分层,每层为 4～12μm 厚,由细胞间质构成,骨细胞位于每层的表面,每层之间的纤维错综交叉,以加强耐受外力。骨板的形成和排列,在皮质骨和松质骨中有所不同:

1. 密质骨　骨板均排为圆柱形,中央的轴心管呈同心圆排列,每个圆柱叫做哈氏系统（Haversian system）（图2-1）,中央管为哈氏管（直径约 20～100μm）,内有血管、神经纤维和少量疏松结缔组织,骨板为哈氏板,每个哈氏系统有 5～20层。骨细胞与哈氏系统的纵轴及骨板平行。最内层骨板中的骨细胞突起与哈氏管相通,各哈氏管中的血管与横行的弗氏管（Volkmann canal）相连,弗氏管穿透皮质骨的内层与外层,保持骨髓与骨膜和哈氏管的联系（图2-2）。哈氏系统与哈氏系统之间的间隙中也有骨板,称为间板,是部分被破坏的哈氏系统或周围骨板的残余（骨生长时于骨表面产生新的骨板谓周围骨板）。哈氏系统的内方有内环骨板,在骨膜下方围绕着骨干周围的为外环骨板。

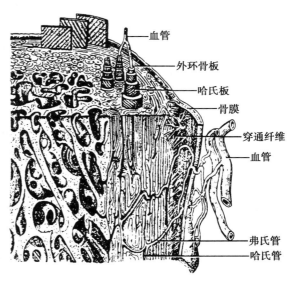

图2-1　长骨骨干部骨板排列模式图

（图中标注：血管、外环骨板、哈氏板、骨膜、穿通纤维、血管、弗氏管、哈氏管）

2. 松质骨　骨板为棒状,管状或板状,厚薄不等,长短不一,互相联结构成网状,骨小梁之间的间隙互相交通,每个骨小梁含有少数骨板,或为平行,或为同心圆排列。

（三）骨的结构

骨结构基本上由骨膜（由致密的结缔组织组成,按其部位分骨外膜及骨内膜）、骨皮质、骨松质和骨髓质所组成（图2-3）。

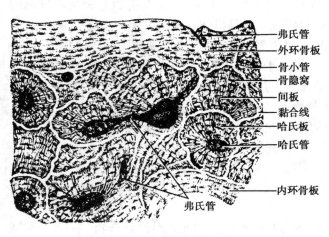

弗氏管
外环骨板
骨小管
骨隐窝
间板
黏合线
哈氏板
哈氏管

内环骨板

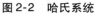
弗氏管

图2-2　哈氏系统

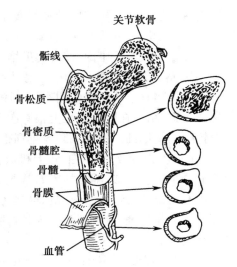

关节软骨

骺线

骨松质

骨密质

骨髓腔

骨髓

骨膜

血管

图2-3　骨的结构

（四）骨的血液供应

骨的血液供应十分丰富,由两套动脉,即骨膜动脉和骨髓动脉或滋养动脉组成。骨膜动脉来源于骨膜外层中的致密血管网,它们通过弗氏管穿入皮质骨,骨髓动脉或滋养动脉通常在长骨骨干的中部附近通过皮质内的一个斜行管道进入骨内,在它到达骨髓腔时发出分支至骨的两端。通常有一条或两条静脉与骨髓动脉伴行。许多细小静脉则通过弗氏管进出骨膜。短骨、扁骨、不规则骨也以类似方式获得血供。在骨膜内还可见到淋巴管,依照同样的方式贯穿骨质,走行于哈氏管中。骨膜的神经很丰富,它伴随着滋养动脉进入骨内。

（五）骨的表面形态

骨的表面具有不同的形态,这些形态显示出它们与机体其他组织和器官的相互关系。这些结构就是一些隆起,包括嵴、不规则的粗糙面、边界清楚的结节或突起。这样一些结构可使骨变得坚固,使它与邻接的骨形成关节或者供纤维膜、韧带或肌肉附着。骨的表面还有凹陷,有深有浅,具有同样的功能。骨上还有一些孔道,供血管和神经通过。

二、软骨的组织形态

软骨组织由软骨细胞、纤维和基质构成。软骨的基质为固体。软骨中的纤维则各处不同。根据软骨中纤维的种类和数量,软骨可分为三类,即透明软骨、弹性软骨及纤维软骨。

（一）透明软骨

透明软骨呈乳白灰蓝色、半透明。在光镜下,软骨细胞均匀分布于基质之中。软骨细胞在固体基质中所占的位置称为软骨陷窝。软骨中央部分的软骨细胞多为圆形,靠近软骨膜者呈扁平形,软骨中央部分的细胞常聚集,每一细胞群四周的基质着色较深,称为软骨囊。软骨的基质是一种呈固体状态的硫化黏多糖,有弹性,能承受较大的压力。

软骨基质主要成分为水、胶原和糖蛋白。透明软骨中无血管,软骨细胞的营养全由软骨膜上的血管经基质扩散而来。每块透明软骨,除关节面外,均盖有软骨膜,软骨膜是一种以胶原纤维为主要成分的致密结缔组织(图2-4)。成人的透明软骨分布于喉、气管、支气管、肋软骨以及关节软骨。

（二）弹性软骨

弹性软骨呈黄色,不透明,具有明显弹性和可屈性。软骨细胞形态与透明软骨相似。基质中的纤维为弹性纤维。外耳、会厌的软骨即为弹性软骨。老年人的弹性软骨始终不骨化也不钙化。

（三）纤维软骨

纤维软骨呈不透明的乳白色。其细胞间质内含大量平行或交叉排列的胶原纤维囊。囊间有单个和成排的软骨细胞,纤维囊之间基质甚少。耻骨联合处的膜状骨的关节处,可有纤维软骨。人到老年,有的透明软骨可变性成为纤维软骨。

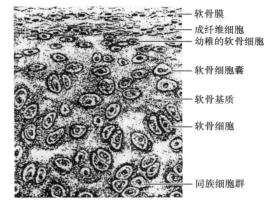

软骨膜
成纤维细胞
幼稚的软骨细胞
软骨细胞囊
软骨基质
软骨细胞
同族细胞群

图 2-4　透明软骨

三、骨的生理功能

人体的骨骼是一种内骨骼,它分布于机体的软组织中,是一种能动的,有生长、适应和再生能力的有生命结构。因此与节肢动物无生命的外骨骼完全不同,外骨骼在动物的每一个生长阶段都要脱落而进行更换。骨骼的主要功能是:

（一）支架与承重作用

为绝大部分的骨骼肌提供直接的附着点,并且共同使机体获得基本外形。因此机体外形的严重改变,往往提示骨骼的畸形或异常。骨骼也是运动的基础。虽然它在运动中的作用是被动的,但骨作为杠杆而关节作为支点,肌肉就以此为基础而运动。构成关节的骨,它们的形态和相互关系是决定运动的种类和范围的因素。

（二）组织器官的护卫作用

许多重要器官都是由骨骼加以保护的。脑被安全地藏于颅骨的颅腔内,脊髓则藏于一个由脊柱所形成的椎管内。心、肺和大血管位于胸廓内,而膀胱、子宫和相邻的器官则得到骨盆的保护。

（三）容纳造血系统的作用

血细胞的形成（造血）发生在肱骨和股骨近端,椎骨、胸骨、肋骨和颅骨板障的红骨髓中。红骨髓不仅可以生成各种血细胞,而且是各种血细胞的祖先——造血母细胞的所在地。成人长骨骨干中的黄骨髓虽已不造血,但仍保持造血的潜能,一旦机体需要（如某些严重的贫血）时,还可以转变成红骨髓,进行造血。红骨髓的主要功能除造血外,还可以清除衰老伤亡的血细胞和异物,并参与免疫反应。

（四）储存矿物质的作用

骨还是体内矿物质的贮存所。骨的矿物质结晶与体液之间有迅速的离子交换作用。所以骨可以看做是矿物质和碱性离子的贮存处。有人分析,青年人的骨占体重的16%,在全身总含量的百分比为:Ca 99%,P 88%,Cit 70%,HCO_3 80%,Mg 50%,Na 35%,当遇到体液中电解质失去平衡时,即可由骨中动员出相当大的量,用以调节其不平衡状态。所以骨能分担一部分缓冲作用,可以改变细胞外液离子的组成成分。

第二节　骨的发育和生长

一、骨的发育和生长

骨来源于胚胎时期的间充质,其发生过程有两种方式,即膜内成骨和软骨内成骨。膜内成骨是在间充质分化成的原始结缔组织膜内发生,因而称为膜内成骨。软骨内成骨是由间充质先分化成软骨,再把软骨组织逐渐破坏,然后形成骨组织,故称为软骨内成骨。在骨的发育生长过程中,不仅有骨组织形成,同时也有骨组织的吸收与改造。

（一）骨组织的形成与吸收

骨组织由成骨细胞形成。成骨细胞的主要功能是生成骨组织的纤维和有机基质,在生成有机的细胞间质以后,其本身被埋于其中,变成骨细胞。这时尚无骨盐,称为类骨质。随后,当大量骨盐沉着在有机的细胞间质中,即成为骨组织。若该处骨组织继续增长,则间充质或骨膜继续分化新的成骨细胞,贴附骨组织表面,继续形成骨组织。

骨组织发生和生长过程中,不仅有骨组织的形成,同时也有骨组织的吸收。参与吸收过程的细胞是破骨细胞。破骨细胞贴附在骨组织吸收的部位,胞膜形成许多排列紧密的皱褶,称为皱褶缘,细胞从皱褶缘释放某些溶酶体酶,分解骨组织有机成分,并能促使局部产生一些酸,溶解骨盐,于是骨组织被溶解吸收。这一过程称为破骨细胞性溶骨作用。

 知识链接

早在 1884 年 Wolff 就提出骨生长发育、骨形成过程中的"功能适用原则",即在功能需要部分有骨形成,而在不需要的部位则发生骨吸收。

在骨器官发生和生长过程中,骨组织不断形成、增多,使骨不断长大,同时,已形成的骨组织又经常地吸收和改建,以致骨的外形和内部结构不断发生变化。

（二）骨的发生方式和生长过程

1. 膜内成骨　间充质膜先形成颅骨或面骨的原始模式,然后在一个或数个中心点,开始成骨。这些骨化中心的特征是出现成骨细胞,沉积骨小梁网向外周伸展,外周的间充质则分化成为纤维鞘,也就是日后的骨外膜,其内壁分化为成骨细胞(图 2-6)。这些细胞将沉积出相互平行的密质骨板,称为板层骨。这种骨膜内化骨将形成颅骨的外板和内板。

2. 软骨内成骨　人体上的长、短骨和某些不规则骨都是软骨内成骨。现在我们以长骨为例,说明软骨内成骨的过程(图 2-6)。

（1）膜内化骨:在原始软骨模式中心的细胞开始增大,并向外周扩张,呈放射状排列,并在基质内沉积钙盐。这种钙化软骨经过分解,并被从软骨膜侵入的血管性组织所破坏。在与此同时,侵入的芽状块演变为成骨细胞,在许多地方沉积新骨,也可在钙化软骨上沉积新骨。这种骨形成向两端发展,边破坏原来的软骨模式,边被新骨所更替。

（2）软骨膜下化骨:与软骨内化骨同时,软骨膜的内层出现成骨细胞,自软骨膜或骨膜沉积平行的板层骨。

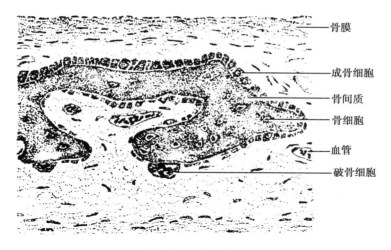

图2-5 膜内成骨

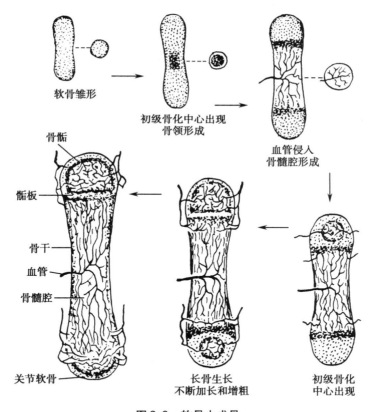

图2-6 软骨内成骨

二、影响骨生长的某些因素

（一）激素的影响

骨的生长与代谢受多种激素的调节与控制,主要的有甲状旁腺激素、降钙素和生长激素。

1. 生长激素　它可直接刺激组织合成氨基酸。生长激素的主要作用是使骨分化、纵向生长和骨形成。在人体内,注射生长激素后,可增高血糖、血枸橼酸和酮,并增强抵抗力。所以生长激素将刺激软骨生长,通过钙的潴留,产生钙化。在成年之前,若生长激素分泌过盛,长骨生长加快,称为巨人症。反之,童年如生长激素分泌不足,骺板软骨细胞的增生停滞,成骨过程迟缓,以致肢体短小,称为矮小症。

2. 甲状腺素　它主要是维持正常骨生长与发育的代谢。甲状腺素的增加将加速骨的发育,过早闭合骨骺,使骨髓细胞繁殖和粪内钙排泄量增加。甲状腺素的缺乏将影响骨的纵向生长,减慢骨的发育,造成骨骺的发育不全和点状畸形。

降钙素是由甲状腺滤泡旁细胞所分泌的一种多肽。它可刺激成骨细胞的活动,对人体骨骼的作用虽尚不够明确,但大量使用后骨量会增加。它的作用主要是抑制骨细胞和破骨细胞的活动,从而减少骨吸收,减少从骨内释出钙和磷。

3. 皮质激素　它可影响骨的纵向生长,使骨骺过早闭合,过早成熟。

（1）盐皮质激素:如醛固酮,它作用于钠代谢（潴留）和钾代谢（排泄）,以及水潴留。

（2）糖皮质激素:如氢化可的松和可的松,作用于碳水化合物和脂肪的氧化。分泌过多可使尿内钙、磷排泄增加,产生糖尿和碱中毒。可的松可使骨骺软骨变薄,促进软骨内骨小梁形成和钙化。

4. 性激素　由性腺和肾上腺皮质分泌的促性腺激素可使骨成熟和骨骺闭合。根据24小时尿内17-羟类固醇排泄的测定,男性为12~18mg,女性为8~15mg。雌性激素分泌过少,将使软骨内化骨和膜内化骨迟缓,骨化中心出现推迟,骨骺闭合延迟,但对纵向生长无影响。如果发生性腺发育不全,也可影响纵向生长。

5. 甲状旁腺素　甲状旁腺素分泌减少将增加成骨细胞性活动,同时抑制破骨细胞活动。骨的纵向生长将减少,特别是小的管状骨。甲状旁腺的功能亢进将增加破骨细胞活动,在骨内造成吸收,发生纤维囊性变。

（二）维生素的影响

骨的生长与代谢也受多种维生素的影响。其中与维生素 A、C、D 的关系最为密切。

维生素 C 与成纤维细胞、成骨细胞和软骨细胞生成有机的细胞间质有关,但不影响软骨基质钙化及骨盐沉着。严重缺乏维生素 C 时,软骨、骨和骨膜的纤维和黏蛋白形成受到障碍,可致骨的生长停滞,骨折后的愈合缓慢。

维生素 D 与软骨基质钙化和骨组织的骨盐沉着有关。它能促进肠道对钙、磷的吸收,提高血钙和血磷的水平,从而利于钙化和骨盐沉着。当缺乏此种维生素时,体内的钙和磷减少,成骨细胞虽然生成纤维和有机基质,但停留于类骨质阶段,不能沉着骨盐而不能成为骨组织。在儿童期即为佝偻病,此时骺板生成大量未钙化的软骨,成骨细胞生成大量未钙化的类骨质,两者聚集在于骺端,形成环状增粗。成年时期严重缺乏维生素 D 新形成的类骨质也不能钙化,称为骨软化症,这些钙化不足的骨骼可因负重而变形。

维生素 A 对骨细胞和破骨细胞的功能状态具有协调作用。在骨的生长发育过程中,保持成骨和改建的正常进行。维生素 A 严重缺乏时,骨的生长与改建失调,导致骨骼畸形生长。如颅骨不能适应脑的发育,椎孔过细而影响脊髓的生长,可造成中枢神经系统损害。此外,还影响骺板软骨细胞的发育,骨骼生长迟缓。反之,如维生素 A 过多,骺板软骨的破坏过程快于增生过程,以至于骺板提前消失,长骨生长停顿。

第三节 骨的代谢和修复

一、骨的代谢

骨由有机质、无机盐两部分成分组成,其代谢情况为:

(一)有机成分的代谢

骨经过酸处理后余下的部分,即为有机成分。主要成分是胶原纤维及与蛋白质结合的多糖。

1. 胶原纤维的代谢　在骨的生长和修复时期,组织中可溶性胶原增加的结果是部分分解后由尿中排泄,骨质破坏吸收时,胶原分解代谢增加,分解产物亦由尿中排出,所以测定尿中胶原分解产物羟脯氨酸,作为骨胶原物质代谢周转的有用指标。

2. 黏多糖的代谢　黏多糖是骨化过程中必要的部分,在生长发育和骨的修复再生过程中明显增加,其合成作用受甲状腺素、促甲状腺素、胰岛素等激素的影响,如果缺乏时黏多糖合成代谢降低,反之,肾上腺皮质糖代谢激素抑制其合成。

(二)无机盐的代谢

在骨的无机成分中钙和磷是最主要的部分。体内总钙量的99%和总磷量的88%~90%都含于骨中,所以影响钙和磷代谢的疾患亦伴有骨的病理改变,骨疾病也常合并有钙磷代谢的失调。

1. 钙代谢　99%的钙储藏于骨骼,骨骼的代谢非常活跃。骨前质钙化时,钙与磷沉积于骨,旧骨再吸收时,钙与磷又回到血液中。儿童由于骨骼在生长,每日体钙总量逐渐增加。健康成人每日有500mg钙从血液中沉积于骨骼,同时有500mg钙由骨骼回到血液中,骨呈钙代谢平衡状态。40岁以后骨钙又逐渐丢失,故部分老人发生骨质疏松,多数有低骨量。

骨组织含有无机盐、有机质和水。其中无机盐占45%,水占20%,有机质占35%。骨无机盐不仅能增强骨的机械力,同时具有维持机体所有组织化学平衡的作用。近年研究表明,全身有99%的钙、80%的磷、50%的镁、35%的钠及9%的水存在于骨盐中。这些物质是组成不同骨组织细胞和骨细胞间基质的重要物质成分。骨钙代谢包括骨形成和骨吸收两个生化过程,形成离子交换,使钙的释放和吸收相等,保持骨钙的动态平衡。

(1)骨形成:生骨细胞也称骨祖细胞或前成骨细胞,在骨形成上具有重要作用。它首先合成骨胶原、糖蛋白和磷脂等有机质,除作为完整的环境因子外,同时促进骨钙化。生骨细胞有不定型的磷酸氢钙形成,在生骨细胞的基质囊泡形成羟磷灰石。由于羟磷灰石呈过饱和状态,在骨液中与固体相进行离子交换形成水合壳。

(2)骨吸收:骨吸收也具有物理化学方式和生物化学方式两种。前者机制尚不清楚。生物化学方式骨吸收主要是通过破骨细胞的作用。破骨细胞来自前破骨细胞和单核细胞。当骨内血流低下时,骨内压升高,在酸性环境中生骨细胞活性降低,破骨细胞活性增高,同时单核细胞向破骨细胞移行增加。

(3)钙代谢与骨重建:在骨小梁吸收(伴骨量减少、骨矿丢失)和重建(伴骨量增加、骨矿添补)的可逆性过程中,值得特别注意的是平衡的不对称性,吸收与重建的代谢总是偏重于吸收一方,即骨的吸收和骨矿动用是无限制的,而骨的重建和骨矿添补是有限的、有条件的。

2. 磷的代谢　磷是人体很重要的一种必需营养素,也是各种组织器官构成和骨骼的重要组成成分之一。

(1) 磷对骨生成的影响:体内的磷80%以上存在于骨骼中,磷促进骨基质合成和骨矿物质的沉积,增加骨生成体积。血磷稳定是骨生长、骨矿化的必要条件之一。

(2) 磷缺乏可刺激骨细胞,促进骨吸收,使成骨细胞合成胶原的速率下降,限制骨矿化的速度,导致佝偻病、骨质软化等。

(3) 磷过多和高磷血症:高磷血症可使细胞外液的磷浓度升高,细胞内钙浓度降低,Ca/P 比率下降,尤其钙离子浓度下降,使 PTH 分泌亢进,骨吸收增加,造成骨营养不良。

二、骨的修复

(一) 骨的生理性修复

生活着的骨组织在不断地发生变化,由于骨细胞有一定的生命期限,故骨细胞连同一部分骨不断地被新生骨和新生骨细胞所代替,这种修复性重建作用是通过破骨细胞的破坏与成骨细胞的新生进行的,但这种变化也随着骨的生长有所不同。在生长期,骨质新生超过骨质的吸收;在成年,两种作用保持平衡;老年时期,骨质吸收超过修复,结果造成所谓老年性骨质疏松。

(二) 骨折修复

骨折后经处理和一定时间后重新获得连续及恢复功能者,即为骨折愈合。否则即为骨折迟缓愈合和不愈合。

 知识链接

哈弗管及其同心圆排列的骨板构成皮质骨结构的基本单位,称为骨单位,换言之,一个骨单位就是一个哈弗系统。

骨折愈合　骨骼有 3 个胚基可为骨折愈合形成新骨,即①骨内膜;②哈弗系统(Haversian system),包括许多骨单位及其管内的骨内膜;③骨外膜。由这些胚基产生的骨原细胞所转化的破骨细胞和成骨细胞修复骨折和再塑形。骨折愈合必须具备 3 个条件,骨折端紧密接触,正确的固定和骨折段有足够的血液供应。如果上述条件理想,骨折可以一期愈合,否则,骨折二期愈合。

骨折一期愈合:骨折在解剖复位和坚强内固定情况下,仅有少量或无外骨痂出现,愈合靠内骨痂。

骨折二期愈合:可分为三个阶段,血肿机化期,原始骨痂形成期,骨痂改造塑形期。这些阶段逐渐发展和相互交叉,不能机械地分开。

(1) 血肿机化期:骨断裂后,血肿形成,骨折端由于损伤和局部血液供应断绝,有几毫米长的骨质发生坏死,骨细胞消失,细胞所在处仅遗空腔。断端间血肿凝成血块,它和损伤坏死的软组织引起局部无菌性炎症反应。新生的毛细血管和吞噬细胞、成纤维细胞等侵入血凝块和坏死组织,逐步清除机化,形成肉芽组织,转化为纤维组织,这一过程在 2~3 周初步完成。骨折断端附近骨外膜深层的骨原细胞,短期内即活跃增生,约一周后即开始形成与骨干平行的骨样组织,逐渐向骨折处延伸增厚。骨内膜也有同样的组织学变化,但较缓慢,此期之末,骨折断端间已有纤维组织相连,临床上称为骨折纤维性愈合。

（2）原始骨痂形成期:由骨内、外膜转化的成骨细胞在断端内、外形成的骨样组织逐渐钙化而形成新生骨,即骨膜内化骨。两者紧贴在断端骨皮质的内、外两面,逐渐向骨折处汇合,形成两个梭形短管,将两断端的骨皮质及其间由血肿机化而成的纤维组织夹在中间,分别称为内骨痂和外骨痂,断端间和髓腔内的纤维组织在局部血液循环缺少的情况下,先转化为软骨组织,然后软骨细胞增生、钙化而骨化,即软骨内化骨,形成环状骨痂（图2-7）和腔内骨痂。膜内化骨和软骨内化骨的相邻部分是互相交叉的,前者的发展过程显然较后者简易而迅速,故临床上应防止产生大的血肿,使骨折能较快愈合。

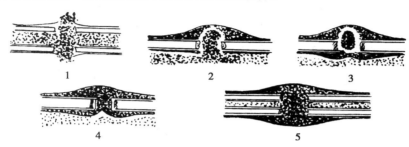

图2-7　骨折的修复

（3）骨痂塑形期:原始骨痂为排列不规则的骨小梁所组成,经破骨细胞吸收死骨和不需要的骨组织,同时成骨细胞按应力需要,产生新骨,最后恢复正常的骨结构和形状。

第四节　关节的形成和生物性能

一、关节的发生

在胚胎生长时期,整个骨骼是一团间充质组织。以后,在这团间充质组织中,逐渐形成一个较致密的板称关节盘。这个盘与外周的软骨膜和骨膜相连。通过软骨膜和骨膜,逐渐分化成为关节的纤维性关节囊。有些关节在关节盘内出现裂隙,逐渐扩大而成为一个腔。在腔内壁的间充质细胞进一步分化成间皮或滑膜。这个关节盘的残余可以保留下来,成为致密的软骨组织和纤维组织,即关节软骨或软骨板。在胚胎几周时,大多数的关节均已形成（图2-8）。

二、不同类型关节的发育

（一）滑膜关节

发育骨之间的间充质可分化为:①外周间充质形成关节囊和韧带;②中央部分消失而形成关节腔;③关节囊和关节面表层的间充质细胞形成滑膜（图2-9）。由于关节的运动,间充质细胞逐渐从关节软骨面上消失。

（二）软骨关节

发育骨之间的间充质可分化为透明软骨或纤维软骨,如耻骨联合（图2-10）。透明软骨覆盖于骨端,参与关节的形成。

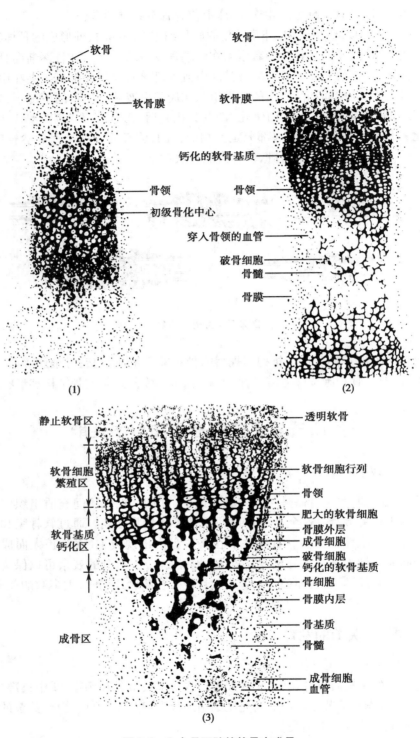

软骨

软骨膜

骨领

初级骨化中心

(1)

软骨

软骨膜

钙化的软骨基质

骨领

穿入骨领的血管

破骨细胞

骨髓

骨膜

(2)

静止软骨区

软骨细胞繁殖区

软骨基质钙化区

成骨区

透明软骨

软骨细胞行列

骨领

肥大的软骨细胞

骨膜外层

成骨细胞

破骨细胞

钙化的软骨基质

骨细胞

骨膜内层

骨基质

骨髓

成骨细胞

血管

(3)

图2-8　3个月胚胎的软骨内成骨

（三）纤维关节

发育骨之间的间充质分化为致密的结缔组织,如颅骨缝(图2-11)。

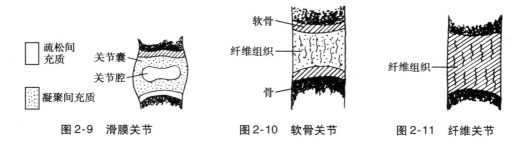

图2-9 滑膜关节　　　图2-10 软骨关节　　　图2-11 纤维关节

三、关节软骨的结构

关节的骨端有透明软骨覆盖,这种软骨没有血管、神经,也没有淋巴管。关节软骨可分为三个区,即表层区、中间区和放射区(图2-12),它与其下的钙化区被一层薄的嗜碱性线所阻隔。这是钙化前线,聚集酸性黏多糖,有时称为"潮标"(tide mark)。关节软骨与软骨下骨的连接呈特殊形式,软骨纤维呈交织状与软骨下骨接合(图2-13),加强稳固,可与剪切应力相抗衡(图2-14)。

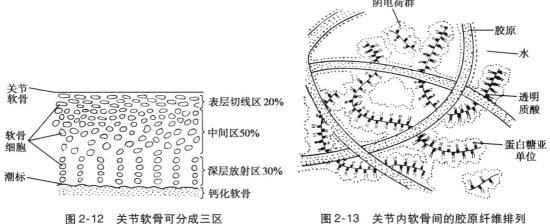

图2-12 关节软骨可分成三区　　　图2-13 关节内软骨间的胶原纤维排列

关节软骨的固体基质含有60%胶原纤维与40%蛋白多糖,这占整个软骨湿重的20%~40%。软骨细胞仅占总量的2%,其余的60%~80%是水,在负荷下多数可被挤出。

四、关节软骨的生物特性

关节软骨除含有近80%的水分外,其余是大分子有机物,胶原与蛋白多糖各占一半。

关于关节软骨的营养,它不是来自血流,而是来自滑液。当关节软骨承受负荷时,水分像海绵一样被挤出;待压力减少,水分又进入关节软骨(图2-15)。这种来回流动,使关节软骨获得必需的营养。因此滑液的功能不仅是为了润滑,而且还提供营养。在骨骺闭合以前,关节软骨的营养也可通过软骨下骨的内管道输送。

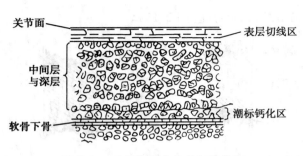

图 2-14 胶原纤维和软骨细胞分布

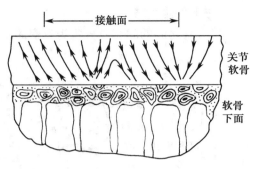

图 2-15 关节活动时软骨面所承受的滑动负荷

五、关节软骨的生物力学性能

软骨犹似一块吸满水的多孔海绵物质,所以它的生物力学性能是固体基质和其渗透性的性能。

(一)渗透性

液体通过关节软骨的多孔介质有两个重要机械现象:①施加压力阶段时,即软骨顶部的压力大于低部的压力,液体可压进多孔的固体基质。②另一方面,如果坚实的多孔块放在液体饱和标本之上,然后加压,液体也会流动,这种流动是由挤压形变所引起,这种形变将减少蛋白多糖大分子溶剂范围,反过来增加局部压力。这样就使液体自组织内渗出。在正常关节内,两种功能同时发生于关节软骨。

(二)蠕动反应

黏弹性物质在承受压力时,可出现蠕动反应(creep response)。恒定负荷即时加于软骨上,并保持整个实验时间,则挤压形变将持续增加,软骨发生"蠕动",直至渗出停止,固体基质完全承当负荷,也即是挤压应变与应力达到平衡,这就是固体基质的内在模量。

关节软骨对液流的抗力是很大的,即它的渗透性较低,所以液体的流动取决于负荷的速度和保持的时间,负荷迅速,移除也快,没有时间将液体挤出;软骨表现为弹性物质,负荷时发生变形,当负荷解除后,形态立即恢复。如果负荷逐步增加而恒定,例如持久站立,软骨的变形将逐步增加,液体也被挤出;当负荷解除时,只要有足够的时间和足够的液体,软骨就可恢复原来的形态。前者称为弹性物性,或不依赖时间的因素;后者称为黏弹性物性,或依赖时间的因素。

至于抗张强度,离关节面越远,抗张强度越小,这表明表层有丰富和稠密的胶原,好似一组富有韧性和抗磨损的组织,保护整个关节软骨,不被蠕动所损伤。

六、关节囊与韧带

关节外围被纤维性关节囊所包裹,主要结构为胶原纤维和网状纤维,和骨膜与骨紧密相连接。它含有丰富的成纤维细胞,基质极少。韧带是关节囊的增厚部分,呈带状,是稳定关节的重要力量,含有极丰富的本体感受神经。

七、滑膜与滑液

滑膜是从间充质细胞衍化而来,包裹整个关节和关节软骨板。它有两类细胞:A 细胞有吞噬作用,B细胞有分泌透明质酸与蛋白的作用。滑膜是由单层细胞所构成,富有血管丛和淋巴管。滑膜下组织含有60%的成纤维细胞和35%的巨噬细胞。这些都是滑膜细胞的前身。尚有5%为肥大细胞,其作用可能分泌肝素样物质,防止滑液的凝结;它也可能分泌透明质酸,起到润滑作用。

滑液是血浆的超透析液,并有透明质酸与蛋白结合在一起。滑液有两大作用:润滑和提供关节软骨营养。滑液清晰,略带黄色,呈黏稠状液体。由于不存在纤维蛋白原,所以不会凝结。它含有96%的水和4%的固体物质(图2-16)。

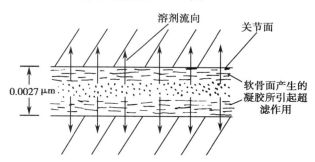

图2-16 滑液的超滤在关节面间形成浓缩的透明质酸凝胶

八、关节的滑润

滑润有两个基本形式,即边界滑润和液膜滑润。在运动时,接触表面有润滑剂分子的相互移滑,如此可防止粘连和磨损。所以,边界滑润与润滑剂的物理性能和接触面无关,边界滑润取决于接触固体面上润滑分子单层的化学性吸收,在负重时滑液的化学性吸收对关节软骨是极其重要的。若负荷较小或来回活动,接触面的速度又快,很可能是液膜方式起作用(图2-17、图2-18)。

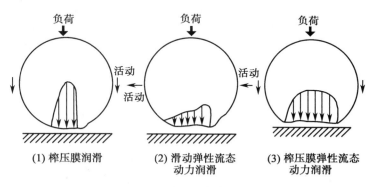

(1) 榨压膜润滑 (2) 滑动弹性流态动力润滑 (3) 榨压膜弹性流态动力润滑

图2-17 弹力流态动力润滑

九、关节磨损

磨损是通过机械作用从固体面上移除物质。它可分为面间磨损和疲劳磨损。面间磨损可因粘连或擦破而引起。经摩擦后,碎片从一个面上撕下,粘连到另一个面上,或关节面被较硬的面或游离体擦破。关节面一旦被磨损,软骨面就变软,更易渗透,液体将外漏,这将使

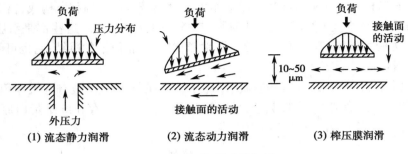

(1) 流态静力润滑　　　(2) 流态动力润滑　　　(3) 榨压膜润滑

图2-18　不同的液膜润滑

糙面更易接触,加重擦伤。

　　疲劳磨损是由于反复变形,磨损应力虽不大,但反复磨损可扩大应力的量值。胶原蛋白多糖基质的反复施加应力,可使:①胶原纤维断裂;②蛋白多糖大分子网断裂;③纤维与原纤维基质之间的面发生断裂。软骨疲劳可能是胶原纤维网支架拉张力的衰竭,一旦软骨的显微结构断裂,任何机械损害将能使蛋白多糖排出,影响软骨的自身润滑能力。

十、可动关节的结构和功能

　　关节以运动为基础分为三类:不动关节、微动关节和可动关节。这里主要介绍可动关节的组织形态。

　　在关节中,构成关节的骨端都被软骨所覆盖,少数例外是透明软骨。其游离面没有软骨膜,表层的软骨细胞都是扁平的,并且排列成行。软骨的深部发生钙化。关节被致密纤维结缔组织形成的囊即关节囊所包绕,它的纤维与骨膜的纤维相延续。关节囊保护和加强关节的坚固性。关节囊内层衬覆着一层特性不同的滑膜,它可以是致密纤维组织、蜂窝组织或脂肪组织,并在关节软骨的边缘上与软骨膜相延续。滑膜常常隆起形成皱襞,称做滑膜绒毛,它可以再形成次级绒毛。一些绒毛上富有血管,并覆以扁平的结缔组织细胞。滑膜产生一种润滑关节的滑液,保证关节做润滑的运动(图2-19)。在某些关节中,例如膝关节,有由致密结缔组织或纤维软骨形成的关节盘,它与滑膜相延续,并插入关节腔中将关节腔一分为二。

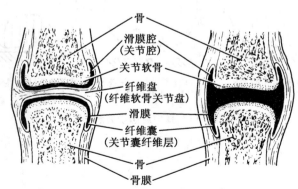

图2-19　可动关节的结构和形态

　　在关节囊的外面,有各种各样的韧带进一步连接和加固连结,韧带的排列和构成关节的骨端的形态一样,是决定关节运动的灵活程度和运动方向的重要因素。肌肉不仅是运动过程中的主动因素,而且有助于关节的加固和起第一线保护物的作用。

关节的功能比较复杂,它主要作为运动的枢纽和支点,并以其各自的形态对运动范围和方向做某些限制。在一些特殊部位,还因为其弹性作用吸收运动中产生的震荡从而保护人体的重要脏器。各不同部位关节的形态和功能将在有关章节中分别叙述。

第五节　骨关节退行性改变

骨关节退行性改变又称骨关节炎(OA)。其特征是能动关节的关节软骨发生原发性或继发性退行性变,并在关节缘有新骨形成,退行性变的速度超过修复和再生的速度。目前认为该缺损是软骨代谢异常所致。病理变化不是以滑膜增厚或炎性浸润为主,而是以软骨的变性和软化,以及软骨下骨质改变为主,目前多采用骨性关节病这个名称。

 知识链接

美国国立卫生院统计中心调查显示:OA 的发生率以手的关节为最高,以下依次为足、膝、髋关节;症状性 OA 以颈椎的关节最多见,以下依次为腰椎的关节、膝关节、手和腕关节,其发生率分别为 0.7%、0.48%、0.52%、0.44% 和 0.03%。

在正常人,随着年龄的增长,关节软骨或多或少地发生变性而逐步加重,因此这种关节软骨变性也是必有的生理现象,30 岁以上的正常人都有一定程度的变性。原发性骨关节病是指病变超过应有的年龄变化。还有 1/3 的患者是可以找出某种破坏关节面完整性的原因,如损伤、发育畸形、骨软骨炎、Paget 病、关节感染、类风湿关节炎等,这种骨关节病称为继发性骨关节病。

一、骨关节退变的病因

1. 先天性关节解剖异常,如韧带松弛、活动过度、关节面位置或形状异常。
2. 儿童时期发生的关节结构改变,如扁平髋、股骨上端骨骺滑脱。
3. 损伤或机械性磨损,如关节内损伤或骨折、骨折后对线不良、习惯性脱位、职业病引起的关节长期损伤、肥胖等。
4. 晶体沉积性关节内病变,如焦磷酸盐关节病、痛风等。
5. 代谢异常使软骨变性,如褐黄病、关节内的骨缺血性坏死。
其他促使软骨磨损的原因,如关节感染、血友病、血红蛋白沉着病、神经源性关节病等。

二、骨关节退变的病理

1. 关节软骨的变化　最早的病损是关节软骨的显微改变,表现为异染性物质的减少,软骨细胞减少,脂肪变性,胶原的原纤维改变使关节面不规则。以后的形态改变为在软骨的局限性软化,表面呈片块状和原纤维形成。

2. 关节软骨缘有新骨形成　原纤维性软骨在应力和摩擦最大的部位将引起进行性软骨表面的丧失,以致暴露软骨下骨。软骨发生溃疡,骨面下髓腔内血管和纤维组织增生,不断产生新骨,沉积于裸露骨面下,形成硬化层,其表面被磨光如象牙样,故称为牙质变。骨面下超微结构显示有沉积的羟磷灰石结晶的基质小胞增多,在关节软骨缘有新骨形成。这种边缘赘生在 X 线片中表现为骨赘或称"骨刺"。

3. 关节囊和滑膜的变化　滑膜的变化是后期现象,包括纤维变性、肥厚和炎症。它很少会发生像类风湿关节炎那样的炎性病理变化。滑膜绒毛可以增大,并有新的绒毛生长,这些绒毛可形成软骨。关节囊的纤维组织可变得较稠密,与关节缘连接处的关节囊可变为纤维软骨或透明软骨。在滑膜下有时可出现骨性结节,突入关节腔。这些结节日后可脱落至关节内,形成关节鼠,使关节交锁,但不会引起骨性强直。

三、临床表现

骨性关节病的最显著症状是疼痛。它与 X 线表现不成正比。在承重时,疼痛可加重,经过一个阶段的不活动,可出现暂时性僵硬。从一个姿势转变到另一个姿势时,活动感到不便,有疼痛,经活动后,关节反而感到舒适,疼痛减轻,但过度活动又会引起疼痛和运动受限。这称为休息痛。

关节软骨的磨损和消失,以及骨性增生将导致骨赘形成和关节畸形。活动时关节内有摩擦音,局部压痛,渗液量中等。

1. 髋关节的骨性关节病　这种原发性退行性髋关节病又称为老年性肥大关节病,多见于 50 岁以上的患者,但偶尔也可见于较年轻的患者,起因不详。

2. 膝关节的骨性关节病　多见于女性。渗液有时虽不多,但关节肿胀较明显,这主要是由于骨增生所引起。活动时可听到清晰的骨擦音或摸到骨擦感。退行性病变以膝关节的内侧室最为显著,造成膝内翻畸形。另一表现是髌股关节的退行性变,又称为髌骨软骨软化。

3. 脊椎的骨性关节病　脊椎的两组关节,即椎间盘和后关节突都可发生骨性关节病。颈椎钩椎关节(即相邻椎体侧方之间的关节)也可发生骨性关节病。钩椎关节的退行性变是颈痛的常见原因之一。腰椎的退变和椎间盘突出是出现症状的基础。

4. 周身性肥大性骨性关节病　这是多关节疾病,比一般的骨性关节病有较多的炎性反应,伴有手指的 Heberden 结,多见于老年妇女。

四、治疗原则

骨性关节病的治疗随不同解剖位置、关节畸形程度而异。多数患者有良好预后,即使不经任何治疗,也不会太严重,不会发生真性骨强直。对老年人来说,经过数十年的活动、磨损,这种退行性变是一种正常生理性反应。但这并不是说不需要任何治疗,如果有神经根刺激或压迫,就必须使之解除,消除疼痛。关节软骨的损坏程度与关节负重和活动有直接的关系。因此,最重要而基本的治疗方法是减少关节的负重和大幅度活动,对患病关节需"爱惜",以延缓病变进程。对肥胖患者,应减轻体重,减少关节的负荷,延缓病变的发展。下肢关节患有病变时,可用拐杖或手杖,减轻关节的负担。治疗并不是为了消灭骨赘,而是解除疼痛或骨性交锁。

1. 药物治疗　没有任何药物能抑制关节退行性变的发展。一般疼痛较轻时,不需任何止痛药物。在发作期可用消炎止痛和解除肌肉痉挛的药物。

(1)中药治疗:根据中医基础理论,骨关节病多数为肝肾亏损和瘀邪痹阻之虚实夹杂之证。一方面,治以补益肝肾,强壮筋骨;另一方面,治以活血化瘀、行气活血、通痹止痛。二者结合,标本兼治。

（2）消炎镇痛药物:可减轻或控制症状,但不能改变病变的进展,只是在急性疼痛发作期间起治标作用。

（3）中医外治法:运用中药外敷、熏洗、推拿、针灸、小针刀等均可对骨关节疾病取得一定疗效,临床上须审因论治。

2. 手术治疗　对骨变化严重的骨关节病患者,如关节面已破坏,关节发生脱位和变形时,保守疗法很难奏效,应施行手术以消除疼痛,改善功能。但由于本病多见于老年人,常同时伴发糖尿病及心、肺、肝、肾功能不全,手术能否耐受需慎重考虑。

❓ 复习题思考题:

1. 简述骨的发育和生长过程。
2. 骨关节病的临床表现是什么?
3. 骨关节病的治疗原则是什么? 请举例。

（谢　强）

第三章 骨关节先天畸形

学习要点

1. 骨关节先天性和发育性畸形包括脊柱四肢的先天性畸形和骨关节发育障碍性疾病。

2. 先天性畸形和发育障碍的临床表现是学习要点。早发现、早诊断、早治疗,提高孕期筛查和预防意识是重点。

3. 熟悉骨关节先天性畸形和发育障碍的病因病机、鉴别诊断和治疗方法。

第一节 概 述

先天畸形和发育性畸形是指在出生时或出生前有异常,或存在潜在异常因素。主要是指骨与关节发育障碍,脊柱与四肢先天性异常。人类在解剖结构上可以有一定的差异。若这种异常超出正常范围,并对形态和功能造成一定的影响,应属于先天性畸形。先天性畸形可以是局限的,也可以是全身性或多发的,后者可以造成某些组织的发育异常,究其原因迄今仍不清楚,多为胚胎发育异常,或胚胎发育时发生内在紊乱,部分有遗传史。治疗原则应该是早诊断,早治疗,才能获得预期良好效果。建议孕妇在怀孕中期应至少接受一次 B 超检查。

知识链接

在我国,优生学已逐渐发展成为一门重要的学科,优生优育工作的不断深入,使骨先天畸形大大减少。目前我国已能采用羊水生化检查、细胞染色体观察、胎儿镜观察、孕妇血检查以及 B 型超声检查等,使许多先天性疾病在产前早期即作出诊断。

【病因病理】

导致骨关节先天畸形的真正原因目前仍不完全清楚,中医学认为多属先天禀赋不足。西医学认为可能与下列因素有关:

1. 遗传因素　骨骼的发育紊乱、畸形综合征或孤立性缺陷都可经染色体检查做出诊断或找出其他致病因素。可能是单基因异常、染色体紊乱和多因素遗传。

2. 机械压迫　骨骼肌肉系统特别容易遭受子宫的压迫而变形。目前认为骨骼肌肉系统的肌肉畸形多属于异常形成。主要的畸形有髋关节脱位、畸形足、小腿弓形畸形、膝关节脱位、关节挛缩症、斜颈、脊柱侧凸、头颅畸形等。

部分畸形可由孕妇感染引起的。如反应停事件导致的海豹肢畸形婴儿。

【临床表现与诊断】

主要临床表现为骨先天性残缺和关节的先天性畸形,前者如先天性肱骨缺如、先天性桡骨缺如、先天性股骨缺如、缺指(趾)或多指(趾)症等。后者如先天性髋关节脱位、先天性马蹄内翻足、先天性肌性斜颈等。此外,还有骨本身的营养代谢障碍所致的一些成骨不全、软骨发育不良及软骨发育不全等。

【治疗】

尽早纠正骨与关节畸形,防止畸形发展,恢复肢体正常功能,保证正常生长和发育是治疗的基本原则。对畸形的类型、性质和严重程度应充分估计:对病废残留程度应有预见。在整个发育生长过程中,密切监护,对严重或多发性畸形,做长期的治疗打算。手术只能作为治疗的一部分,应采取多种方法综合处理,包括手法、理疗支具等。密切观察患者的全身情况,儿童发育、生长、智力以及成人的工作、兴趣、体力等,都需要作出比较全面的分析。遗传工程在防治上,将起重要作用。必要时可配合服用补肝肾、健脾胃、强筋骨、通血脉等中药,以促进病愈,同时配合功能锻炼,以加速肢体功能的恢复。

(一)内治法

1. 肾精不足 先天肾精不足,则骨髓空虚,骨骼易脆或发生各种缺陷。

治则:补肾益精,滋阴生津。

方药:河车大造丸加减。

2. 肝血不荣 肝血不荣,血不养筋,则筋腱痿弱,关节松弛。

治则:养血和血,滋阴补肝。

方药:补肝汤加减。

3. 瘀阻筋脉 产时受伤,血离经脉,瘀积不散,阻隔筋脉,发生筋肉挛缩畸形。

治则:活血祛瘀,舒筋活络。

方药:圣愈汤或桃仁四物汤加减。婴幼儿服药困难者,可应用活络油膏外敷,或用手指蘸药揉按患处。

4. 脾胃虚弱 脾气不足,则胃肠失润,肌肉松弛,生长迟缓。

治则:益脾健胃。

方药:扶元散或四君子汤加减。

(二)外治法

1. 手法 适用于筋肉挛缩或骨骼畸形较轻的患儿,如肌性斜颈、马蹄内翻足等。手法矫正后,将患部固定于矫正位。睡眠时亦可使用沙袋置于患部两侧,维持矫正位。可将按摩、矫正和固定方法教给患儿家长,以便配合治疗。膝内、外翻幼儿,可采用外固定矫形术。

2. 支具 如夹板、拐杖、矫形器、支架、轮椅等,可支持、矫正或辅助病残肢体,通过支具的训练,既活动了关节,增加了肌力,也培训改换工作能力,以利于恢复或发挥畸形部位的功能。支具常用的材料有木材、皮革、橡胶、塑料、金属等。合理的支具应结构简单、轻巧耐用、佩戴舒适、外形美观、价格低廉。常用支架按不同需要可分为固定、保护、矫形、承重、工作及牵引支架等不同类别(图3-1)。

3. 练功 积极的康复锻炼是治疗中不可缺少的主要环节。首先着重在心理康复,树立对治疗的信心,使他们在整个治疗中主动配合。积极的功能锻炼,不仅改善了畸形肢体的活动功能,也提高了健康肢体的代偿能力。上肢可采用伸掌握拳、腕部屈伸、托手屈肘、滑车拉手等,下肢可采用扶杆站立、双拐练走、蹬车活动等。

(三)手术治疗

严重骨关节先天畸形则必须施行矫形手术,目的是改善或恢复肢体正常形态与功能,常

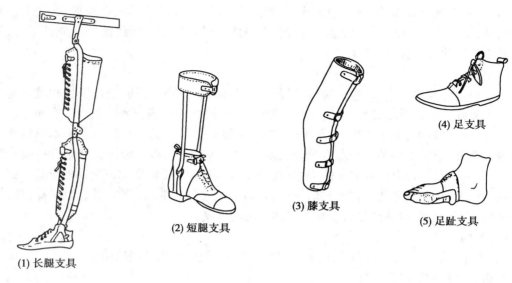

(1) 长腿支具

(2) 短腿支具

(3) 膝支具

(4) 足支具

(5) 足趾支具

图 3-1　下肢常用支具

用的手术方式有切开整复、截骨术、植骨术、关节成形、关节融合、骨延长或缩短术、人工关节等。手术尽可能采用软组织手术，术中应注意避免损伤骨骺。

第二节　骨关节发育障碍

一、成骨不全（脆骨病）

成骨不全综合征，又称脆骨症，是以骨脆弱、骨畸形、蓝色巩膜、牙齿发育不全、身材矮小等为临床特征的常染色体显性或隐性遗传性结缔组织病。有家族遗传倾向。

【病因病理】

Ⅰ型胶原基因突变是临床各型成骨不全的主要病因。约 90% 是由于Ⅰ型胶原 α_1 链和 α_2 链基因突变所致。特点是骨脆性增加和骨量减少，通常分为四型：Ⅰ型病情较轻；Ⅱ型较重；Ⅲ型为出生后存活病例中最严重者；而Ⅳ型的病情介于Ⅰ、Ⅱ型之间。成骨不全综合征的临床分型见表 3-1。

表 3-1　成骨不全综合征的临床分型

	特点	遗传类型
Ⅰ（轻型）	蓝色巩膜，失听，皮下出血，青春期前轻度骨脆弱，身材轻度矮小	常染色体显性遗传
Ⅱ（围产期致死型）	死产或出生后 1 岁内死亡，肺心病为常见的死亡原因，结缔组织极脆弱内骨折，颅骨大而软，肢小畸形，管形长骨、串珠状肋骨	常染色体显性遗传

续表

	特点	遗传类型
Ⅲ（进行性畸变型）	骨严重脆弱,常有宫内骨折;重度骨质疏松;长骨呈"爆米花"状;干骺端呈杯状;相对性巨头伴三角脸;面中部扁平,浅眼窝;可有扁后脑;脊柱侧弯,胸部畸形;身材极矮小,成人如儿童大小	常染色体显性遗传,极个别为常染色体隐性遗传
Ⅳ（中等严重型）	行走前常有骨折,长骨弯曲,中等骨脆弱,可有扁后脑	常染色体显性遗传

【临床表现与诊断】

（一）临床表现

患儿出生时90%以上有蓝色巩膜,虽身材无明显矮小,但多次骨折可致使肢体较短而呈不同程度的矮小畸形,可有牙齿异常,关节松弛,多汗和体温异常,皮下出血,瘢痕体质以及便秘和呼吸困难等。40岁后可发生眩晕、耳鸣甚至耳聋。尚可有中枢神经受累和早发关节退变症状。骨质疏松和骨质软化等因素可致长骨弯曲、扁平椎体和脊柱后突、三叶形骨盆、扁颅底;约1/3患者有脊柱侧弯、胸廓畸形、头大、两侧颞骨外突和三角脸等。

（二）X线表现

1. 关节 主要有以下四种改变:①部分患者因骨软化可引起髋臼和股骨头向骨盆内凹陷;②骨干的膜内成骨发生障碍可致骨干变细,骨端相对粗大;③部分患者骨骺内有多数钙化点;④假关节形成,由于多发骨折,骨折处形成软骨痂,X线片上看上去很像假关节形成(图3-2)。

2. 骨骼 骨干过细或骨干过粗。牙槽板吸收。脊椎侧凸,椎体变扁。晚发型者有明显骨质疏松、多发性骨折、长骨弯曲或股骨短而粗呈"手风琴"样改变。

（三）生化检查

患者血钙、磷和血清碱性磷酸酶(ALP)一般正常。

（四）诊断标准

以下临床诊断依据中4项,如出现2项,特别是前2项,临床诊断即可成立,但病因诊断有赖于 COL1A$_1$ 和 COL1A$_2$ 基因的分析。较公认的临床诊断依据是:①骨质疏松且骨脆性增加;②蓝色巩膜;③牙质形成不全;④早熟性耳硬化。

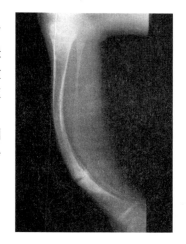

图3-2 成骨不全胫腓骨弯曲畸形X线侧位片

【鉴别诊断】

1. **佝偻病和骨软化** 佝偻病虽有骨密度减低及长骨弯曲,但弯曲程度不及成骨不全明显,且无多发骨折。佝偻病的干骺端和骨骺线有明显变化,前者表现为杯口状凹陷,后者表现宽阔。无骨脆性增高和易骨折,无蓝色巩膜,其矿化前沿带模糊呈毛刷状或杯口状,骺软骨盘增宽。骨软化多见于孕妇或哺乳期妇女,有骨痛,血清钙、磷均降低。

2. **维生素C缺乏症** 表现为骨密度减低,但无弯曲变形,且干骺端先期钙化带增厚,增白,其下有一骨质稀疏区,称之为"坏血病线"。

3. 软骨发育不全　其长骨粗短和椎体变形与此相似,但骨质密度无明显减低,干骺端呈喇叭口形,且无多发骨折现象。

4. 普遍性骨质疏松　椎体双凹变形或扁平椎体,脊柱的侧后突畸形和易骨折等,与成骨不全相似,但后者尚有头大,两侧颞骨外突,扁颅底,面小呈三角形,蓝色巩膜,多发缝间骨,并有家族史等,均与前者不同。

【治疗】

对本病的治疗,目前仍无特效疗法,主要是防止骨折。如发生骨折,应及时妥善治疗,防止和减少畸形。对畸形严重者,也可考虑必要的手术治疗,以矫正畸形,同时要防止长期卧床引起的并发症。成年之后,病变常有改善,且很少再发生骨折。

1. 生长激素　生长激素可促进胶原合成,治疗 12 个月后,骨的纵向生长速度增加(骨龄无变化)、骨折率下降。每天应用 0.1~0.5U/kg 的生长激素治疗,每周 6 天,不少患儿骨的生长速度加快。

2. 细胞置换　是指用完全正常的细胞通过骨髓移植来转换携带突变基因的细胞。

3. 二磷酸盐　Plotkin 等使用二磷酸盐(如 pamidronate)注射可改善 3 岁以下重症患者的预后。每个循环 3 天,共治疗 4~8 个循环,pamidronate 的总用量为 12.4mg/kg,经治疗后,骨质密度(BMD)增加 86%~227%,Z 值从 −6.5±2.1 降至 −3.0±2.1,骨折率下降。

4. 截骨矫形术　许多患儿伴有长骨矢状面和(或)冠状面的弯曲,如胫骨矢状面弯曲超过 40°,就容易骨折,应告知患儿父母,患儿发生骨折的危险性较大。当弯曲超过 40° 可能需要手术干预,这种程度的弯曲常伴有顶屈、背屈运动幅度减小。有些患儿在儿童时期行多处截骨髓内针固定术,以减少骨折发生率和预防下肢弯曲(图 3-3)。手术可改善肢体畸形,提高患者生活质量。

二、软骨发育不全综合征

软骨发育不全综合征,是一种四肢与躯干长短不成比例的矮小畸形,表现为四肢短小,躯干近于正常。本病女性多于男性,其发病率约为 1/30 000,通常在出生后即表现畸形,有明显的家族关系及遗传性。

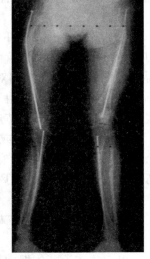

图 3-3　Ⅰ型成骨不全
髓内针治疗

【病因病理】

目前认为,软骨发育不良综合征是由于成纤维细胞生长因子受体(FGFR)基因(以 3 型为主)活化性突变所致的生长因子受体病。FGFR 基因的活化性突变可导致软骨发育不全和致死性软骨发育不全综合征。由于软骨内成骨障碍,而骨膜下成骨正常,因此骨的纵向生长受阻,而骨的横向生长正常。

【临床表现与诊断】

软骨不发育症

1. 软骨不发育症是一种较常见的畸形,其发生无性别和城乡差异,常累及肌肉骨骼系统。主要特征是四肢短小(图 3-4)。

2. 巨颅、鼻梁下陷、前额突出等。由于普遍性软骨内骨化缺陷,使长骨的长径、颅底和椎弓前后径变短。骨骼发育畸形使患儿显得不匀称、矮小、面部狭小而躯干长,但四肢短,有时出现"O"形腿。

3. 躯干长度基本正常,但肢体短小。

4. 顶耻距明显大于耻跟距。

5. 双手自然下垂时一般仅及髂部,典型的车辐状手(图 3-5)。有些患者可伴有脊髓或神经根受压表现,偶见脑积水和颅内高压。有的表现为脊柱侧弯。

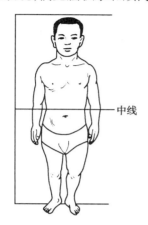

中线

图 3-4 软骨发育不全综合征

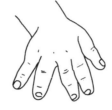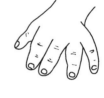

图 3-5 车辐状手

6. X 线和病理检查可见长骨的软骨生长板成熟障碍。弓根间距由 $L_1 \sim L_5$ 依次变小,连线呈"V"形,与正常相反。髂骨呈方形,但各掌骨的长度差异不明显。

从形态学上看,本症主要应与软骨发育低下症鉴别。后者的病变通常较轻,头颅和面部无明显畸形,很少发生腰椎后突或长骨的干骺端异常。

本综合征的临床诊断依据主要是骨骼 X 线检查所见。四肢短小、顶耻距大于耻跟距为有力依据。

【鉴别诊断】

1. 黏多糖病及骨骺发育不良 无遗传性,常见于手足短管状骨。

2. 软骨-外胚层发育异常 除管状骨短缩,如胫腓骨、尺桡骨短缩外,另有外胚层发育异常,如牙齿、指(趾)甲及毛发发育不全,常伴有多指(趾)和并指(趾)畸形,干骺端也无本病之包埋现象。

【治疗】

虽然本综合征患者并无生长激素缺乏,从理论上讲,由于软骨不发育、骨组织对生长激素(GH)有抵抗,但临床却观察到 GH 的治疗效果。重组的人生长激素对本综合征也有一定疗效,可以试用,但应注意长程治疗的副作用。据报道,每周使用 GH 0.317mg/kg 体重治疗 2.6 年,可使身高增加 0.7 标准差(SD),身高增加速度为每年 1.1 ~ 2.6cm,但长期疗效未明。临床虽试用生长激素治疗软骨不发育症多年,但疗效仍不确切。

对症处理,可行截骨术以矫正下肢弯曲畸形。一般要到骨停止生长后进行。另外,若有腰椎管狭窄症或神经根受压时,可行椎管减压及神经根松解术。严重肢体畸形或脊柱畸形者考虑手术矫形。椎孔狭窄者应进行减压处理。双下肢延长术可用于治疗软骨发育不全性侏儒患者。

三、石骨症

石骨症是一组罕见的原因不明的先天性骨发育障碍性疾病的总称,又名大理石骨病、骨硬化性增生性骨病、粉笔样骨,或泛发性脆性骨硬化症。它是一种常染色体显性或隐性遗传性疾病,具有家族性,属于遗传性疾病,分良性型及恶性型。

【病因病理】

石骨症有家族史,良性型为常染色体显性遗传,恶性型为常染色体隐性遗传。后者常为胎死腹中或出生后死于贫血。

膜内化骨及软骨化骨均受累。骨致密及增厚,完全失去骨小梁结构。几乎所有骨均可发生本病,常对称。在生长最旺盛的干骺端最明显,及股骨和桡骨下端、肱骨和胫骨上端。皮质骨与髓腔难以分辨,两端膨大如杵状。主要特点为高度钙化的软骨不能吸收和骨化,钙化的原始骨也不能吸收,不能改建为成熟的板层骨。破骨细胞发育不全,是骨吸收障碍的直接原因,骨髓腔明显缩小,甚至闭塞,只含极少毛细血管的硬化纤维组织。

【临床表现与诊断】

系统性石骨症主要分为两型。

(一) **良性型**(成人型)

可以无症状,有些患者身材矮小,发育延迟,容易发生骨折,愈合较慢。颅骨硬化,可产生脑积水及脑神经受压,如眼萎缩、面瘫、失听等。多有严重贫血。常伴有代偿性肝、脾及淋巴结肿大。

(二) **恶性型**(幼儿型)

在幼儿或儿童期发病。病势急剧,因贫血严重和感染重复发作,大部分早夭。

X 线表现:其特征为全身性多骨密度增高,失去其原有结构,髓腔变窄或消失,两端膨大成杵状。由于骨硬化过程可变缓或暂停,故在骨骼上可见到有深浅不同的硬化骨带。骨骼可呈同心圆状,椎体状似“三明治”样外观,但椎间隙一般不受影响。

【鉴别诊断】

1. 氟骨症　为一种地方病,因饮水中含氟量较高所致,虽然四肢疼痛与变形,但以腰痛、驼背、脊柱强直、功能受限、椎管变窄为明显。严重时脊髓受压可致截瘫。另外有斑釉齿出现,特别是门齿,表面显示粗糙、无光泽、呈棕黄色,并有散在的褐色斑点。

2. 磷、铅中毒症　病变在儿童期多局限于骨的干骺部,不及石骨症广泛,成人期骨质增白虽较普遍,但不明显。此病有明显的职业史。

【治疗】

1. 输血、糖皮质激素和促蛋白合成剂(司坦唑醇等)　是纠正贫血的一般治疗。

2. 切除增大的脾脏　可治疗脾功能亢进引起的贫血和全血细胞减少,个别患者治疗后骨髓腔也可增大,从而改善贫血。

3. 骨髓移植　选择 HLA 抗原相同的供体骨髓细胞移植,可使骨髓生血功能恢复,骨吸收速度加快。移植前的牙病变亦可部分或全部恢复。

4. 重组人巨噬细胞集落刺激因子(M-CSF)　可使破骨细胞数目明显增多,但到第 15 天时,破骨细胞数下降至70%,到第 20 天时,下降至30%,用重组的人 M-CSF 进行长程治疗的疗效有待进一步明确。

5. 造血干细胞移植(HSCT)　此外,对人类白细胞抗原(HLA)不合的婴幼儿型骨质硬化症的患者可移植纯化的造血干细胞治疗。移植无血缘关系的脐血（VCB）也可使病情得到缓解。成骨细胞和骨髓基质细胞可合成可溶性 CSF（sCSF）和膜结合型 CSF（mCSF）。缺失成骨细胞 CSF 基因的小鼠可发生骨质疏松症，因此，可望用转 CSF 基因技术来治疗骨质硬化症。

第三节 颈部先天性畸形

一、颈肋

颈肋是指颈椎一侧或两侧生有肋骨者，为先天性畸形，主要好发于第 7 颈椎。一般颈肋无症状，仅有 5% 的颈肋患者可产生臂丛神经或锁骨下血管束受压症状，即"颈肋综合征"。

【病因病理】

真正病因不详，可能与遗传基因突变，或在胚胎期臂丛神经根进入肢芽时骨的生长过快有关，神经发育较快，而抑制了肋骨的生长，若神经发育稍慢，则可能发生颈肋。

其病理表现主要为颈肋压迫臂丛神经下干，因此尺神经和正中神经的刺激症状较多。另外，颈肋有时还可压迫锁骨下动脉，而形成硬化小血栓，有时甚至可出现臂丛神经下干的交感神经麻痹，刺激动脉外交感神经纤维，压迫腋动脉。

【临床表现与诊断】

1. 臂丛神经受压症状　症状常出现在 30 岁以后，由于肩部负重，或肩胛下降之故，导致肩胛部位及前臂酸痛，手部刺痛、麻木，以尺侧为主；因手内在肌营养障碍，表现手软无力（图 3-6）。

2. 锁骨下动脉受压症状　临床检查做"深呼吸试验"时，则桡动脉搏动减弱或消失。

3. 颈部受累　患侧肩下垂，锁骨上窝可触及肿块，局部有压痛或有搏动感。当第 1 胸神经受压时，大、小鱼际肌萎缩，则手内在肌萎缩，手部有时发绀或出汗。

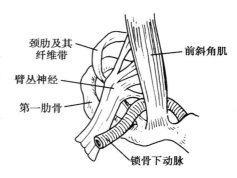

图 3-6　臂丛神经受压症状

（图中标注：颈肋及其纤维带、前斜角肌、臂丛神经、第一肋骨、锁骨下动脉）

X 线表现：在颈椎两侧或一侧有"肋骨"，此肋骨细短，也可与横突融合，但边缘不整齐，有时形态如正常的第 1 肋。若为两侧颈肋，其两侧的长短、粗细常不对称。

【鉴别诊断】

1. 腕管综合征　此病在临床上较颈肋常见，多为夜间痛剧。正中神经支配区受累，仅大鱼际肌萎缩，小指无妨碍，X 线检查亦无颈肋现象。

2. 尺神经管综合征　为尺神经支配区受累，主要表现为患侧小指、环指麻木、疼痛、屈伸功能障碍。

3. 颈椎间盘突出或颈椎综合征　主要表现为神经根受压的相关症状，颈部活动功能受限，但 X 线检查，无颈肋。

【治疗】

症状较轻时，可用保守治疗，指导患者进行耸肩功能锻炼，不提重物，避免肩部受压，提高机体代偿能力。当症状严重不能代偿时，可考虑手术治疗，将前、中斜角肌及颈肋一并切断及切除，以缓解其压迫。

二、斜颈

斜颈有肌性和骨性之分,此处斜颈主要是指先天性肌性斜颈。先天性肌性斜颈是由胸锁乳突肌的先天性单侧挛缩,导致头和颈的不对称畸形,头倾向患侧,下颌转向健侧。

【病因病理】

胸锁乳突肌发生纤维变性的机制仍不十分明确。有以下几种推论:

1. 胚胎发育异常 胎儿在子宫内胎位不正所致。

2. 产伤 因分娩创伤而引起胸锁乳突肌局部出血,血肿机化痉挛而致。

3. 静脉瘀血 因局部静脉瘀血,胸锁乳突肌缺血变性。

4. 遗传 据统计有约20%的病例有家族史,有些患儿有其他畸形。

寰枢椎的旋转性固定或颈椎畸形也可引起斜颈,应与肌性斜颈区别。肌块呈白色,酷似纤维瘤。纤维镜下检查为稠密的纤维组织,但其中无出血证据,所以很难理解出血性因素。

【临床表现与诊断】

1. 一侧颈部包块 在胸锁乳突肌内可触及梭形质硬肿块,在出生后1~4周即明显可见,可在半年内消散,代之以条索状纤维化肌肉,斜颈外观也越来越明显。

2. 斜颈畸形 表现为头颈向患侧倾斜并稍后仰,下颌偏向健侧。颈部向患侧旋转和向健侧倾斜均受限(图3-7)。

3. 头面五官不对称 常出现在3岁以后,如眼睛大小不等。

4. 颈胸椎代偿性侧弯 若系固定性斜颈,颈部将僵硬。

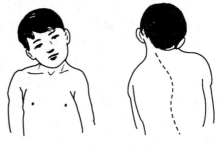

图3-7 斜颈畸形

【鉴别诊断】

1. 先天性骨性斜颈 常见先天性颈椎发育异常、颈椎半脱位、高肩胛症等,X线检查可见骨性改变。

2. 颈部外伤性斜颈 发病年龄,外伤史可鉴别。

3. 颈部感染性疾患 如颈椎结核、颈淋巴结炎等,均有明显炎性特征。

【治疗】

(一)外治法

适用于早期,局部挛缩较轻者。包括手法扳正、按摩、患侧喂奶、卧位固定及局部热敷。

1. 手法治疗 医生用拇指和示指对挛缩的部位进行柔和的捻、揉、捋、顺手法治疗,为保护皮肤,局部应使用幼儿爽身粉。边做边将患儿头颈部扳向健侧,因患儿皮肤稚嫩,每次不超过15分钟,每日1~2次。也可指导家长做此手法。

2. 家长应配合治疗,哺乳时或使用奶瓶应放在患侧,以吸引患儿将头部向畸形相反方向的转动。

3. 睡觉时,用沙袋依靠患侧或用脖领对畸形进行矫正。

4. 局部热敷,可用活血、消肿、散结、解痉之中药煎汤热敷颈部,注意控制温度,有一定疗效。

(二)手术治疗

保守治疗半年后无效的患儿,可做患侧胸锁乳突肌切断术或部分切除术(12周岁以上且严重畸形者,慎用手术)。手术方法为切断胸锁乳突肌的胸骨头和锁骨头。也有将胸锁乳突肌全切者。但手术要求达到对胸锁乳突肌彻底松解,又不损伤血管和神经。术后用石膏背心与头圈将头颈固定于过度矫正位。术后6周解除固定,并进行颈部功能锻炼,以使头面部畸形得到完全性恢复。

第四节　脊柱先天性畸形

脊柱先天性畸形有很多种,如先天性椎体缺如、半椎体、枕寰部畸形、椎弓根裂、脊柱滑脱、脊柱后凸、脊柱侧凸等。

先天性脊柱发育不全是指脊柱在妊娠早期因某些原因而引起脊柱发育或分节障碍所造成的畸形。导致脊柱先天性畸形的原因,目前还不完全清楚。由于不同的病因造成不同的畸形,而每种畸形各有其临床表现,不同的临床表现,选择的治疗方法也不尽相同,一般没有症状者可不予治疗。若畸形明显并有一定症状者,可根据情况分别选用牵引、按摩、理疗、佩戴支具等保守治疗,以期矫正畸形,或维持其不继续发展。若畸形严重,出现神经刺激症状,甚至发生内脏功能紊乱、肢体瘫痪、大小便功能失调者,可酌情选择手术治疗,以求改善症状。本节就其临床常见者进行分述。

一、半椎体畸形

半椎体畸形,即指生后脊椎的不发育,或发育不良,是正常椎体的原基部分和原基的一半未能生长的结果,由于骨化中心停止生长而形成楔形。

【病因病理】

胚胎期生骨节的间叶细胞发育或移动受到障碍,可形成半椎体畸形。

【临床表现与诊断】

半椎体的X线特征为:刚出生时半椎体较正常椎体为小,呈圆形或椭圆形,偏于中线一侧。随着逐渐发育与负重的影响,这种圆形或椭圆形的半椎体,逐渐变成楔形。半椎体可单发或累及数个椎体,形成脊柱侧弯畸形。

【治疗】

一般没有治疗适应证,当半椎体出现明显的脊柱侧弯畸形,使脊髓受压时,症状轻者可用钢背心支撑保护,重者可行脊柱侧弯矫形术。

二、脊柱裂

脊柱裂又称脊椎裂,指骨性椎弓缺欠。脊椎后方的两侧椎弓未能融合连接而造成的缺损。最常发生于腰骶部。

【病因病理】

为先天性胚胎中叶发育不全所产生的脊椎畸形。主要病理表现为脊椎后弓发育缺欠,椎弓两侧未能连接融合,甚至椎后弓缺如,其未连接处有软组织增生,或者有囊性肿物向外膨出。囊性肿物中含有脊膜组织,或脊髓脊膜组织等。

【临床表现与诊断】

根据椎板缺损的程度,以及局部有无囊性肿物向外膨出,可分为隐性脊柱裂和囊性脊柱裂两种类型,其临床表现特征各有不同。

1. 隐性脊柱裂　常见于成年人,多无症状,少数患者可见腰骶部有稀疏的短毛,或丛生的长毛,或伴有皮肤色素沉着斑,或局部脂肪瘤,或皮肤凹陷等。个别患者出现神经压迫症状,主要原因为脊柱裂处于神经根之间产生粘连,或椎管内血管瘤,脂肪瘤压迫所致。表现为病变节段水平以下感觉运动障碍、皮温低、发绀、足部或臀部溃疡,也可出现足畸形、遗尿、尿失禁、尿潴留、大便困难等括约肌失调的相应表现。X 线表现为一节或多节椎板闭合不全,椎板之间可有裂隙,棘突畸形,游离棘突或无棘突。

2. 囊性脊柱裂　也称囊性脊椎裂,因在局部有一囊性肿物膨出而得名。一般在出生后即见到脊部中线上有一囊性肿物,随着年龄增长而增大。基底部可触及缺损。当哭笑或咳嗽用力时,肿物增大,如吹气球样。压迫肿物时,前囟有波动。肿物透光试验阳性,若脊髓脊膜膨出神经受压时,可出现肢体感觉、运动或括约肌功能障碍。少数病例合并脑积水、唇裂、腭裂、手足畸形等。

X 线表现:脊椎裂隙,椎板部分缺如外还可见到软组织块影。

【鉴别诊断】

1. 腰骶部畸形瘤　肿瘤硬度不一致、形态不规则,按压肿物时前囟无波动。X 线片常见肿物内有骨组织。

2. 背部脂肪瘤　质软、边界清楚,呈分叶状,按压肿物前囟也无波动。一般无神经压迫症状,穿刺无脑积液。当脊髓膜膨出合并脂肪瘤时,常有神经压迫症状。

【治疗】

（一）隐性脊柱裂

1. 无症状或仅有局部皮肤异常者,无需治疗。若诱发腰骶疼痛者,可做对症治疗。

2. 神经刺激症状轻者,可用针灸、理疗、神经营养药物和血管扩张药等对症治疗。

3. 神经受压严重者,可施行椎板切除、瘢痕切除、神经松解、松解粘连等手术。

（二）囊性脊柱裂

1. 手术治疗　主要是切除囊壁,将神经组织松解并将其还纳于椎管内。然后修补软组织缺损,避免膨出部破裂和继发感染而致脑膜炎。

2. 对于双下肢完全性瘫痪、有脑积水和括约肌功能障碍者,不宜手术治疗。缺损过大无法修补,不可强行手术修补,因为效果不好。

3. 对合并有下肢畸形,可酌情手术矫正。

三、椎弓峡部裂及脊椎滑脱

椎弓峡部裂是指椎弓峡部发育缺损,是引起脊椎滑脱的潜在因素。这种潜在因素多发生在腰骶之间,骶骨面和关节突发育不良,引起向前严重滑脱,常伴有马尾症状,此称之为脊椎真性滑脱。假性滑脱是指因退行性变,导致小关节增生,关节囊韧带松弛所引起的椎体前移。

【病因病理】

1. 先天性因素　椎弓峡部发育不良,为骨化过程发生障碍致使椎弓峡部不连续。有明显的家族史和遗传性。

2. 外伤性因素　某些椎弓峡部因先天性发育不良,承受剪式应力能力减弱,当腰部外伤,特别是过伸位受伤,腰椎向前下移位的剪式应力可使正常椎板断裂并滑脱,更能使先天椎弓不连者发生滑脱,对于先天性发育不全的椎板更易受到损伤而断裂。

其主要病理表现为脊椎关节间软骨发育不良,多发生在第 5 腰椎,其次为第 4 腰椎。分裂的间隙中有纤维组织连接。

【临床表现与诊断】

本病女多于男。在儿童时期一般无症状,中年时期随着体重的增加,第5腰椎向前向下滑移的剪式应力,使腰5以下关节突遭受磨损,退行性改变日趋明显,出现腰骶部疼痛,呈持续性或间歇性,劳累后加重,休息后减轻。出现明显滑脱时,可发生坐骨神经痛。主要体征为患者臀部肥胖、下腰部有一横线,腹部前挺,季肋部与髂嵴距离变小,甚至相接触,棘突间有"台阶"样感,局部肌肉痉挛及腰部功能受限。

X线检查:

正位片:在环形的椎弓根阴影下有一密度减低的裂隙,约2mm宽,可为单侧或双侧。

侧位片:可见到裂隙,滑脱的程度,多采用骶椎四分法,即1~4度(图3-8)。

双斜位片:为诊断椎弓峡部裂的最佳位置。取35°~45°摄片,成像后便呈现出一"狗形"(图3-9)。其头为同侧横突,耳为上关节突,眼为椎弓根,颈为峡部,身体为椎体,腰为下关节峡,尾为对侧横突。当椎弓峡部崩裂时,则在"狗颈"(椎弓峡部)可见裂隙,即呈"狗脖子戴项链"状。

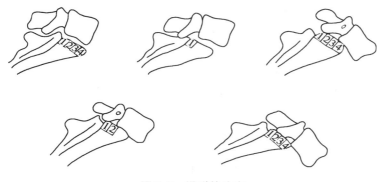

图3-8 滑脱的分度

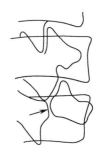

图3-9 腰椎峡部裂

【治疗】

1. 外治法 主要用于发病时间短,年龄小,症状轻者,可试行手法治疗和牵引治疗,以寻求滑脱的椎体复位,复位后用屈髋屈膝、双人字形石膏固定。

2. 手术治疗 仅适用于有明显的脊髓和神经根压迫症状,或出现下肢瘫痪及二便功能障碍者。手术目的为稳定脊柱、解除神经压迫和复位并防止再滑脱。手术的方法,轻者做椎体融合,重者做椎板减压。

四、先天性脊柱侧弯

人体直立时,脊柱有前后4个方向的生理弧度(颈椎、腰椎向前凸,胸椎、骶椎向后凸),但不可有左右侧向弯曲。如果因为某种因素使某部位椎体偏离中轴线,则脊柱出现侧向弯曲的弧形,或呈"S"形,常伴有旋转畸形,即为脊柱侧弯。所有脊柱侧弯都属于病理性的。本节主要介绍先天性脊柱侧弯。

【病因病理】

病因迄今仍不完全清楚,常与遗传因素、环境因素有关。主要表现为椎体与肋骨的先天发育畸形,如半椎体、蝶形椎、楔形或梯形椎体、椎体一侧相互融合、椎体间盘组织缺如、椎体与肋骨融合等,致使脊柱表现为先天性侧弯畸形。先天性脊柱侧凸根据形态特征常可以分为三种类型:分节不良,形成障碍,混合型或无法分类的畸形(图3-10)。

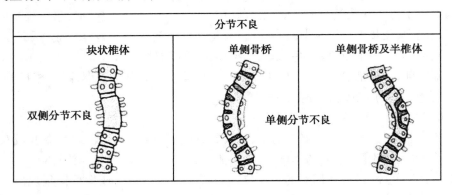

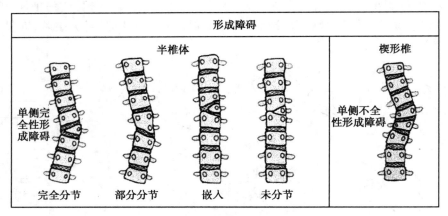

图3-10　胸腰段脊柱先天性畸形的分类

【临床表现与诊断】

（一）脊柱侧弯畸形

脊柱侧弯表现为棘突偏离中线,双肩高低不等,胸廓不对称(图3-11)。

（二）侧弯畸形严重时

脊柱侧弯严重时可有驼背、剃刀背样畸形,脊柱扭转明显(图3-12)。

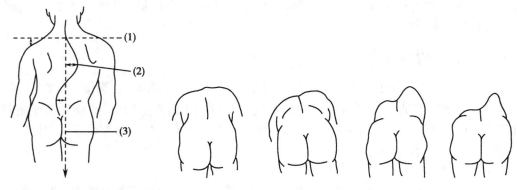

图3-11　脊柱侧弯　　　　　　图3-12　脊柱侧弯的检查

（三）内脏功能障碍

畸形严重时,可出现内脏移位或受到挤压的相应症状,如心肺受到挤压出现呼吸困难,心悸气短;腹部器官受到压迫,可出现腹痛、腰痛、消化不良等。

（四）X线表现

拍摄脊柱全长X线正位片,包括立位和卧位各一张。从X线片中观察和测量如下几项内容:

1. 确立中立位椎体 脊柱侧弯的椎间隙是不等的,即凸侧间隙宽,凹侧间隙窄（图3-13）。若宽间隙不在同一侧,即同一椎体侧角的椎间隙由窄变宽,此椎体为中立位椎体。

2. 测量侧弯角度（Cobb法） 在下位中立位椎体的下缘,上位中立位椎体的上缘各画一条关节面的平行线,再于这两条线各画一条垂线,两线相交的角度即是侧弯角度（图3-14、图3-15）。

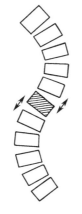

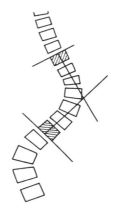

图 3-13 中立位椎体　　　　图 3-14 侧弯度数测量

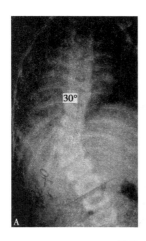
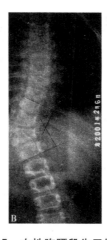
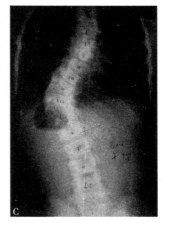

图 3-15 女性胸腰段先天性脊柱侧凸

A. 2岁时X线片示 T_{12} 半椎体,Cobb角30°;

B. 7岁时Cobb角50°;C. 9岁时Cobb角56°

3. 脊柱旋转的角度 将脊柱宽度纵向分成6等份,观察棘突偏离正中线的程度。若偏离中线 1/6 为有旋转;2/6 为严重旋转;3/6 为严重极度旋转。

4. **椎体楔变程度** 将椎体厚度横向分成 6 等份,如果消失 1/6 以内(+),1/3 内为(+ +),1/2 内为(+ + +),1/2 以上为(+ + + +)。

5. **测量允许矫正的度数** 站立时与平卧时原始弧的度数之差的 3 倍,即为可矫正度数。可矫正度数 =(站立弧度 – 平卧弧度)×3。

【治疗】

对先天性脊柱侧弯的治疗主要是对侧弯畸形进行最大限度的矫正,目的是减轻或消除畸形,恢复功能,改善症状。目前治疗方法很多,主要分以下两大类(但在青春期终止前尽量选择非手术治疗):

（一）外治法

当尽早开始,做到早发现,早诊断,早治疗。一般婴儿即可开始,可使用脊柱侧弯治疗架,用三点压力原理进行矫形。当儿童时期,可用 Risser 的定位石膏加用拧动螺丝杆矫正(图3-16),每2~3 个月更换一次,若需较长时间矫形,可用胸背支架(Milwaukee 支架)矫正(图3-17),特点是适用于长时间矫正,也适用于高位胸椎或颈胸段的侧弯畸形。

对较大儿童,可行牵引治疗和脊柱功能锻炼,牵引以 Cotrel 牵引较好(图3-18),它既可进行脊柱操练,协助矫正侧弯畸形,又可防止肌肉萎缩和骨质疏松(图3-19)。

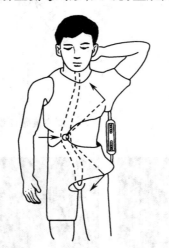

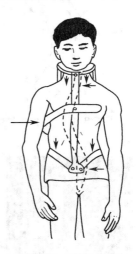

图 3-16　定位石膏加拧动螺丝杆矫正　　图 3-17　胸背支架

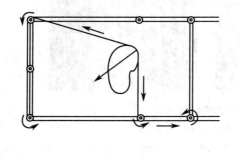

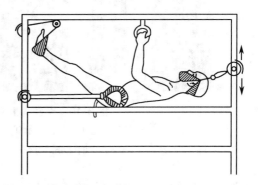

图 3-18　Cotrel 牵引

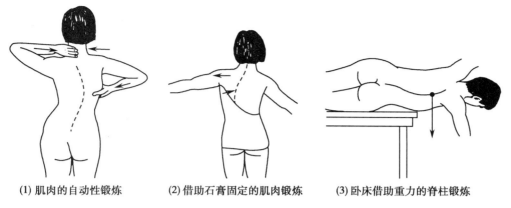

| (1) 肌肉的自动性锻炼 | (2) 借助石膏固定的肌肉锻炼 | (3) 卧床借助重力的脊柱锻炼 |

图 3-19 脊柱侧弯的锻炼方法

（二）手术治疗

主要用于保守治疗无效、侧弯畸形严重（角度大于 45°）、成人有明显的神经压迫症状和内脏功能障碍者,方法有半椎体切除术、脊椎融合术、椎体单侧融合截骨术等。

1. 半椎体切除术　腰椎半椎体的切除,既能矫正侧弯,又能起显著的减压作用,以解除对神经的压迫。同时要做脊椎融合术,术后并用 Milwaukee 支架固定上脊椎,待融合痊愈。

2. 脊椎融合术　术前用 Risser 定位石膏矫正,然后在石膏的开窗处切开做融合术。术后卧床休息 6 个月,拆除石膏起床活动,不能过早,以免矫正术失败。若用 Harrington 杆（图 3-20）,矫正作用更大,但在 10 岁以下者禁用。若同时有固定性骨盆倾斜,应在代偿位融合腰椎和骶椎。

3. 椎体单侧融合截骨术　手术应先将对侧先天性融合的肋骨切除,然后再做椎骨楔形截骨融合术。截骨术后可用晕轮-股骨或晕轮-骨盆牵引器进行牵引（图 3-21）,在凸侧加用吊带压迫。

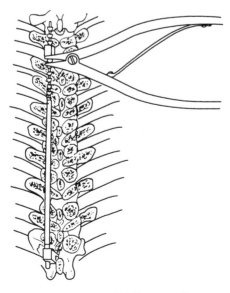

图 3-20 哈氏棒撑开矫形术

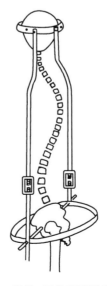

图 3-21 晕轮-骨盆牵引器进行牵引

手术治疗要有严格的适应证:①儿童侧弯进行性加重;②青春期脊柱侧弯畸形严重,并且躯干左右不对称;③成年人有明显神经受压症状和内脏功能障碍者;④Harrington 指数大于 5 者。Harrington 指数＝侧弯度数／侧弯椎体数。

第五节　下肢先天性畸形

下肢先天性畸形,主要包括骨与关节发育不良所致的先天性髋关节脱位,先天性胫骨假关节,下肢骨的缺如,先天性髋内翻、膝内翻、膝外翻、跗外翻,先天性马蹄内翻足等。多为先天性发育缺陷,有遗传倾向,或因妊娠期受机械性压迫、诱导性因素所致。其治疗原则为早发现、早诊断、早治疗。

一、先天性髋关节脱位

先天性髋关节脱位是婴幼儿常见的一种髋关节畸形,出生时即存在。病变累及髋臼、股骨头、关节囊、韧带和附近的肌肉,导致关节松弛、半脱位或脱位,确切的病名应该是"先天性髋关节发育不良"。

发病率以女孩为高,女与男的比例为 6∶1;法国南部与意大利北部都是发病较高的地区;单侧约为双侧的一倍,左侧多于右侧。

【病因病理】

（一）病因

确切病因不清楚,可能与下列因素有关:

1. 子宫内位置不正的机械因素　臀位产容易发生髋关节脱位,比头位顺产多 4 倍。

2. 韧带松弛　髋关节囊松弛和有关韧带松弛是发生典型的先天性髋关节脱位的一个重要因素。

3. 产后环境因素　包裹新生儿的习惯是将两髋保持伸直和内收,而不是屈曲外展,从子宫内的屈曲位变为伸直位,对髋关节的发育不利。

（二）病理表现

主要病理变化为骨与软组织的发育异常,具体表现为:①关节囊伸长与髂骨翼粘连,呈哑铃形。②髋臼小而浅,臼底纤维脂肪组织增生。③股骨头骨骺发育延迟,股骨颈前倾角及颈干角增大。④股内收肌挛缩,髂腰肌肌腱阻挡髋臼口,压迫关节囊。⑤在髂骨翼处形成假臼。⑥腰椎有代偿性侧凸。

（三）分型

一般将先天性髋关节脱位分为单纯型和畸形型两大类。绝大多数先天性髋关节脱位属于前者。

【临床表现与诊断】

（一）发病情况

婴儿期患肢常屈曲而不能伸直,单侧脱位为双下肢不等长;幼儿期,站立行走晚。

（二）特殊步态

单侧脱位者呈跛行步态。双侧脱位者,走路左右摆摇,挺腹翘臀,步态不稳,呈鸭步摇摆跛行。

（三）临床检查

1. 股骨向上回缩，以致腹股沟纹深而位高，臀纹和大腿皮纹不对称。脱位侧外旋幅度减小，只有15°~20°，大转子向外隆起，臀部平坦，肢体在单侧脱位中不等长。患髋活动度较正常为大，但患肢不能外展着床。小儿站立时骨盆倾斜、腰前凸增大。

2. 蛙式试验阳性，表现为患髋外展、外旋受限。

3. 欧特拉尼（Ortolani）征阳性　患儿仰卧，双膝和双髋屈至90°，检查者将拇指放在大腿内侧，示指和中指则放在大转子处，将大腿逐渐外展、外旋。如有脱位，可感到因股骨头嵌于髋臼缘而产生轻微阻力。然后示指向上抬起大转子，可感到一个弹响或跳动的整复声，表示有脱位。

4. 艾里（Aliis）征阳性　患儿仰卧，双腿屈曲使足底平放在床面，双足跟对齐，观察双膝高低差，如一侧低于另一侧，低侧即为髋脱位（此征只适用于单侧发病）。

5. 套叠试验阳性　患儿仰卧，下肢伸直，检查者一手握住小腿，沿下肢纵轴上推，另一手摸住同侧大粗隆，脱位者有"活塞样"活动感。

6. 髋关节承重功能试验阳性　患者站立，先一腿持重另一腿抬起，注意骨盆的动作，然后两腿交换持重和抬起。如果持重侧的髋关节正常，则抬腿时骨盆上升；如果持重侧有病，则抬腿侧骨盆不但不能上升反而下降，下降者为阳性，常表示髋关节脱位。

X线表现：①髋关节正位：可见髋臼、股骨头发育不良，头骺比健侧小。②Perkin方块：正常股骨头骨化中心应在内下象限，若骨化中心在其他三个象限即为脱位。③Shenton线中断。④Simoa线中断。⑤髋关节侧位：股骨颈前倾角增大。⑥CE角小于20°，甚至成负角；髋臼角增大（>20°）颈干角也增大（图3-22）。

【治疗】

不同年龄有不同的治疗方法。治疗原则是尽早诊断、及时治疗，如能在出生后确定先天性髋关节脱位的诊断，应立即开始治疗。在整个治疗期间，最主要是解除髂腰肌的紧张。髂腰肌紧张是阻碍复位的首要因素，应予解除。

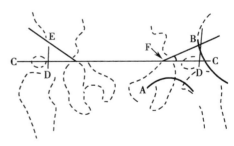

图3-22　先天性髋关节脱位X线片测量方法

（一）外治法

1. 生产至产后2个月　如无明显的髋关节屈曲性挛缩，可用轻手法进行复位。先将髋关节屈至90°，一面外展外旋，一面用手指顶住大转子，将股骨头送入髋臼窝内。用外展夹板、骑尿枕等方法，保持双髋外展40°~70°位6~12个月。

2. 3个月~2岁　随着年龄增长和开始负重，软组织的挛缩也逐渐加重，前倾增大，髋臼变浅。若复位困难，可先行皮牵引或骨牵引7~10天，使挛缩的关节囊和肌肉松弛，股骨头可还纳到髋臼。复位不满意时，可外展患肢继续牵引3~4周，复位满意后改为贝氏石膏固定，3个月后，改双下肢外展30°，内旋30°，髋关节伸直位髋人字石膏固定（图3-23）。3个月后，拆除躯干石膏，保留下肢石膏继续固定3个月，逐渐实施功能锻炼。整个期间以内，注意观察复位情况，及有无股骨头骨骺缺血性坏死发生。若复位失败，即使在2岁以内，也应考虑做切开复位。

（二）手术治疗

1. 切开复位　髋臼基本能覆盖股骨头，前倾角不大于30°~40°者，术后髋人字石膏固定

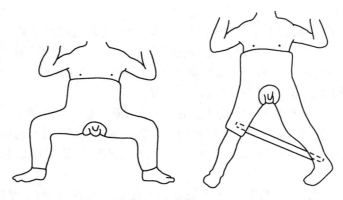

图 3-23　石膏固定

6 周,拆除后行患髋功能锻炼。

2. 股骨转子下旋转截骨术　适用于髋臼发育较好,因股骨颈前倾角过大造成半脱位者。手术矫正后,钢板内固定,外加髋人字石膏固定至截骨愈合。

3. 骨旋转截骨术　适用 6～12 岁内患儿,髋臼发育不良,其方向过于向前向外,致使髋关节在内收伸直位即发生脱位者。

4. 髋臼造盖成形术　适用于年龄较大,髋臼发育差,头大臼小不匹配者(图 3-24)。

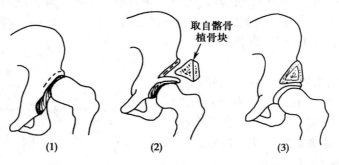

取自髂骨
植骨块

(1)　　　　　　(2)　　　　　　(3)

图 3-24　髋臼造盖成形术

5. 骨盆内移截骨术　适用于 6～12 岁的半脱位患儿(图 3-25)。

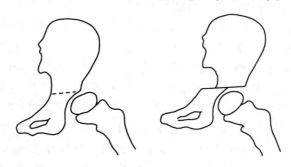

图 3-25　骨盆内移截骨术

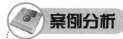 案例分析

　　患儿刘某,女,7 岁。双下肢不等长,站立行走晚伴跛行步态。患儿喜坐,站立行走常诉胯部酸胀不适。检体:臀纹和大腿皮纹不对称,站立时骨盆倾斜、腰前凸增大。蛙式试验、艾里(Aliis)征阳性。X 线片示:①髋关节正位:可见髋臼、股骨头发育不良,头骺比健侧小。②Perkin 方块:正常股骨头骨化中心应在内下象限,若骨化中心在其他三个象限即为脱位。③Shenton 线中断。④Simoa 线中断。⑤髋关节侧位:股骨颈前倾角增大。⑥CE 角小于 20°,甚至成负角;髋臼角增大(>20°),颈干角也增大。

　　根据病史体格检查及 X 线片表现,初步考虑为什么疾病? 如何治疗该疾病?

二、先天性胫骨假关节

　　先天性胫骨假关节是指胫骨下 1/3 处有节段性发育异常,无正常骨形成,产生向前成角畸形,病理性骨折和不连接,可能是由于胫骨局部发育障碍。本病女性居多,多一侧发病。患儿常伴有神经纤维瘤或皮肤色素沉着等特征。

【病因病理】

　　真正的病因不明,但有不少假设,如子宫内损伤、产后骨折、全身性代谢紊乱、血管异常等,但都未能证实。有人认为与神经纤维瘤有关。

【临床表现与诊断】

　　患儿生后即有胫骨前凸畸形或即有胫骨中下 1/3 骨折,并形成假关节。多为一侧发病,有时可合并腓骨骨折,患儿行走困难。有的患儿可见到皮肤咖啡色色素斑或合并神经纤维瘤,肢体短缩、瘦细。

　　X 线表现:胫骨向前外侧凸弯畸形,胫骨中下 1/3 骨缺损、不连接、形成假关节甚至可闭塞髓腔,胫骨萎缩、硬化,胫骨下端也可有囊腔形成(图 3-26,图 3-27)。

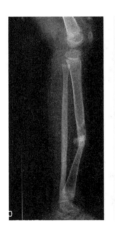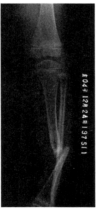

图 3-26　左侧先天性胫骨假关节

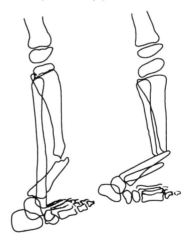

图 3-27　先天性胫骨假关节

【治疗】

　　1. 单纯胫骨弯曲畸形者　应加以保护,严禁折骨矫形术,以免假关节形成。

　　2. 假关节已形成者　治疗极为困难,虽然能矫形植骨,但多不成功,常发生术后骨不连接,或植骨被吸收,导致手术失败。现常用的方法有病灶去除后外固定器加压固定,带血管腓骨移植或髓内针固定。

三、髋内翻

先天性髋内翻又名发育性髋内翻,是幼儿时发生的颈干角进行性减少的畸形,是小儿跛行的原因之一。原因不明,可能与家族遗传有关。

【病因病理】

目前对其病因其说不一。

1. 先天发育畸形　可能为胎儿期发育障碍。

2. 外伤　主要指胎位不正,分娩困难。

3. 内分泌失调。

4. 有家族关系　遗传因素有关。

髋内翻的主要病理变化为股骨颈骨化障碍,股骨下移,股骨颈成形不全。

【临床表现与诊断】

（一）临床表现

主要表现为进行性跛行和髋外展活动受限。出生时,畸形不显著;至开始行走,出现摇摆步态,患儿容易感到疲乏。患儿矮小,并有腰椎前凸增大,患侧髋关节的外展和内旋受限,大转子隆起,并向上移,致使外展肌松弛（图3-28）。

临床检查髋部承重试验阳性,但套叠试验阴性。

X线表现:股骨头增大和下移,颈短而弯曲,颈干角小于120°,严重者可小于90°以下,股骨头骨骺由水平变为垂直,在与骨骺线相连的股骨颈出现横向或斜向缺损,形成Y形裂隙。股骨颈有一带状透光区,在股骨颈的下方有一个被裂隙分开的三角形骨块。

（二）诊断

根据病史、临床表现和X线表现,一般对髋内翻诊断不困难。但要与髋关节先天性脱位相鉴别。

【治疗】

治疗原则是尽早手术治疗,非手术治疗效果不佳,手术的目的是矫正畸形及促进股骨颈裂隙缺损的骨化,常用的手术方法是转子下外翻截骨术（图3-29）。

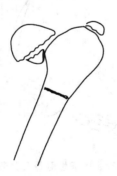

图3-28　髋内翻

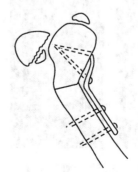

图3-29　转子下外翻截骨术

四、膝内翻

下肢伸直位时,如小腿自膝关节远侧向内偏斜致膝部凸向外侧,两膝间距大于5cm称膝内翻,双侧膝内翻者称"O"形腿。根据畸形最显著的部位,可分为位于膝关节的膝内翻和位于小腿部的膝内翻,以后者最常见。可有胫骨下段内旋及足外翻畸形,甚至形成扁平足。

【病因病理】

病因多为先天性胚胎发育障碍所引起,部分患儿为佝偻病所致,属后天获得。病理主要表现为股骨下端骨骺,或胫骨上端骨骺发育异常,骨质软弱,胫骨干 1/3 处弯曲向外侧凸起变形。

【临床表现与诊断】

走路时下肢不稳,左右摇摆,并且有逐渐加重趋势,双膝关节向外侧凸起,两膝内缘不能并拢。双膝髁间距加大,正面观双下肢呈"O"形,可继发胫骨内旋、内翻及足外翻,扁平足等畸形(图 3-30)。

临床检查,若使两膝内侧接触,则双小腿交叉,若两内踝靠近,则两膝不能并拢。测量股骨下端内侧髁的髁间距的大小,是畸形轻重的重要标志,也说明膝内翻的程度,即髁间距越大,膝内翻程度越重。

因下肢负重力线的改变,常可引起膝部软组织劳损、疼痛。成人可引起膝关节、踝关节骨性关节突。

X 线表现:主要观察膝关节正位片,可明确畸形部位程度。多在干骺端,少数发生于骨干。骨骺线多在凸侧增宽,骨干内侧的骨皮质较外侧者增厚。若为佝偻病者,则骨骺边缘不清,骺板增厚,临时钙化带模糊,呈毛刷状或环状,骨小梁稀疏,骨皮质变薄,弯曲多为胫骨中下段。

在 X 线片上测定两胫骨向外隆突间的距离,或测定其内翻角度,可说明其内翻程度。

【治疗】

1. 外治法　注重早期进行,目的是预防和控制畸形发展,方法有不盘腿、不屈膝正坐。较重者,应做双膝间隙性固定,置软垫于膝踝间,将双下肢用绷带固定在一起(图 3-31),每日数次。

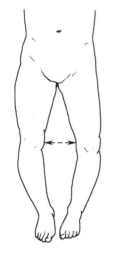

图 3-30　膝内翻

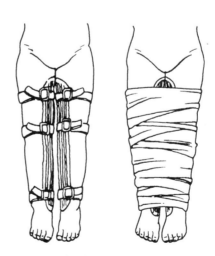

图 3-31　双下肢用绷带固定在一起或用夹板矫正

如为佝偻病患儿,2 岁以内可用矫正夹板,对 2~3 岁的患儿,可在麻醉下将小腿的畸形处行折骨矫形。

2. 手术治疗　学龄前以上患儿,畸形基本稳定,可行截骨矫形术。

对成年人膝内翻,虽也需行截骨矫正,但较儿童困难。术后常有血运障碍、筋膜间隔综合征、腓总神经麻痹、假关节形成、骨难愈合等并发症,需谨慎对待。

五、膝外翻

下肢伸直位时,如小腿自膝关节向外偏斜,外翻角度大于15°时叫膝外翻。若两膝同时外翻,则双下肢呈 X 形态,故又称"X"形腿,若一侧外翻,则称"K"形腿。膝外翻好发于儿童,成人膝外翻常为骨骺创伤或感染、痉挛性脑性瘫痪、佝偻病等所致的后遗症。

【病因病理】

引起膝外翻的原因大致分为三种,分别为先天性膝外翻、继发性膝外翻和原因不明的膝外翻。先天性膝外翻为胚胎发育障碍所致。

主要病理变化为股骨下端或胫骨上端的外侧骨骺板出现生长抑制,而内侧生长正常发生倾斜,表现为股骨内髁增大并向前方突起,外髁则较小。严重者可导致骨干也发生弯曲。

【临床表现与诊断】

1. 双膝外翻,呈 X 形态　走路步态蹒跚,严重者双膝相互碰撞。站立时常为一膝屈曲向前,另一膝过伸向后,双踝不能靠拢。

2. 单侧膝外翻,走路跛行　患侧短缩,双下肢呈"K"形。

3. 膝关节不稳　由于膝关节外翻畸形,导致内侧副韧带与前十字韧带松弛,表现膝关节不稳,易疲劳,也容易受伤。膝关节内侧或大腿内侧肌群疼痛,甚至膝关节积液,出现滑膜炎症,最终形成骨性关节炎。

4. 测量踝间距　主要是测量两内踝间的距离数值,一般认为踝间距 3cm 以上者可诊断为膝外翻。

5. 小腿外偏角　即小腿长轴偏离负重力线上段的角度,偏角越大则说明膝外翻越重。

X 线表现:膝关节正位片显示膝关节基线(即股内、外髁关节面最低点的连线)与股骨及胫骨长轴构成的角度变小。正常股骨长轴在外侧平均成角为80°,与胫骨长轴在外侧为90°~98°,膝外翻时,二者皆小于正常值,角度越小,外翻越严重(图 3-32、图 3-33)。

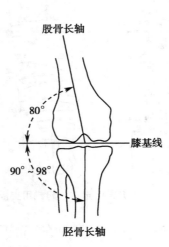

图 3-32　膝基线与股骨、胫骨长轴正常关系

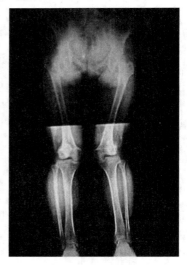

图 3-33　膝外翻畸形

【治疗】

1. 外治法　早期使用推拿手法。重点是股内侧肌群,包括股四头肌、缝匠肌等,同时结合使用矫形支架、石膏夹板或管形石膏,以矫正畸形,控制畸形发展。

2. **手术治疗**　需考虑患者年龄、畸形程度、局部肌肉、韧带等软组织情况,对年龄大的成年人,要考虑患者的生活习惯、职业等。手术以截骨矫形为主。一般认为踝间距达 7cm 者,且软组织无挛缩,肌力正常,为手术指征,年龄不得小于 5～6 岁。

手术方法多采用股骨髁上截骨术,为"V"形截骨术或楔形截骨术,前者更方便可靠。术后管形石膏固定 6～8 周,拆除外固定后行康复治疗(图 3-34)。

对膝关节不稳定者,截骨矫形同时,还应做膝关节内侧副韧带的修补和加强,以稳定膝关节。

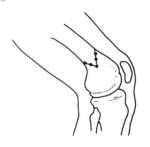

图 3-34　"V"形截骨术

六、蹈外翻

蹈外翻是指第一跖骨头内移,而蹈趾向外移的一种足部常见畸形。具体表现为第 1 跖骨长轴与蹈趾近节趾骨的长轴所形成的外翻角大于 15°以上,多见于成年人。多为足趾受机械性压迫所致外翻畸形。

【**病因病理**】

病因不详,可能与家族遗传因素、机械压迫因素、足部其他畸形等有关。

病理变化表现:早期第 1 跖趾关节内侧长期受挤压与摩擦,关节附着处的骨质增生,发生蹈囊炎,因滑囊常与关节腔相通,常并发第一跖趾关节炎,疼痛而使蹈收肌及蹈长伸肌痉挛,跖趾关节增生,蹈趾外翻角增大,最后发生第 1 跖趾关节半脱位,蹈内收肌、伸蹈肌及屈蹈肌腱紧张。

【**临床表现与诊断**】

1. **早期**　第 1 跖趾关节内侧肿胀、疼痛,逐渐形成蹈囊炎,局部明显隆起,压痛较重,影响走路,逐渐出现明显蹈外翻畸形。

2. **后期**　蹈囊炎逐渐演变为骨性肿物,蹈外翻畸形加重,蹈趾外翻挤压第 2 足趾,蹈趾活动范围减少,严重者行走困难。

X 线表现:蹈趾明显外翻,且有时出现跖内翻。蹈趾外翻角度大于 15°,可有趾跖关节增生、半脱位,蹈趾与第 2、第 3 趾重叠,甚至蹈趾外翻角大于 60°(图 3-35、图 3-36)。

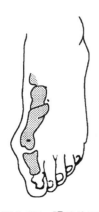

图 3-35　蹈趾外翻

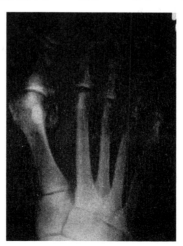

图 3-36　蹈外翻畸形的 X 线片

注意近节趾骨在第一跖骨头上向外偏离,第一跖骨头则向内偏斜,籽骨处于半脱位状态

【鉴别诊断】

主要与痛风相鉴别,因痛风也多累及第 1 跖趾关节,发病时关节可以红肿热痛,缓解时则诸症消失,后期 X 线片上,骨端关节面有虫蚀样或穿凿样骨质破坏,并有痛风石形成。痛风患者血尿酸浓度增高,而本病患者正常。

【治疗】

（一）外治法

1. 预防为主,避免机械压迫因素,青少年及儿童要穿宽头平跟鞋,以免足趾受挤变形。

2. 跗囊炎形成畸形不严重,症状较轻微者,选择适合的鞋子,行走时局部疼痛的可穿矫形鞋,配合局部封闭治疗,消除炎症及疼痛。

（二）手术治疗

1. 滑囊、骨疣切除和跗收肌肌腱切断移植术,适用于畸形不严重,无骨性关节病的患者。

2. 跗趾近节趾骨近端切除术,适用于畸形明显,合并跗囊炎和骨性关节病者。

3. 第一跖骨基底截骨术,适合于跗趾外翻同时合并跖内翻者。

4. 肌腱悬吊术。

七、先天性马蹄内翻足

先天性马蹄内翻足是最常见的一种先天性足部畸形,其发生率约为新生儿 1% ~ 4.4%。男女比例约为 2∶1,单侧略多于双侧,它由足内翻、踝跖屈、前足内收三个主要畸形综合而成。

【病因病理】

关于畸形的病因有不少假设,但真正的病因不明。常用的解释有环境、遗传、胚胎发育等,所以病因可能是多因素的。

马蹄内翻足的主要病理变化:足与踝内侧和后侧的软组织均短缩,包括皮肤、肌肉、肌腱、关节囊、韧带、神经和血管。足前部内翻和内收;后踝内翻;踝与距骨下关节下垂;成人可有明显的胫骨内旋。

【临床表现与诊断】

先天性马蹄内翻足必须包括下列畸形因素:①踝与距下关节呈跖屈畸形,距骨跖屈,可从足背侧皮下摸到突出的距骨头;②跟骨内翻,跟骨后端上翘隐藏于胫骨下端后侧,足跟似乎变小,跟腱挛缩严重时尤为明显;③前足内收内翻畸形,舟骨位于足内侧深处,靠近距骨头,骰骨突向足外侧,足内侧凹下。

1. 早期　出生后即见到足部畸形,呈跖屈、内翻,跟腱挛缩,前足内收,足跟小,足内侧缘皮肤皱褶等。

2. 晚期　当患儿达行走年龄,畸形将会因承重而加重挛缩变得更坚实。足背外侧踩地,跟轴内侧偏斜,整个足部发生扭曲,甚至足底朝上,足外侧承重部位出现胼胝和滑囊。后跟小而极度下垂和内翻,小腿肌肉萎缩,跛行。双侧内翻畸形时,小腿内旋内翻呈"O"形,出现摇摆步态。

X 线表现:摄片的目的不完全是为了明确诊断,而是为了了解下垂和内翻的机制和程度,便于制定正确的矫形方案。正位片显示距骨轴线与第 1 跖骨不在一直线上,跟骨轴线与第 5 跖骨也不能连成一直线,跟距轴线交角小于 30°。侧位片显示距骨轴线与第 1 跖骨轴线不能连成一直线,跟距角小于 20°(正常为 30°以上),距骨偏宽,近端关节面呈切迹状。舟骨也显得短阔,并内移及旋转,骰骨也向内侧及足底移位。

【鉴别诊断】

主要与脊髓灰质炎后遗症所致的马蹄内翻足相区别。前者并非出生后即出现,有其发病史,感觉好,运动功能丧失。

【治疗】

(一)外治法

1. 手法按摩矫正　适用于生后1~2周的婴儿,以指揉、指捻及扳正手法为主(图3-37),每日3~4次,每次5分钟,直到畸形被纠正,此法也可教授家长。

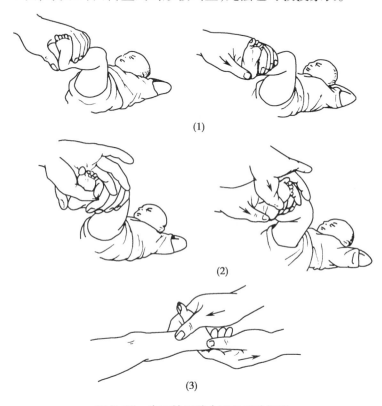

(1)

(2)

(3)

图3-37　先天性马蹄内翻足手法矫形

2. 石膏管型矫正　手法期间可用黏膏条保持于矫正位。经手法治疗,效果不显著者,可采用石膏矫正术。治疗顺序同手法,先矫正内收,然后内翻,最后背屈,置足于过度矫正位(图3-38)。同时行跟腱延长术及踝后关节囊松解术,以免复发,为减少局部压迫,最好采用多次更换石膏的矫正方法。初期石膏型1~2周更换1次,畸形明显矫正后可3~4周更换1次。直到畸形矫正成功,方可去石膏型,并穿矫形鞋1~2年,以防复发。

(二)手术治疗

1. 软组织松解术　适用于3~6岁儿童,松解足内侧胫后肌腱、跟后侧跟腱及踝关节后侧关节囊,跟底侧跖腱膜及有关的关节囊(包括跗楔、舟楔、距舟、距下等关节囊)。若有肌力不平衡,可行肌腱移位术,术后石膏固定,以达到矫形的目的。

2. 三关节融合术　15岁以上并多种畸形并存者,可行此术。

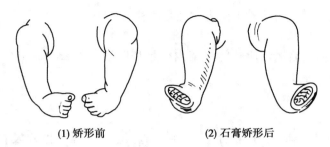

(1) 矫形前　　　　　　　　　(2) 石膏矫形后

图 3-38　石膏矫形

　　无论采用手法或手术矫正畸形,术后均需做较长时间的外固定,若外固定时间过短,多有复发可能。

 案例分析

　　患儿,男,1 天。足月顺产,出生后发现左足马蹄内翻畸形,手法纠正困难。请给出你的手术治疗方法及如何选择手术时期。

 复习题思考题:

1. 什么是成骨不全综合征,请简述它的临床表现和诊断标准。
2. 简述斜颈的病因、病理。
3. 先天性脊柱侧弯的度数测量方法是什么?
4. 详述先天性髋关节脱位的临床表现、诊断和治疗。
5. 简述膝内、外翻的测量方法。

（任立军　谢　强）

学习要点

1. 骨痈疽为化脓性感染。迁延性大,破坏性强,致残率高。

2. 骨痈疽中急性化脓性骨髓炎、慢性骨髓炎、化脓性关节炎的临床表现和诊断、中西结合治疗是学习的重点。早期诊断、及时治疗是消除本病的关键。

3. 熟悉骨痈疽的病因病机、鉴别诊断。

第一节 概 述

骨痈疽是由化脓性细菌、寄生虫、病毒侵入骨、关节引起的化脓性感染。骨组织的化脓性感染,称为化脓性骨髓炎;关节的化脓性感染,称为化脓性关节炎。本病的感染途径:①身体其他部位感染的细菌经血液循环播散至骨骼,称为血源性骨髓炎;②开放伤感染,称为创伤后骨髓炎;③邻近软组织感染直接蔓延至骨骼,称为外来骨髓炎。

知识链接

对于骨痈疽,元代医学家杨清叟《外科集验方》已比较详细地描写了类似急性骨髓炎转变到慢性骨髓炎的整个病理过程。

【病因病机】

1. 正气虚弱 为骨痈疽之内因。全身正气虚弱,不能抑制邪毒,邪毒炽盛,正不胜邪,热毒流注筋骨或关节;局部正气虚弱,毒邪留注局部而发病。

2. 热毒流注 疔疮疖肿,或感染性疾病后期,余毒未清,滞留体内,经久不解;因正不胜邪,热毒流注筋骨或关节而发病。

3. 外感六淫 风寒暑湿,客于肌腠,内入筋骨、关节,阻塞经络,郁而化热,蕴热成毒,腐烂筋骨。

4. 筋骨损伤 开放性损伤,邪毒直入创口,蕴热化脓,腐蚀筋骨。

5. 七情内伤 情志逆乱,脏腑功能失调,导致正气内虚,邪毒不能外散内消,蕴热化脓,直窜入骨。

6. 饮食不当 膏粱厚味、辛辣刺激,内伤脾胃,湿热内蕴,流注筋骨、关节而发病。

7. 房室劳伤 房劳过度,肝肾亏虚,筋骨不健,正虚不能抵御,邪毒乘虚入筋注骨。

综上所述,骨痈疽发生的病理变化与机体的正气、脏腑、经络等功能的强弱有密切的关系。

【临床表现与诊断】

1. 发热 起病急骤,恶寒发热,热毒炽盛酿脓时,体温可高达39～41℃,持续数日不退,或伴有寒战,烦躁不安,汗出口渴脉洪数。脓肿破溃后,体温递减。慢性附骨疽一般体温不高,急性发作时可有全身发热。

2. 疼痛　患肢局部疼痛、压痛,多局限于骨端或关节处,呈进行性加剧。热毒酿脓时,肢端或关节内疼痛剧烈。当脓肿穿破骨膜或关节囊进入周围软组织时,疼痛可暂时减轻。穿溃皮肤形成窦道,脓液流出后,疼痛逐渐缓解。慢性附骨疽非急性发作时,患肢仅有隐痛。

3. 肿胀　病变处多呈环形弥漫性肿胀,局部皮肤微红微热。脓液形成或关节内积液后,指压有波动。起病初起皮色不变,脓肿溃时肿胀中心表皮透红。慢性附骨疽,则患肢较健肢粗大。

4. 功能障碍　急性骨痛疽,发病后患肢即不能活动。后期,患肢呈挛缩畸形,功能障碍。

5. 窦道　脓肿外溃后形成窦道,经久不愈,窦道外口时流脓水或夹杂小块死骨。慢性附骨疽,可出现数个窦道,疮口凹陷,瘘管周围皮肤色素沉着及有瘀斑,边缘常有少量肉芽形成。

6. 体弱　经年日久出现局部肌肉萎缩,全身形体瘦弱,面色㿠白,神疲乏力,畏寒肢冷,身体倦怠,舌质淡,苔白,脉细弱等脾胃肾阳虚乃至气血两虚的症状。

7. X线检查

（1）附骨痈:早期 X 线检查无异常发现。发病 2～3 周后,X 线摄片可见骨质疏松,在干骺端有一模糊区和阴影,骨膜反应或骨质破坏;发病 4 周或更长的时间后,X 线片骨质不规则增生和硬化,有残留的骨吸收区和空洞（图 4-1）。

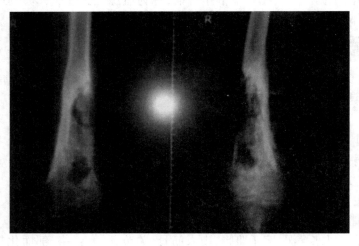

图 4-1　股骨骨髓炎

（2）关节疽毒:早期 X 线检查可见关节间隙增宽,周围软组织肿胀。随着病变进一步发展,关节软骨遭到破坏,X 线检查可见关节间隙变窄,骨端骨质疏松。最后关节间隙可完全消失,呈骨性强直,或出现关节脱位。

8. 化验室检查　骨痛疽早期周围血象中,白细胞总数增高,在$(20～30)×10^9/L$ 以上,甚至核明显左移;红细胞沉降率增快;血培养常为阳性。慢性附骨疽非急性发作时,白细胞总数、红细胞沉降率可在正常范围。

9. 病理学检查为炎性坏死组织。

【治疗】

骨痈疽的治疗应局部与全身兼顾,标本同治,内外结合,祛邪与扶正兼施。急性期,治疗以祛邪为主;慢性期以虚为本,治以扶正祛邪为主。

(一)内治法

1. 中药治疗 根据骨痈疽演变过程,可分为初期、中期(成脓)、后期(溃破)三个不同的阶段,辨证运用消、托、补三法。

(1)消法:尚未成脓之际,治以祛邪为主,治以清热解毒,活血通络为主。可选用黄连解毒汤、五味消毒饮、仙方活命饮临证加减。

(2)托法:痈疽酿脓尚未成熟或脓成不溃,或溃而脓出不畅时,治以托毒外出为主。毒盛正不虚者,方用透脓散,正虚毒盛者,用方剂托里消毒饮、神功内托散等。

(3)补法:正气不足,气血亏虚,治以扶正为主,宜用补法。选用方剂四君子汤、四物汤、六味地黄丸、附桂八味丸。辨证论治用八珍汤或十全大补汤。

2. 抗生素的应用 早期可用大剂量广谱抗生素,如氨基糖苷类、头孢菌素类、喹诺酮类抗生素,一般多采取两种以上抗生素联合应用,如青霉素、链霉素同用,或青霉素、链霉素、红霉素三药同用。血培养(或脓培养)确定致病菌及其对药物敏感性后,即改用针对性更强的抗生素治疗。临床上常常待病情痊愈,血象、红细胞沉降率恢复正常后,仍继续应用 2~3 周,方可考虑停药。

3. 对症支持治疗 补充营养,必要时可少量多次输血,以增加患者的抵抗力。另外,补足体液,纠正水、电解质紊乱和酸、碱中毒。

(二)外治法

1. 药物外治 外治法的药物应用,也要进行辨证施治。根据病情适当选择箍毒消肿和祛腐生肌类方药。

(1)箍毒消肿:常用药物如①中草药:可选用蒲公英、紫花地丁、野菊花、七叶一枝花等新鲜草药,洗净后加食盐少许,捣烂敷患处,每日或半日更换一次。②箍围药:选用金黄散、双柏散等。将上述散剂用凉开水调成糊状后,涂敷于患处;也可先在纸或纱布上均匀摊开,再贴于患处。每日换药一次。③膏药:选用金黄膏、玉露膏、冲和油膏等,均匀摊在纱布上,贴于患处。一般 2~3 天换药一次。或用太乙膏、阳和解凝膏,贴于患处,一般 5~7 天换一次。可加入掺药促进药物吸收。

(2)祛腐生肌:常用方法及药物如①洗涤:用于疮口脓水较多时,以清洁疮口。常用野菊花、蒲公英、乌蔹莓、大黄、黄连等,水煎取汁冷却后,冲洗或揩洗疮口。提脓祛腐:脓液多而稠厚,或脓出不畅时,宜用此法。阳证用含升丹较少的九一丹、八二丹;阴证用含升丹较多的七三丹、五五丹。②腐蚀:溃疡疮口太小或已成窦道者,或腐肉不脱,或疮面胬肉高突者,常选用具有腐蚀作用的药物,如白降丹、千金散、红升丹,用桑皮纸或丝绵纸做成药线,插入疮口,使脓腐外出,疮口扩大。③生肌收口:若疮口腐肉、死骨已去,脓水将尽时,可选用八宝丹、生肌散,每日换药一次。当脓腐未尽时,不可用此类药物,否则延长愈合时间。

2. 固定牵引及支架疗法 早期即可应用持续皮牵引,或石膏托、夹板将患肢固定于功能位,以利患肢休息,促使炎症消退,防止发生畸形和病理性骨折。感染性骨缺损可行外固定器固定。

3. 功能锻炼 骨痈疽在持续牵引或夹板、石膏托固定期间,应鼓励患者积极进行肌肉舒缩及未固定关节的屈伸活动,防止肌萎缩的发生。

（三）手术治疗

诊断明确后,附骨疽在发病初期可行穿刺吸引术(图4-2),髓腔脓液较多或骨膜下脓肿,则行钻孔开窗引流术、闭式吸引冲洗术。中、后期若有大块死骨、死腔,窦道流脓,而包壳形成已牢固,可选行死骨摘除术、刮除术及带蒂肌瓣、大纲膜或自体松质骨填充术。对于多年不愈,周围皮肤有恶变者须行截肢术。

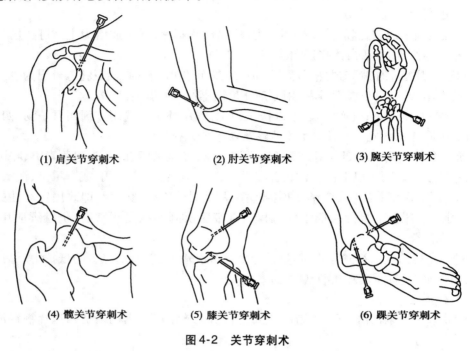

| (1) 肩关节穿刺术 | (2) 肘关节穿刺术 | (3) 腕关节穿刺术 |
| (4) 髋关节穿刺术 | (5) 膝关节穿刺术 | (6) 踝关节穿刺术 |

图4-2 关节穿刺术

附骨疽关节抽得脓液时,可先行关节穿刺抽液,关节内注入抗生素治疗。附骨疽后期,若关节强直于非功能位,或陈旧性病理脱位未复位,严重影响功能者,在炎症完全消退6个月以后,可行矫形手术。术前、术中、术后,仍须使用大量抗生素,以预防感染的复发。

（四）预防与护理

提高机体抗病能力,及时清除与发病相关的感染因素。

1. 提高机体抗病能力　加强膳食营养,注重休息,调摄精神,加强锻炼,适时选加补气、补血、补阴、补阳之品。

2. 积极预防各种感染性疾病

（1）预防疖、痈、上呼吸道感染和扁桃体炎的发生:因此类疾病是引起血源性骨痈疽的重要原因。

（2）预防外伤感染:正确处理软组织损伤和开放性骨折,发现有感染要及时采取治疗措施。重视早发现和早治疗。

（3）认真清创,对于开放性创口,力争在6~8小时内行清创术。术前用抗生素,严格施行各种无菌操作,避免各种交叉感染。

3. 预防各种损伤

4. 调护　保持清洁卫生,一旦发病,应细心护理,正确处理创口,同时对患者的精神、饮食、起居等方面,亦应予以关心与照顾。

第二节　急性化脓性骨髓炎

急性化脓性骨髓炎,又称附骨痈。是骨与周围组织的急性化脓性疾病,包括骨髓、骨、骨膜。好发与 3～15 岁的儿童,以四肢长骨的干骺端为多,胫骨、股骨最多见,其次是肱骨、桡骨,再次为髂骨、脊椎骨。

【病因病机】

(一)病因

1. **热毒注骨**　疖、痈、疔毒、扁桃体炎或中耳炎等感染后,余毒未尽;正气虚弱或小儿正气未充,余邪热毒循经脉流注入骨,以致络脉阻塞,气血壅结,蕴酿化热,热毒内盛,腐骨化脓,遂成本病。

2. **损伤感染**　开放性损伤,邪毒从创口侵入,深达入骨,附骨成痈。局部闭合性损伤,如跌打闪挫,气血凝滞,壅塞经络,积瘀成痈,借伤成毒,热毒流注筋骨而发病。

综上所述,中医学认为热毒是骨髓炎的致病因素;正虚是骨髓炎的发病基础;损伤是骨髓炎的常见诱发条件。

西医学认为,急性化脓性骨髓炎是化脓性细菌引起的骨组织感染。其致病菌最常见的是金黄色葡萄球菌,其次是溶血性链球菌,较少见的有白色葡萄球菌、肺炎双球菌、大肠杆菌、铜绿假单胞菌等。血流缓慢,有利于细菌的停留并繁殖,因此儿童长骨干骺端为好发部位。常见的感染病灶如扁桃体炎、中耳炎、上呼吸道感染、皮肤的毛囊炎、疖疮等的细菌,趁此感染或全身性疾病,营养不良,机体抵抗力低时侵入血流,引起菌血症,甚至败血症、脓毒血症,细菌或其栓子传播至骨。局部受到损伤造成骨及周围组织内的小出血和细胞破坏,细菌容易停留而繁殖。开放性骨折、手术等均可能导致局部抵抗力低下,引发本病。

(二)病机

急性化脓性骨髓炎在病理演变过程中,始终存在着"正邪相搏"。相搏的结果有如下三种转归:

1. **正盛邪弱,热毒消散**　正气盛而邪毒弱,正能胜邪;则初发感染病灶迅速被控制,邪毒被消灭于萌芽阶段,热毒消散,炎症得以吸收而痊愈。

2. **正盛邪实,热毒局限**　正邪双方,势均力敌,热毒被抑制,炎症局限在初发感染灶(多数在干骺端),形成局限性骨脓肿。

3. **正虚邪盛,热毒扩散**　当正气衰弱,不能抑制,毒邪炽盛,正不胜邪,病灶迅速繁殖及扩散。甚至内攻脏腑,伤营劫血,引起全身性毒血证候。在局部则腐骨化脓,产生如下的病理变化:

 知识链接

《灵枢·痈疽》说:"热胜则腐肉,肉腐则为脓",阐述了痈疽成脓的机制。

(1)形成脓肿:病灶区脓肿形成有两个途径,一是病灶区的脓毒向外蔓延,可穿破骨皮质达骨膜下,形成骨膜下脓肿,骨膜下脓肿逐渐增大,压力增高,脓毒又经骨小管穿入髓腔,造成广泛性骨髓炎;二是病灶区的脓毒,向内蔓延,先进入髓腔,髓腔内脓液逐渐增多,压力增高,又经骨小管向外延伸,穿破骨皮质到骨膜下,形成骨膜下脓肿。骨膜下脓肿,可穿破骨膜,形成软组织脓肿或皮下脓肿,最后穿破皮肤,形成窦道,脓肿由窦道排出体外。感染灶脓肿穿破骺板,可进入关节腔,并发化脓性关节炎(图4-3)。儿童关节附近的骺板是一道屏障,脓毒穿破骺板进入关节腔的机会较少。但是髋关节的骨骺在关节囊中,骨髓炎可以直接穿破干骺端骨密质进入关节。

(2)形成包壳骨:骨膜下脓肿形成时,被掀起的骨膜产生一层反应性新生骨,新骨逐渐增厚,形成包壳,即称包壳骨。包壳骨虽是一种病理性产物,但在大块骨坏死出现后,是维持骨干连续性,替代原骨负重的重要保证。

(3)形成死骨:感染后骨骼失去来自骨膜的血液供应。骨骼本身的营养血管也因感染而栓塞,致骨缺血,终致广泛性的骨坏死。坏死骨如与周围活骨未完全分离,待炎症控制,侧枝循环重新建立,尚有转为活骨的可能;如果炎症不能控制,且与周围活骨完全分离,即称为死骨(图

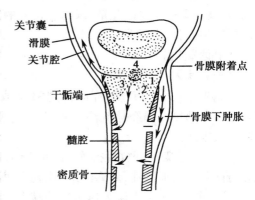

图4-3　急性骨髓炎扩散途径示意图

4-4)。死骨形成后,病灶区的肉芽组织或脓腐物将其包围,形成游离的死骨是不可逆转的。小的死骨可被吸收或排出,大的死骨只有手术摘除。

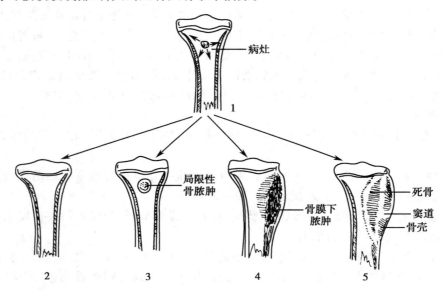

图4-4　化脓性骨髓炎的演变

总之,机体抵抗力强,正气胜邪,脓毒得以外泄,炎症能得到有效控制,筋骨修复快。反之则炎症扩散,病情恶化。

急性化脓性骨髓炎的病理特点是骨质破坏,坏死和反应性骨膜增生同时存在,早期以破坏、坏死为主,后期以增生为主。临床上,一般在发病后1个月内,死骨未形成前为急性期,以后为慢性期。

【临床表现与诊断】

儿童多见,以胫骨上段和股骨下段最多见,其次为肱骨与髂骨,脊柱与其他四肢骨骼都

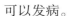

可以发病。

（一）临床表现

起病急骤。有寒战,继而高热至39℃以上,有明显的毒血症症状。儿童可有烦躁、呕吐与惊厥。重者有昏迷与感染性休克。

1. 初期　起病急,全身不适,倦怠,食欲减退。很快转入高热寒战,体温可达39～40℃,甚至神昏谵语,局部患区剧痛,肢体半屈曲状,周围肌痉挛,因疼痛抗拒做主动与被动运动。局部皮温增高,有局限性压痛,肿胀并不明显。化验可见白细胞计数增高,可达（30～40）×10^9/L以上,中性粒细胞增高,红细胞沉降率加快,血培养阳性。

2. 成脓期　发病后3～4天,全身壮热不退,全身虚弱。局部肿痛剧烈,压痛更为明显,说明该处已形成骨膜下脓肿。脓肿穿破后成为软组织深部脓肿,此时疼痛反可减轻,但局部红、肿、热、压痛都更为明显。如果病灶邻近关节,可有反应性关节积液。脓液沿着髓腔播散,则疼痛与肿胀范围更为严重,整个骨干都存在着骨破坏后发生病理性骨折的可能。

3. 破溃期　发病后3～4星期。全身表现为衰弱,无力神疲,形体消瘦,面色㿠白,舌淡苔少,脉细数。局部脓肿穿破后疼痛即刻缓解,体温逐渐下降,脓肿穿破后可形成窦道,病变转入慢性阶段。

（二）实验室检查

1. 白细胞计数增高,一般都在20×10^9/L以上,中性粒细胞可占90%以上。

2. 血培养可获致病菌,但并非每次培养均可获阳性结果,特别是已经用过抗生素者血培养阳性率更低。在寒战高热期抽血培养或初诊时每隔2小时抽血培养1次,共3次,可以提高血培养阳性率,所获致病菌均应做药物敏感试验,以便调整抗生素。

3. 局部脓肿分层穿刺　选用有内芯的穿刺针,在压痛最明显的干骺端刺入,边抽吸边深入,不要一次穿入骨内,以免将单纯软组织脓肿的细菌带入骨内,抽出混浊液体或血性液可做涂片检查与细菌培养,涂片中发现多是脓细胞或细菌即可明确诊断。任何性质穿刺液都应做细菌培养与药物敏感试验。

（三）X线检查

起病后2周内的X线片往往无异常发现,用过抗生素的病人出现X线表现的时间可以延迟至1个月左右。X线检查难以显示出直径小于1cm的骨脓肿,因此早期的X线表现为层状骨膜反应与干骺端骨质稀疏。当微小的骨脓肿合并成较大脓肿时才会在X线片上出现骺区散在性虫蛀样骨破坏,并向髓腔扩展,皮质变薄,并依次出现内层与外层不规则。骨破坏的结果是死骨形成,小死骨表现为密度增高阴影,位于脓腔内,与周围骨组织完全游离。大死骨可为整段骨坏死,密度增高而无骨小梁结构可见。少数病例有病理性骨折(图4-5)。

（四）诊断

在诊断方面应解决两个问题,即疾病诊断与病因诊断。诊断宜早,因X线表现出现甚迟,不能以X线检查结果作为诊断依据。急性骨髓炎的诊断为综合性诊断,凡有下列表现均应想到有急性骨髓炎的可能:①急骤的高热与毒血症表现;②长骨干骺端疼痛剧烈而不愿活动肢体;③该区有明显的压痛;④白细胞计数和中性粒细胞增高。局部分层穿刺具有诊断价值。

病因诊断在于获得致病菌。血培养与分层穿刺液培养具有很大的价值,为了提高阳性率,需反复做血培养。

应该在起病5天内做出明确诊断与合适治疗,才能避免发展成慢性骨髓炎。

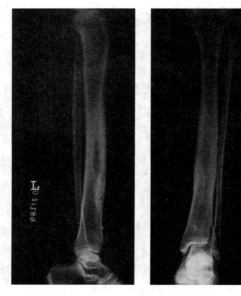

图4-5 化脓性骨髓炎

【鉴别诊断】

在鉴别诊断方面应该与下列疾病有区别：

1. 蜂窝织炎和深部脓肿 早期急性血源性骨髓炎与蜂窝织炎和深部脓肿不易鉴别。可以从下列几方面进行鉴别：①全身症状不一样：急性骨髓炎毒血症症状重；②部位不一样：急性骨髓炎好发于干骺端，而蜂窝织炎与脓肿则不常见于此处；③体征不一样：急性骨髓炎疼痛剧烈，但压痛部位深，表面红肿不明显，出现症状与体征分离现象。而软组织感染则局部炎性表现明显，如果鉴别困难，可做小切口引流，骨髓炎可发现骨膜下脓肿。

2. 风湿病与化脓性关节炎 特别是儿童类风湿关节炎，也可以有高热，鉴别不难。两类疾病都是关节疾病，疼痛部位在关节，浅表的关节可以迅速出现肿胀与积液。

3. 骨肉瘤和尤因肉瘤 部分恶性骨肿瘤也可以有肿瘤性发热。但起病不会急骤，部位以骨干居多数，特别是尤因肉瘤，早期不会妨碍邻近关节活动，表面有曲张的血管并可摸到肿块。部分病例与不典型的骨髓炎混淆不清，必要时需做活组织检查。

【治疗】

本病其病急，发展快，症状重，若失治误治，可转变为增生性骨髓炎，甚至危及生命。早期诊断，及时有效治疗是关键，并且在治疗中强调中西医结合，内外并治。

（一）中医治疗

1. 初期 此期如能及时确诊治疗，预后甚佳。治疗原则是清热解毒，行瘀通络。治疗方法是以中西医结合为主，内外同治。

（1）内治法

1）初起症见恶寒发热，肢体疼痛不剧烈，苔薄白，脉浮数。

治则：清热解毒，通络祛瘀为主。

方药：仙方活命饮加黄连解毒汤或五味消毒饮临证加减。

2）如症见高热寒战，舌质红，苔黄腻，脉滑数。

治则:清营退热。

方药:黄连解毒汤合五味消毒饮临证加减。

3)如症见高热神昏,身现出血点,烦躁。

治则:清热,凉血,开窍。

方药:清热地黄汤合黄连解毒汤,配服安宫牛黄丸、紫雪丹等。遵照感染性休克处理,病情稳定后积极采用中西医结合治疗。

(2)外治法:选用拔毒生肌散、金黄膏、双柏散、玉露膏等外敷患肢肿痛处。亦可选用蒲公英、紫花地丁、四季青、马齿苋、野菊花等,捣烂外敷患处,配合患肢制动,目的在于缓解肌肉痉挛,减轻疼痛。防止畸形和病理性骨折及脱位,可选用夹板、皮牵引、石膏托等。

2. 成脓期　此期包括成脓初期骨膜下脓肿刚形成,以及骨膜下脓肿破裂,软组织化脓感染两个阶段。前者若能及时有效的治疗,预后仍佳。后者则难免形成慢性骨髓炎的可能。此期治疗原则是先清营托毒,后托里透脓。治疗方法是中西医结合,内外同治。

(1)内治法

1)症见高热,局部剧烈胀痛。

治则:清热止痛。

方药:五味消毒饮、黄连解毒汤合透脓散临证加减。

2)患肢红热疼痛,环形漫肿。

治则:托里止痛。

方药:托里消毒饮临证加减。

3)症见高热神昏谵语,身现出血点,烦躁者,治疗宜遵照抗感染性休克处理原则。

(2)外治法

1)局部患肢行制动措施,外敷拔毒消疽散。

2)经治疗3~4日后,疗效不明显,且全身和局部症状日趋严重,骨膜下抽吸出脓液时可选用以下方法治疗:①穿刺吸引术和局部注射抗生素。②切开引流或钻孔开窗引流术。③闭合性持续冲洗吸引疗法。

当患肢剧烈胀痛、彻骨难忍时,乃骨髓腔内因炎性渗出液或脓液形成髓内高压,动脉血流受阻,静脉回流障碍。此时应手术治疗。

3. 溃后　脓毒已溃,此期病机为虚实夹杂,以虚为主。治则:扶正托毒,祛腐生新。治疗方法是中西医结合,内外同治,以恢复机体正气,助养新骨生长,促进疮口早日修复。

(1)内治法

1)初溃:脓多稠厚,略带腥味,为气血充实。

治则:托里排脓。

方药:托里消毒饮临证加减。

2)溃后:脓液清稀,量多质薄,为气血虚弱。

治则:补益气血。

方药:八珍汤临证加减。

(2)外治法

1)疮口可用冰黄液冲洗,并根据有无脓腐情况,分别选用九一丹、八二丹、七三丹、五五丹、生肌散药捻换药,每日1次。

2)如疮口太小,腐肉不脱,可选用白降丹、红升丹、千金散药捻,插入疮口内,扩大疮口,使脓腐易于排出。

3)疮口腐肉已脱,脓水将尽时,选用八宝丹、生肌散(膏)换药,促进疮口生肌收口。

(二)西医治疗

1. 抗生素治疗　对疑有骨髓炎的病例应立即开始足量抗生素治疗,在发病 5 天内使用往往可以控制炎症,而在 5 天后使用或细菌对所用抗生素不敏感时,都会影响疗效。由于致病菌大都为溶血性金黄色葡萄球菌,要联合应用抗生素,选用的抗生素一种针对革兰阳性球菌,而另一种则为广谱抗生素,待检出致病菌后再予以调整。抗生素的使用至少应持续至体温下降、症状消失后 2 周左右。近年来,由于耐药菌株日渐增多,因此选择合适时期进行手术很有必要。急性骨髓炎经抗生素治疗后将会出现 4 种结果。

(1)在 X 线片改变出现前全身及局部症状均消失。这是最好的结果,说明骨脓肿形成以前炎症已经控制。

(2)在出现 X 线片改变后全身及局部症状消失,说明骨脓肿已被控制,有被吸收掉的可能。上述两种情况均不需要手术治疗,但抗生素仍宜连续应用至少 3 周。

(3)全身症状消退,但局部症状加剧,说明抗生素不能消灭骨脓肿,需要手术引流。

(4)全身症状和局部症状均不消退。说明:①致病菌对所用抗生素具有耐药性;②有骨脓肿形成;③产生迁徙性脓肿,为了保全生命,切开引流很有必要。

2. 手术治疗　手术的目的:①引流脓液,减少毒血症症状;②阻止急性骨髓炎转变为慢性骨髓炎。手术治疗宜早,最好在抗生素治疗后 48~72 小时仍不能控制局部症状时进行手术,也有主张提前为 36 小时的。延迟的手术只能达到引流的目的,不能阻止急性骨髓炎向慢性阶段演变。

手术有钻孔引流或开窗减压两种。在干骺端压痛最明显处做纵向切口,切开骨膜,放出骨膜下脓肿内高压脓液。如无脓液,向两端各剥离骨膜 2cm,不宜过广,以免破坏骨密质的血液循环,在干骺端以 4mm 口径的钻头钻孔数个。如有脓液溢出,可将各钻孔连成一片,用骨刀去除一部分骨密质,称为骨"开窗"。一般有骨膜下脓肿存在时,必然还有骨内脓肿。即使钻孔后未发现有骨内脓肿损伤亦不大。不论有无骨内脓肿,不要用探针去探髓腔,亦不要用刮匙插入髓腔内。

伤口的处理:

(1)闭式灌洗引流:在骨髓腔内放置两根引流管做连续冲洗与吸引,关闭切口。置于高处的引流管以 1500~2000ml 抗生素溶液连续 24 小时滴注;置于低位的引流管接负压吸收瓶。引流管留置 3 周,或体温下降,或引流液连续 3 次培养阴性即可拔除引流管。

(2)单纯闭式引流:脓液不多者可放单根引流管接负压吸瓶,每日经引流管注入少量高浓度抗生素液。

(3)伤口不缝,填充碘仿纱条,5~10 天后再作延迟缝合。

3. 全身治疗　高热时降温,补液,补充热量。化脓性感染时往往会有贫血,可隔 1~2 日输给少量新鲜血,以增加患者的抵抗力。也可用些清热解毒的中药。

4. 局部制动　肢体可做皮肤牵引或石膏托固定,可以起到下列作用:①止痛;②防止关节挛缩畸形;③防止病理性骨折。如果包壳不够坚固,可上管形石膏 2~3 个月,并在窦道处石膏上开洞换药。

第三节 慢性骨髓炎

慢性骨髓炎,又称附骨疽,是整个骨组织的慢性化脓性疾病,常常继发于急性化脓性骨髓炎。本病的特点是感染的骨组织增生、硬化、坏死、死腔、包壳、瘘孔、窦道、脓肿并存,反复化脓,缠绵难愈,病程可长达数月、数年,甚至数十年。

【病因病理】

慢性化脓性骨髓炎绝大多数系由急性化脓性骨髓炎演变而来,即在其急性期症状消退或手术治疗伤口封闭后,因仍有病灶未完全消灭,每当机体抵抗力降低或局部受轻伤时,又能急性发作红肿或破溃,少数为开放性骨折合并感染所致,从急性骨髓炎到慢性骨髓炎是一个逐渐发展变化的过程,一般认为在发病4周后为慢性骨髓炎,急性炎症消退后,如有死骨、窦道、死腔存在者,即为慢性骨髓炎。从急性骨髓炎发展到慢性骨髓炎,在病理上是一个连续的过程,即由显著的骨破坏为特征的急性期逐渐发展为以修复增生为主的慢性骨髓炎。

病灶静止以及亚急性发作时,局部和全身可无炎症表现。幼年发生的骨髓炎,长期不愈合或有多次复发,骨端和其邻近关节发生畸形,常有不同程度的肌肉萎缩、挛缩和功能障碍等。复发时全身症状可较轻,但在原患处红、肿、热、痛均明显。如炎症继续发展,可自原窦道破溃,排出脓液和小块死骨,有时破口经过一定时间也能自行封闭,当患者抵抗力下降时,炎症又可急性发作,待脓液重新穿破皮肤流出后,炎症又消退,如此反复发作。由于病灶中的致病菌始终不能彻底消灭,反复化脓,炎症刺激,造成新生骨增厚和钙化,形成包壳、死腔、死骨、炎性肉芽组织、脓肿、窦道并存,邻近软组织大量瘢痕形成,成为慢性化脓性骨髓炎病理改变的基本特点。在长期炎症刺激下窦道附近的皮肤有癌变可能。

【临床表现与诊断】

(一)有急性化脓性骨髓炎或开放性骨折合并感染的病史

(二)患肢长期隐痛、酸痛,时轻时重

局部有压痛、叩击痛。皮肤上有长期不愈或反复发作的窦道口一至数个,流出稀薄脓液,淋漓不尽,或有小块死骨片流出。窦道口常有肉芽组织增生,周围有色素沉着。若脓液排出不畅通时,局部肿胀疼痛加剧,并有发热和全身不适等症状。经过治疗,症状可消失,窦道也可逐渐愈合;若身体抵抗力下降,可再度复发。

(三)患肢增粗

皮肤上留有凹陷窦道瘢痕,紧贴于骨面,可触及病骨表面凹凸不平,轮廓不清,皮下组织变硬。

(四)病变长年累月

全身表现为形体瘦弱,面色㿠白,神疲乏力,舌质淡,苔薄白。

(五)并发症

1. 关节强直 多因感染扩散到关节内,使关节呈纤维性或骨性强直。或因患肢长时间制动,未合理进行功能锻炼所致。

2. 屈曲畸形 多因急性期患肢未作持续牵引,以致局部软组织瘢痕挛缩所致。

3. 患肢增长或缩短 儿童患者,因骨骺受到炎症刺激或骨骺板遭受炎症破坏所致。

4. 关节内翻或外翻 儿童患者,因炎症使骨骺板一侧受累,而另一侧未受累,以致骨生长发育不对称,使关节发生内翻或外翻畸形。

5. 病理性骨折　感染造成骨质破坏,以致发生骨折。

X线检查:显示骨干不规则的增粗、皮质增厚、密度增高,周围有新生的包壳。髓腔变窄或消失,同时有大小不等的死骨,死骨的密度较周围骨密度为高。有空洞透光区。骨质增生和破坏并存现象。(图4-6)

【治疗】

由于慢性骨髓炎病变长年累月不愈,消耗大,导致全身正气虚弱,总的病机是虚中夹实。故在治疗上应局部与整体结合起来,法以扶正祛邪,内外兼治。

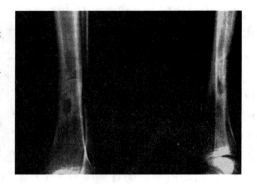

图4-6　慢性骨髓炎

(一)内治法

1. 急性发作期　治则:清热解毒,托里排脓。方药:透脓散合五味消毒饮,或用托里金银地丁散临证加减。

2. 非急性发作期　治则:扶正祛邪,托毒生肌。方药:消炎解毒汤加减。

3. 辅助治疗　配合高蛋白饮食。对症支持治疗。

(二)外治法

1. 急性发作期的局部处理

(1)初起局部微红微肿,外敷金黄膏、玉露膏、拔毒消疽散。

(2)成脓后,即行切开排脓引流。

(3)已溃破或切开的疮口,用冰黄液或三黄液冲洗,黄连液纱条填入疮口内,外用玉露膏或生肌玉红膏敷盖。

(4)卧床休息,患肢采用制动固定。

2. 非急性发作期的局部处理

(1)局部皮肤无疮口或窦道,虽有骨坏死但无大块游离死骨者,外敷拔毒消疽散。

(2)皮肤窦道经久不愈者,用七三丹或八二丹药线插入疮口内,外贴生肌玉红膏。

(3)外有窦道内有死骨难出者,以腐蚀窦道使疮口扩大便于死骨和脓腐排出,宜用千金散或五五丹药线插入疮口。脓尽后改用生肌散。

(4)死骨、死腔、窦道并存,脓腐甚多时,可用中药制剂持续冲洗疮口,用冰黄液灌注引流。

(5)对经久不愈的瘘管、窦道,宜施行病灶清除手术,目的是彻底摘除死骨,清除瘢痕肉芽组织,切除瘘管窦道,消灭死腔。

(6)其他疗法:闭合性持续冲洗引流法(见急性骨髓炎)。

(三)手术治疗

手术是治疗慢性骨髓炎的一种重要方法,其目的在于摘除死骨,消灭死腔,切除瘢痕窦道,闭合创口。下列手术可选择或联合应用:

1. 死骨摘除术。

2. 消灭死腔常用的方法有

(1)带蒂肌瓣填充术。

(2)碟形手术。

（3）闭合冲洗吸引。

3. 切除窦道。

4. 切骨及截肢术。

第四节 化脓性关节炎

化脓性关节炎属中医关节流注和骨痈疽范畴,系指关节腔内由细菌所引起的化脓性感染。本病多见于儿童和青少年,男多于女。发病以髋、膝关节最多见,其次是肘、肩、踝和骶髂关节。愈合后往往留下不同程度的关节功能障碍。

【病因病理】

总因人体正气不足,邪毒壅滞关节所致。其邪毒来源,可概括为以下四个方面：

1. **暑湿邪毒** 暑湿邪毒客于营卫之间,阻于经脉肌肉之内,与气血搏结,流注于关节。

2. **热毒余邪** 因患疔、疮、疖、痈及切口感染等失治误治,或虽治而余毒未尽;或因挤压、碰撞,邪毒走散,流注关节。

 知识链接

《医宗金鉴·痈疽总论歌》说："痈疽原是火毒生。"

3. **化热成毒** 长期积劳,过累,肢体经络受损,或跌仆闪挫,瘀血停滞,郁而化热成毒,恶血热毒凝于关节。

4. **邪毒直入** 由于穿刺伤或开放性损伤,邪毒通过创口直接入侵关节。

西医学认为化脓性关节炎多继发于身体某部位的化脓性病灶,经过血液循环播散至关节内所致,也可由关节附近的化脓性骨髓炎,炎症突破骺板进入关节腔所为,极少数有开放性伤口直接感染而成,此病多见于成年人。关节感染后,关节内渗出液变化可分为三个阶段：

1. **浆液性渗出期** 感染后,关节滑膜开始充血,水肿,白细胞浸润,关节内出现浆液性渗出液,其性状较清晰。此期尚未累及关节软骨,如能及时控制炎症发展,预后较好。

2. **浆液纤维蛋白渗出期** 随着炎性反应加剧,渗出液增加,并出现脓细胞。渗出液外观黏稠混浊。此期关节内滑膜和关节软骨被一层浆液纤维蛋白覆盖,关节内出现纤维性粘连,治疗后关节功能难以完全恢复正常(图4-7)。

【临床表现与诊断】

（一）临床表现

1. **初期** 全身不适,食欲减退,很快出现恶寒发热,舌苔白薄,脉紧数。病变关节肿胀疼痛、压痛,不能伸直,关节活动受限。化验检查,白细胞计数增高,中性粒细胞上升。关节穿刺,抽出浆液性渗出液。

2. **酿脓期** 上述症状进一步加剧。全身中毒性反应明显,寒战、高热、出汗,体温可达$40 \sim 41℃$,口干,苔黄,脉数;局部红、肿、热、痛,拒按。因炎症刺激,肌肉痉挛,使病变关节处于半屈曲位置,不能活动。甚至出现病理性脱位、半脱位或骨骺分离移位。化验检查,白细胞计数增高达$20 \times 10^9/L$以上,中性粒细胞$80\% \sim 90\%$,红细胞沉降率增快。关节穿刺液混浊黏稠呈絮状,镜检有脓细胞。

3. **脓溃期** 为持续性全身中毒症状,局部红肿热痛症状加剧,关节穿刺为脓液。如脓

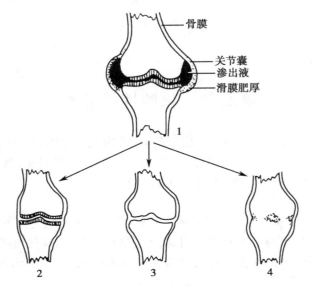

图4-7　化脓性关节炎可能结果

肿穿破关节囊到软组织,因关节内压减低,疼痛可减轻。最后脓肿突破皮肤而形成窦道,经久不愈。全身中毒症状及衰弱症状表现突出,可出现神情疲惫,面白无华,舌淡苔少,脉细而数等。此期因关节结构破坏,周围软组织挛缩,呈现关节脱位畸形,活动受限的特征。

(二) 诊断要点

1. 全身中毒症状显著。

2. 局部表现为关节红、肿、热、痛、拒按、皮温生高,关节处于半屈曲状畸形。

3. 关节穿刺抽取关节液,并做细菌培养,有重要诊断价值。

4. 化验检查　白细胞计数增高,中性粒细胞上升,红细胞沉降率增快。

5. X线检查　早期关节周围软组织影增大,关节间隙增宽,关节囊肿胀,骨质疏松。晚期关节间隙变窄或消失,骨质破坏,周围骨质可出现增生,关节边缘骨赘增生(图4-8)。

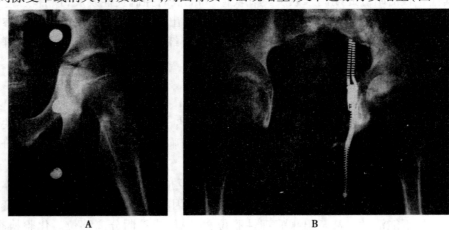

图4-8　左髋化脓性关节炎(14岁男孩)

A. 左髋就诊时的平片,髋关节后方引流,股骨颈未引流;B. 6周后左髋平片,提示软骨溶解,股骨头无菌性坏死,股骨颈慢性骨髓炎伴有股骨颈内死骨

（三）鉴别诊断

本病需与关节结核、风湿热、类风湿关节炎、急性骨髓炎相鉴别,详见本章概论中的鉴别诊断。

【治疗】

根据不同的病理阶段和患者体质状况及其病因,采用中西医结合治疗。

（一）初期

1. 内治法　早期应用抗生素,方法同急性化脓性骨髓炎。中医药治疗原则:清热解毒,利湿化瘀。方药:黄连解毒汤合五神汤加减。

2. 外治法

（1）局部敷药:选用拔毒生肌散,或玉露膏、金黄膏等。

（2）关节穿刺及冲洗:病变关节肿胀积液,有波动时,行关节腔穿刺,反复冲洗后注入抗生素。每日或隔日1次。

（3）患肢制动:选用外固定固定患肢。

（二）酿脓期

1. 内治法　足量使用有效的抗生素。必要时适当输血。注意保持水电解质和酸碱平衡失调。全身中毒性反应严重,甚至出现休克表现者,应按中毒性休克处理。中医中药治疗原则:清热解毒,凉血利湿。方药:五味消毒饮合黄连解毒汤加减。

2. 外治法

（1）局部敷药:同初期。

（2）关节穿刺及冲洗:如抽出液为脓性或镜检有脓细胞者,应吸净关节内积液,用灭菌生理盐水灌洗后,再注入抗生素。

（3）患肢制动:方法同初期,以牵引为佳。

（三）脓溃期

1. 内治法:继续选择性使用抗生素,适当输液、输血,增加营养摄入。

（1）初溃脓泄不畅:治则应为托里透脓。方药:托里消毒饮或透脓散加减。

（2）溃后正虚:治则应为补益气血。方药:八珍汤或十全大补汤加减。

2. 外治法

（1）局部外用五加皮、白芷、芒硝水煎湿敷,以促其局限及早日穿溃。

（2）切开引流是局部治疗的主要手段之一,不仅能减少毒素的吸收,清除关节腔内压力,而且有利于彻底冲洗,同时可以放置引流管,行闭合性持续药物冲洗吸引疗法,14天后拔管。

（3）患肢继续牵引制动。有病理性脱位者,应通过持续牵引使其复位;估计当关节强直不可避免时,应将患肢固定在功能位。

（四）恢复期

经过治疗,局部炎症消退后可采用促进关节功能恢复的方法,用五加皮汤或海桐皮汤熏洗僵硬关节。还可适当按摩和理疗,以促进局部血液循环,剥离粘连,松解挛缩,增加关节活动。关节已有畸形时,应用牵引逐步矫正。

（五）后遗症的处理原则

本病的后遗症主要为关节强直、病理性脱位和周围软组织瘢痕挛缩。

1. 关节强直

（1）强直在功能位,坚固不痛,位置良好,对工作生活影响不大者,可不用治疗。

（2）强直在非功能位,影响生活和工作,或纤维性强直伴有疼痛,可视情况选择进行全关节置换术、矫形截骨术或融合关节于功能位。但手术必须在炎症消退 1 年以后方可进行,否则易导致炎症的复发。

2. 陈旧性病理性脱位

（1）关节活动尚好,行走时局部不痛,或疼痛轻微者,无须手术治疗,选择理疗,中药熏洗及手法按摩等,消除疼痛。

（2）脱位严重,功能障碍大,影响生活和工作,或行走时疼痛明显者,可做关节融合术或截骨矫形术。

3. 围软组织瘢痕挛缩　通过恢复期治疗无效,影响关节活动功能者,须作手术松解处理。

 案例分析

患儿张某,男,10 岁。右膝关节疼痛不敢活动,伴全身不适,倦怠,食欲不振。没去医院,自购消炎药口服。现患儿出现高热呕吐。查体:体温 39.8℃。右膝关节皮温增高,有局限性压痛。

根据病史,初步考虑为什么疾病? 需做什么理化检查? 如何手术治疗该疾病?

复习题思考题:

1. 化脓性骨髓炎的临床表现、诊断和治疗内容是什么?
2. 简述慢性骨髓炎的成因。
3. 详述化脓性关节炎的治疗。

（陈书敏　任立军　谢　强）

学习要点

1. 骨痨为骨与关节结核,系化脓破坏性病变。
2. 掌握骨痨的早期诊断是关键。抗痨治疗疗效确切。
3. 结核病的全身症状和结核菌素试验检查具有特异性。

第一节 概 述

骨痨,是由结核杆菌侵入骨或关节而引起的化脓破坏性病变。其病发于骨,消耗气血津液,导致形体虚羸,缠绵难愈,故名骨痨。成脓破溃后,脓液中伴败絮状痰样物,可流窜他处形成寒性脓肿,又名流痰。西医学称为骨关节结核。

本病在早期的中医文献里混杂于"疽"中。《黄帝内经》对疽的描述,《诸病源候论》中的"骨瘘疽"、"缓疽"等,均包括骨痨在内。清代以后,才逐步明确将骨痨从"骨疽"、"阴疽"中区分出来,并以"痰"命名。中医学早就对骨痨有比较全面的认识。文献中有关骨痨的名称甚多,如生于髋部的叫"环跳痰",生于膝部的叫"鹤膝痰",生于脊柱的叫"龟背痰",生于踝部的叫"穿拐痰"等。

骨痨常继发于肺结核、胸膜结核或其他脏器结核。多见于儿童和青少年。大部分患者年龄在 30 岁以下,其中 10 岁以下儿童占第一位,又以 3～5 岁最多见;30 岁以后发病率逐渐降低。骨关节结核多见于脊柱,髋部次之,小儿手部骨结核也较多见。

【病因病理】

中医学认为正气亏虚是引起本病的内因,感染结核杆菌是外因,筋骨损伤为常见诱因。其病机是寒、热、虚、实夹杂,以阴虚为主,其始为寒,久而化热。根据病变发展的不同阶段和表现可分为虚寒型、阴虚火旺型和阴阳两虚型。

本病为结核杆菌所致,主要继发于肺结核或消化道结核。结核杆菌经原发灶到达骨与关节,绝大多数通过血行传播。初起,病灶仅局限于骨或关节滑膜。前者称单纯性骨结核,后者称单纯性滑膜结核。骨关节结核的病程可分为三个阶段。第一阶段为单纯性病变阶段,其病变只限于骨组织或关节滑膜。第二阶段为全关节结核,病变累及全关节组织。第三个阶段为合并感染阶段,后期出现的窦道、瘘管经久不愈,反复流脓,甚则排出死骨,引发混合感染,预后较差(图5-1)。

【临床表现与诊断】

(一)临床表现

1. 全身表现 一般多为单发病灶,起病较缓慢。初期多无明显全身症状。随着病情的发展,出现精神倦怠,少气乏力,食欲减退,形体消瘦。继而午后低热(37.5～38.5℃),夜间

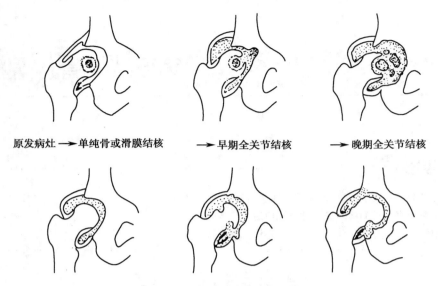

原发病灶 ——→ 单纯骨或滑膜结核　——→ 早期全关节结核　——→ 晚期全关节结核

图 5-1　骨关节结核的病理发展过程

盗汗,咽干口燥,两颧发赤,舌红苔少,脉沉细数等阴虚火旺征象。后期气血亏虚,元气不支,可见日渐消瘦,精神委顿,面色无华,舌淡唇白,头晕目眩,心悸怔忡等。如有高热恶寒,全身热毒症状明显者,考虑合并其他化脓菌混合感染的可能。

2. 局部表现

(1)疼痛:初期仅感患处隐隐酸痛,活动加重,有叩击痛,呈渐进性加重。多于夜间加剧,因熟睡后,患处肌肉松弛,病变关节失去控制,无意中活动该关节可引起剧痛。故成年人常在夜间痛醒,儿童可有夜啼或夜间惊叫现象。某些部位结核因刺激附近神经而出现远处痛。

(2)肌肉痉挛:表现为局部肌肉紧张,使关节拘紧,活动不利。此为保护性肌痉挛,可限制受累关节的活动以减轻疼痛。如腰椎结核,可出现腰部肌肉僵直如木板状,屈伸等活动受到限制。

(3)肿胀:早期局部肿胀不明显。病变关节呈梭形肿胀,皮肤不红不热。主要是由于滑膜增厚,关节腔内积液和周围组织内渗液所致。

(4)功能障碍:早期因疼痛和肌肉痉挛而呈现屈曲体位,功能受限;后期则因病理性脱位,关节功能丧失;或骨与关节结构破坏,肌肉挛缩而产生功能障碍。关节功能障碍比局部疼痛出现更早,关节内病变,各方向均受限;关节旁病变则仅某一方向受限,其他方向不明显。

(5)畸形:畸形的产生,早期是由肌肉痉挛所致,后期是因骨、关节破坏,或病理性脱位、肌肉挛缩而形成。由于患者处于保护性体位,多数表现为屈曲畸形。肢体活动减少,周围肌肉萎陷,局部畸形更加明显。当病变发展为全关节结核则出现固定畸形,如脊柱结核的后突畸形。

(6)寒性脓肿、窦道、瘘管形成:由于病变骨关节及周围组织破坏,形成脓肿,病变的骨、关节脓腐形成,肿胀隆起,局部皮肤可无明显红、热(将溃时中央可有透红),按之柔软,有波动,即为寒性脓肿(亦称冷脓肿)。寒性脓肿穿溃后,即形成窦道,日久不愈,疮口凹陷、苍白,周围皮色紫黯,开始可流出大量稀脓和豆腐渣样腐败物,以后则流出稀水,或夹有碎小死骨。

寒性脓肿穿破肺脏、肠管,则形成内瘘。如合并其他化脓性感染,则脓液明显增多。

（二）诊断

1. 有结核病接触史,病程缓慢,发病隐匿,呈进行性加重。

2. 出现上述全身和局部的症状、体征。

3. X线检查 对骨、关节结核的诊断和治疗都有重要的参考价值。X线征象改变往往迟于临床表现,一般在发病3个月后才能显示出来,故应定期复查,才能早期发现。

（1）单纯骨结核:骨结核病灶的X线征象,主要呈不规则的透光破坏区,其边缘无硬化增密现象,破坏区内,有时可见到较小的密度增高影（死骨）。骨结核分为松质骨结核和密质骨结核两类。各具一些特有的X线征象。

松质骨结核:①松质骨中心型结核:早期X线表现呈磨砂玻璃样密度增加和骨小梁模糊,继而出现死骨,破坏区内有较少的密度增高阴影（死骨）,死骨吸收后出现透光的空洞（图5-2）。②松质骨边缘型结核:早期病变区骨质疏松,继而呈溶骨性破坏,边缘缺损（图5-3）。

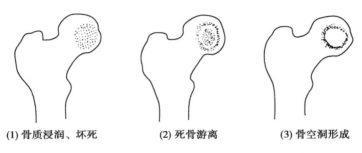

(1) 骨质浸润、坏死　　(2) 死骨游离　　(3) 骨空洞形成

图 5-2　松质骨中心型结核的发展过程

密质骨结核:髓腔内可见到不同程度的溶骨性破坏区和骨膜反应性新骨形成（图5-4）。

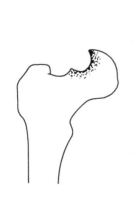

图 5-3　松质骨边缘型结核

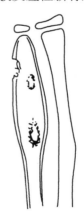

图 5-4　密质骨结核

干骺端结核:兼有松质骨与密质骨结核的特点,局部既有死骨形成,又有骨膜反应性新骨增生。

（2）单纯滑膜结核:X线表现为关节周围软组织肿胀,附近骨骼骨质疏松,关节间隙呈云雾状模糊不清。如关节腔积液多,可见关节间隙增宽。

（3）全关节结核:X线表现主要为关节边缘局限性破坏凹迹,或边缘不规则。如关节面破坏,关节间隙狭窄或消失,甚至关节僵直畸形,或发生脱位。关节附近骨骺萎缩,但无明显增生征象。寒性脓肿形成时,病灶附近有软组织肿胀阴影。并发混合感染时,病变周围可出现明显骨质硬化密度增高阴影和骨膜反应性新骨形成。

4. 实验室检查

(1)血常规:红细胞和血红蛋白可能偏低,白细胞计数正常或稍有增多。如合并混合感染,白细胞总数、中性粒细胞均明显上升。

(2)红细胞沉降率:病变活动期,红细胞沉降率增快,高出正常 3 ~ 4 倍,甚至 10 倍以上;稳定期或恢复期,红细胞沉降率多数正常。但红细胞沉降率不是一个特异性很强的检查。

(3)结核菌素试验:尚未接种过卡介苗的 5 岁以下儿童可试用。阳性则表示已感染过结核病。

(4)豚鼠接种试验:豚鼠接种试验阳性率高,是一种可靠的诊断依据,但方法复杂,费用较大,需时较长。

(5)病理检查:病理检查阳性率一般在 70%～80%,若同时做抗酸染色特异性则会更高。病理检查与结核杆菌培养可相互核对和补充,两法同时进行,确诊率则更高。

【鉴别诊断】

1. 类风湿关节炎　女性多见,常累及手足小关节,多呈双侧、对称性发病。约 70% 的患者血清类风湿因子呈阳性。疾病的后期,可累及其他关节,并可出现关节变形及关节强直,但无寒性脓肿或窦道。

2. 强直性脊柱炎　好发于 15 ~ 30 岁男性,病变多由髋关节、骶髂关节开始,沿脊柱向上发展至颈椎,四肢大关节可同时受累。多数患者,脊椎的韧带、软骨发生钙化、骨化,椎间形成骨桥,脊柱由僵硬逐渐变为强直,骨质疏松,但无破坏及死骨、无脓肿,常并发虹膜炎。

3. 化脓性骨、关节感染(骨痈疽)　发病多急剧,全身中毒症状和局部炎症反应明显。X线片可见骨质破坏及大量新骨形成。细菌培养和病理检查可以帮助诊断。

【治疗】

骨痨是全身性感染和局部损害并存的慢性消耗性疾病。祛邪抗痨是治疗本病的基本原则,但正气的强弱对病邪的消长和病灶的好转、恶化有直接影响。因此本病的治疗,必须整体与局部并重,祛邪与扶正兼顾,内治与外治相结合。单纯性滑膜结核和骨结核一般采用全身与局部用抗结核药物为主的非手术疗法,早期全关节结核应尽早进行病灶清除术,晚期全关节结核的治疗则采用病灶清除术、关节融合术、截骨术或成形术。

(一) 内治法

1. 祛邪抗痨　此法为消除病因的根本法则。一经确诊,即内服抗痨丸,至痊愈为止。临床常配合西药抗结核治疗。具体用量视患者年龄和体质而定。

2. 辨证施治

(1)阳虚痰凝:初起症状不显,病变处隐隐酸痛,全身倦怠,少气乏力,关节活动障碍,动则痛甚,舌质淡红,苔薄白,脉濡细。

治则:温经通络,散寒化痰。

方药:阳和汤、大防风汤加减。

如寒性脓肿形成未溃。

治则:扶正托毒。

方药:托里排脓汤加减。

（2）阴虚火旺：病变处渐渐漫肿，皮色微红，形成脓肿。伴有午后潮热，颧红，夜间盗汗，食欲减退，或咳嗽咯血。舌红，苔薄白或少苔，脉细数或沉细。

治则：滋肾养阴清热。

方药：六味地黄丸、大补阴丸、清骨散等加减。

（3）肝肾亏虚：溃脓后疮口流稀薄脓液，往往夹有败絮样物，形成窦道。

治则：滋补肝肾，补气养血。

方药：人参养荣汤、先天大造丸等加减。

3. 饮食调养 此乃改善全身状况的一个重要措施，应予重视。应给予可口、易消化、富有营养的食物，如乳类、蛋类、鱼类、新鲜蔬菜、水果等。有选择的补充维生素。贫血明显者应及时予以治疗。

4. 西药抗结核 抗结核药的应用应遵循早期、适量、规律、全程、联合的原则。经常使用的有异烟肼、利福平、乙胺丁醇、链霉素、对氨基水杨酸、卡那霉素。为避免耐药性的产生，以 2～3 种抗结核药联合应用为佳。在用药过程中应特别注意药物的毒副反应。膝、肘、手、足等中小关节结核可用药 1 年左右，而髋、骶髂及脊柱等大关节结核则需用药 2 年左右。开始治疗和手术治疗前后适当集中给药，顿服（一次用药）较分次服用好，而且副作用差别不大。目前临床上多用短程化疗治疗 6～9 个月，异烟肼、利福平、吡嗪酰胺和链霉素是短期抗结核的主药。

（二）外治法

1. 中医治疗 初期用回阳玉龙膏、阳和解凝膏掺桂麝散，局部外敷。中期寒性脓肿形成，积脓甚多者，可行穿刺抽脓。如脓腐状若黏痰败絮，抽不出脓液时，可行手术清除，置入抗结核药，缝合切口，加压包扎。后期脓肿外溃或窦道形成，可选用五五丹、七三丹、八二丹药线插入引流。如脓水将尽，改掺生肌散，促其收口。如窦道久不愈合，或形成瘘管，或脓腐难脱落者，用三品一条枪或白降丹药线，插入疮口内以化腐蚀管。或行手术切除窦道或瘘管。

2. 脓肿穿刺 脓肿穿刺不仅是一种重要的诊断，也是治疗措施之一。进针处应在脓肿周围正常皮肤和软组织处，不宜在脓肿范围内或皮肤发红或最薄弱处垂直进针，穿刺针不要直接进入脓腔，而应将皮肤稍推开再刺入脓腔（即间接刺入法），以免穿刺后针刺孔流脓，发生混合感染。

3. 局部注射 局部注射具有药物直达患处和全身反应小的优点，常用于单纯滑膜结核和手、足单纯骨结核。常用药物为异烟肼，有时与链霉素合用，每周 1～2 次，3 个月为 1 个疗程。

（三）手术治疗

骨关节结核患者，大多是气血亏虚，正气不足，应尽量应用非手术治疗。但是有下列手术指征时，亦应及时手术，以免延误病机。

1. 手术指征

（1）病灶内有较大死骨，不能自行吸收者。

（2）病灶内或其周围有较大脓肿，不能自行吸收者。

（3）单纯滑膜结核，经非手术治疗 1～2 个疗程无效者。

（4）单纯骨结核，有穿破到关节内的可能。

（5）晚期全关节结核，久治不愈，有严重功能障碍。

（6）脊柱结核有脊髓压迫，出现截瘫症状。

（7）经久不愈合的窦道或瘘管。

2. 手术禁忌证

（1）活动期骨、关节结核，全身症状明显者。

（2）有活动性肺结核、肠结核、肾结核等及心、肝、肺、肾功能有损害者。

（3）全身情况不良，不能耐受手术者。

（4）患者年龄过大或过小，行脊柱、髋关节等较大部位手术应慎重。

3. 手术方法　最常用的是病灶清除术。对于局部病变已静止，但有严重畸形，功能障碍者，可行矫形手术，或植骨融合术，或关节置换术。手术前需要抗结核药物治疗2~3周后方可进行手术。

（四）休息和制动

卧床休息，使机体代谢降低，消耗减少，有利于机体的恢复，局部制动，使病变部位活动减少，负重减轻，既可减少疼痛，又能防止病变的扩散，有利于组织的修复。休息以卧板床为主，患肢可用皮肤牵引或骨牵引，或用夹板、石膏托、支架制动，临床上多用于关节结核急性发作期，疼痛和痉挛比较严重的患者。预防压疮的发生，若已发生应积极治疗。

 知识链接

据史料记载，在埃及河掘出的"木乃伊"上，发现有骨结核的痕迹，这证明早在公元前5000年，结核菌就已经存在。我国湖南长沙马王堆汉墓中出土的女尸（公元前168年），经X线检查发现其肺部有结核钙化病灶，这说明当时的贵族成员已受结核病侵害。骨结核主要继发于肺结核或消化道结核。结核杆菌分为人型、牛型、鼠型及鸟型四种，人型从呼吸道传染，牛型从胃肠道发病。

第二节　骨关节结核

骨、关节结核以脊柱结核最为多见，约占40%。四肢关节结核则以髋、膝关节结核最多。

一、脊柱结核

脊柱结核又称脊柱痨、龟背痰。在整个脊柱中，以腰椎发病率最高，其次为胸椎，继之为胸腰段和腰骶段，颈椎、颈胸段、骶尾椎较少。病变99%在椎体，1%在椎弓。

【病因病理】

由于先天肝肾不足，后天失养，风寒湿邪侵袭，流注脊背而发病。脊柱结核是继发性病变，椎体的松质骨多，营养血管又多为终末动脉，细菌容易滞留，是脊柱结核的发病基础。

结核杆菌一旦侵入脊椎，破坏骨质，其初发病灶99%在椎体（称为椎体结核），1%在椎弓（称为椎弓结核）。椎体结核又可分为中心型、边缘型和韧带下型三种。

中心型结核，多见于儿童，以胸椎病变为多。病灶在椎体的中央，以骨质破坏为主，发展较快，常形成游离死骨，死骨吸收后，形成空洞，空洞内充满脓液、死骨、肉芽或干酪样物质，形成广泛的椎旁脓肿。

边缘型结核多见于成人，以腰椎病变为多，病灶在椎体的边缘（多数在椎体前缘和前纵韧带下的椎间盘），以溶骨性破坏为主，很少形成大块死骨或无死骨，椎体的破坏和塌陷不如中心型结核明显。

韧带下型结核少见。病灶主要累及椎旁韧带,早期很少侵犯椎体和椎间盘,但常有椎旁脓肿形成。

椎体结核因骨质破坏、塌陷,脊柱多出现后凸畸形(图5-5);结核病灶所产生的寒性脓肿,有的在其附近,有的流窜他处,亦可向体外或胸腹腔内脏器(如肺、肠、膀胱等)穿破,形成窦道或瘘管,造成混合感染。脊柱结核,约90%病例的椎体病变仅在一处。约10%的椎体病灶在两处或两处以上,每处病灶之间,有比较健康的椎体或椎间盘隔开,这种情况称为跳跃型病变。

脊柱结核可并发截瘫,其中椎体结核引起截瘫的发生率为10%左右,椎弓结核的发生率约25%。

【临床表现与诊断】

本病多见于儿童和中青年。临床上可分三期辨证。

初期起病缓慢,症状不显著,患处仅有隐隐酸痛,常不引起重视继而出现少气无力,全身倦怠,夜间疼痛明显,脊背肌肉僵硬,脊柱活动不利,动则疼痛加剧,舌质淡红,苔薄白,脉象沉细。

中期则受累部位逐渐肿起,出现寒热交作,潮热盗汗,失眠,纳差,舌质红,少苔或无苔,脉沉细数。

后期窦道形成,时流稀脓,或夹有豆腐渣样(干酪样)物质,久则疮口陷凹,周围皮色紫黯,经久不愈。全身症状可表现为精神萎靡,面色无华,肌肉萎缩,日渐消瘦,心悸失眠,盗汗日重,舌质淡红,苔少,脉细或虚大。此属元气虚弱,气血两亏;若午后潮热,口燥咽干,食欲减退,咳嗽痰血,舌红少苔,脉象细数,则属阴虚火旺。

脊柱不同部位结核病变临床表现不尽相同:

颈椎结核:比较少见(图5-6),以颈5、6的发病率较高,颈部僵直、疼痛和活动受限为主要症状。寒性脓肿常见于咽后壁,椎体破坏严重的,可见后突畸形。咽后壁脓肿大的,可阻碍呼吸道,患者张口喘气,睡眠时鼾声很大。X线显示生理弧度改变,椎体破坏,椎间隙狭窄或消失,椎前软组织阴影增厚。

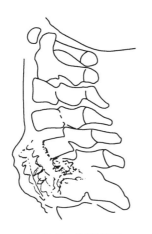

图5-5 椎体破坏

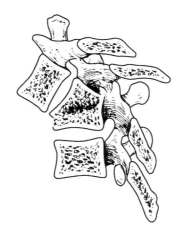

图5-6 颈椎结核合并畸形和咽后壁脓肿

胸椎结核:比较常见,背痛和局限性后突是最早的症状和体征。病变刺激神经根则引起肋间神经痛。寒性脓肿多位于椎旁,其后凸畸形状如驼峰,龟背。X线显示胸椎后突增加,椎体破坏,椎间隙狭窄或消失,椎旁阴影增大(图5-7)。

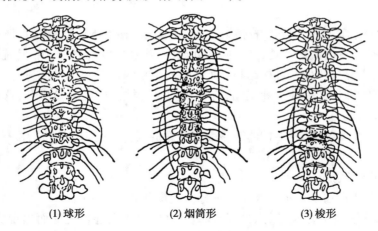

(1) 球形　　　　　　(2) 烟筒形　　　　　　(3) 梭形

图5-7　胸椎旁脓肿类型

腰椎结核:发病率最高,最常见的症状是腰痛,腰部强直,俯仰不利,拾物试验阳性。寒性脓肿常见于两侧髂窝、腰三角或大腿上部,脓肿偶可穿入腹腔或肠管。X线片可见腰大肌阴影增宽;椎体破坏,椎间隙变窄或骨密度不均。

合并截瘫的患者则出现脊髓神经受压的症状与体征,一般先出现运动障碍和感觉异常,后出现括约肌功能障碍。

实验室检查:脊柱结核的活动期,红细胞沉降率多增快。白细胞计数及分类正常或稍多。常有轻度贫血。混合感染时,则白细胞明显增多。脓培养在未经治疗者,结核杆菌阳性率为70%左右。病理检查可发现典型病变。

综合病史、症状、体征、X线和实验室检查,一般能得出较为正确的诊断,但确诊须靠细菌学和病理学检查。

【治疗】

（一）内治法

1. 休息、营养与对症疗法　病变活动期一般应卧硬板床休息6～12个月,避免病变扩散和截瘫发生。病变虽已静止但脊柱尚不够稳定的,应采取制动措施,控制脊柱活动,加强饮食调养,并给予维生素B、维生素C和鱼肝油。贫血者可给予铁剂、叶酸、维生素B_{12}等;严重贫血的可间断少量输血,并给予贫血饮食。对截瘫患者应加强护,预防压疮和其他并发症出现。

2. 药物治疗　参见本章概述部分。

（二）外治法

局部制动,应采取制动措施,控制脊柱活动,根据部位选用石膏领、颈托、石膏背心、石膏围腰、皮质围腰或支架等保护6～12个月。

（三）手术治疗

行病灶清除术,即将病灶部位的死骨、脓肿、干酪样的物质、肉芽组织及坏死的椎间盘彻底清除。术前应用抗结核药物2～4周;有混合感染者应给予有效抗生素;积极改善患者的心、肺、肝、肾功能;改善营养状况,提高患者抵抗力。手术方式应根据病变部位的局部解剖,采取不同的手术途径。手中过程中应保护脊髓,切勿误伤,甚至轻微震荡均可加重截瘫程度。术后应保持脊柱的稳定性,根据情况选择适当的植骨融合术。

二、髋关节结核

髋关节结核,发病率占全身骨关节结核的第 2 位,仅次于脊柱结核,一般为单侧发病。患者多数为 10 岁以下的儿童。男性比女性稍多。

【病因病理】

先天禀赋不足,后天营养不良,导致正气虚弱,是容易感染结核菌的内在基础。加之筋骨劳损或风寒客于关节等外因,均为结核菌滞留繁衍提供了有利条件。一旦机体在正邪抗争中,正不胜邪,则邪毒日盛而腐筋蚀骨,遂发本病。

临床上以全髋关节结核最多,单纯滑膜结核次之,单纯骨结核最少。单纯滑膜结核很少形成脓肿、窦道,而单纯骨结核易形成脓肿,故单纯骨结核大多数易发展为全关节结核。结核所产生的脓液向邻近组织流注形成脓肿,脓肿破溃后形成窦道,有时因混合感染而形成慢性骨髓炎。

【临床表现与诊断】

1. 初期　常无明显症状,或有轻度低热,开始时局部疼痛比较轻微,以后日渐加重,儿童对疼痛部位的定位能力较差,常诉膝痛,易感疲劳。跛行在单纯性结核时较轻,全关节结核时较重。体检时,可发现患髋不能过伸,亦不能完全屈曲,或见患侧下肢略长。早期 X 线片两侧髋关节对比,可发现患侧滑膜肿胀,髂骨、股骨上端骨质疏松,骨小梁变细,骨质变薄等骨质破坏现象。

2. 中期　午后低热,精神萎靡,消瘦,纳差,盗汗,舌红苔少,脉象细数,出现全身消耗性疾病虚弱症状。体检可见股三角和臀部饱满,有压痛,患髋活动受限,不能完全伸直,Thomas征阳性。实验室检查红细胞沉降率增快。X 线片显示常见髋臼及股骨头的外上方及邻近髋骨破坏。

3. 后期　全身虚弱症状进一步明显。体检时患髋呈屈曲内收挛缩,功能严重障碍,臀部肌肉萎陷,患肢长度缩短,若寒性脓肿穿溃皮肤,可形成窦道。合并病理性脱位时,则出现髋关节后脱位体征。后期 X 线片显示髋关节完全破坏,或伴有脱位;成人股骨头面与髋臼模糊不清,关节间隙变窄。

本病应与暂时性滑膜炎、股骨头无菌性坏死、化脓性髋关节炎、骨性关节病相鉴别。

【治疗】

(一) 初期

1. 内治法　抗结核治疗同时,内服用阳和汤加减,为期 4~5 周。

2. 外治法　回阳玉龙膏掺桂麝散或阳和解凝膏局部外敷。

3. 卧床休息,患肢做皮肤牵引制动,注意饮食调养。

(二) 中期

1. 内治法　继续抗结核治疗,可同时服用清骨散合六味地黄汤。

2. 外治法　如寒性脓肿较大,可行穿刺抽脓,吸尽脓液后,注入链霉素 1g,或异烟肼100mg,加压包扎。开始每周 1~2 次,后视积脓情况,如抽不出脓液,坏死组织败絮黏稠者,可行病灶清除术,行穿刺术时应严格执行无菌操作,以免导致混合感染。

3. 患肢行骨牵引制动,并加强营养。

（三）后期

1. 内治法 以抗结核为主，中西药合用。祛邪与扶正相结合，详见概论。同时施行必要的对症支持治疗。

2. 外治法 可按患者的年龄，关节结核的病理不同情况处理。可行病灶清除或单纯性的滑膜切除术，或在病灶清除后将关节融合在功能位置。

复习题思考题：

1. 简述骨关节结核的病因。

2. 举例说明骨结核的临床表现和治疗。

3. 对于骨关节结核的外治法有何新的见解？

（朱玉辉　邓海宁　谢　强）

第六章　骨关节痹证

学习要点

1. 骨关节痹症相当于西医学非化脓性关节炎一类疾病,临床以骨节疼痛、重着、麻木、肿胀、屈伸不利,甚至畸形、失用为主要表现的一类疾病。致残率较高。

2. 掌握类风湿关节炎、强直性脊柱炎、痛风性关节炎、创伤性关节炎的病因病理、临床表现与诊断、鉴别诊断。

3. 骨关节痹症中医药治疗疗效显著。

第一节　概　　述

骨关节痹证是指人体正虚、风寒湿邪稽留经络,而发生肌肉关节疼痛、肿大、麻木、重着、屈伸不利,甚则畸形、失用为主要表现的一组疾病。有行痹、痛痹、着痹、热痹之分。西医学中的风湿性关节炎、类风湿关节炎、强直性脊柱炎、痛风及创伤性关节炎等都可归于此类疾病,属非化脓性关节范畴。

【病因病理】

此类疾病病因复杂,有来自关节病本身,有伴有全身性疾病,也有继发于关节周围组织疾病。

中医认为骨关节痹证的发生为风寒湿热之邪乘虚侵袭,引起气血运行不畅,日久形成瘀痰而阻滞经脉,聚于骨节、经络、肌肉发病。主要体现在正虚、邪盛及痰瘀阻滞三个方面;病久气血耗损则引起气血亏虚、肝肾不足;经久不愈则导致脏腑痹证,使病情更为严重而成顽疾。

【临床表现与诊断】

1. 临床表现　这类关节炎发病一般比较缓慢,呈渐进性加重或不规则发作,症状多以关节疼痛、肿胀、活动受限,甚则畸形、失用等为主。部分患者开始可能有发热、出汗、口渴、咽痛等全身不适症状,继之出现骨关节症状。急性发作期间,部分患者可见隐疹或皮下结节等。

2. 实验室检查　主要是血象、类风湿因子及免疫学等检查,血清及尿中尿酸检查,关节液细菌及生化检查。

3. X线检查　排除其他疾病,帮助确诊。

4. 关节镜检查　主要借助它可以直视关节腔内部组织如关节滑膜、软骨、半月板与韧带,另可切取滑膜组织行病理检查。

【治疗】

主要是对症治疗,消除病因,综合处理,防止和矫正畸形。

（一）内治法

因痹证是由于感受风、寒、湿、热之邪所致,故应遵循祛风、散寒、除湿、清热、舒筋通络等治疗原则,后期还应适当配合滋养肝肾及补益正气之品。

1. 风寒湿痹

（1）行痹:肢体关节酸痛,游走不定,痛无定处,关节屈伸不利,或有恶寒发热,舌苔薄腻,脉浮。

治则:祛风通络,散寒除湿。

方药:防风汤加减。酸痛以上肢关节为主者,可选加羌活、白芷、威灵仙、姜黄、川芎等;下肢关节为主可选用杜仲、独活、牛膝、防风等;以腰背关节为主者,可选加杜仲、桑寄生、淫羊藿、巴戟天、续断等;若见关节肿大,苔薄黄,以桂枝芍药知母汤加减。

（2）痛痹:肢体关节,疼痛较剧,痛有定处,得热痛减,遇寒痛增,局部皮色不红,触之不热,舌苔白,脉弦紧。

治则:温经散热,祛风除湿。

方药:乌头汤加减。

（3）着痹:肌肤麻木,肢体关节酸楚,痛处固定不移,舌苔白腻,脉多浮缓。

治则:除湿通络,祛风散寒。

方药:薏苡仁汤加减。如风寒湿偏盛不明显者,可用蠲痹汤加减;如关节肿痛明显者可加萆薢、木通、姜黄利水通络;如肌肤麻木不仁,可酌加海桐皮。

2. 风湿热痹 关节疼痛,局部灼热红肿,得冷稍舒,痛不可触,常可累及一个或数个关节,并兼有发热、恶风、口渴、烦闷等全身症状,苔黄燥,脉滑数。

治则:清热通络,祛风除湿。

方药:白虎桂枝汤加味或宣痹汤施治。皮肤有红斑者,可酌加牡丹皮、生地、赤芍;如发热口渴、游走性疼痛,加葛根、连翘;下肢肿甚者加防己、木通;寒热夹杂者加桂枝、白芍等。

3. 气血亏虚 骨关节痹证日久,反复发作,骨节酸痛,时轻时重,屈伸不利,稍劳或遇寒则加重,或见骨节畸形,伴面黄少华,心悸乏力,自汗畏风,肌肉瘦削或肢麻,舌淡嫩,苔白或无苔,脉细弱。

治则:益气养血,祛邪通络。

方药:黄芪桂枝五物汤、独活寄生汤或四物汤等加减。

4. 脾肾阳虚 骨关节日久不愈,骨节疼痛,关节僵硬或畸形,骨重不举,肌肉萎缩,面色无华,体寒肢冷,腰膝酸软,纳少便溏,舌淡白,脉沉弱。

治则:温阳健脾,益肾通络。

方药:真武汤加减。如脾气虚者,加黄芪、党参;肾阳虚者加桂枝、干姜等,痹痛明显者加制乳没、五灵脂等。

5. 肝肾阴虚 骨关节疼痛,僵硬,关节变形,行走不利,四肢痿软无力,双目干涩,心烦失眠,头晕耳鸣,盗汗遗精,舌红苔少或薄黄,脉弦细数。

治法:滋补肝肾,通络止痛。

方药:六味地黄汤加减。如腰膝酸软明显加当归、白芍、桑寄生、五加皮、怀牛膝等;如骨节畸形者加穿山甲、地龙、蜈蚣等。

6. 痰瘀阻滞 骨关节病延日久,疼痛剧烈,痛处不移,强直畸形,肌萎筋缩,关节肿大,屈伸不利,肤色紫黯或有瘀斑,舌暗或有瘀斑,苔白腻,脉弦涩或滑。

治法:活血化瘀,通络止痛。

方药:身痛逐瘀汤或桃红饮加减。

7. 瘀血阻络　关节疼痛剧烈,痛如针刺刀绞,痛点固定不移,皮肤紫黯,肌肤甲错,日久关节僵硬畸形,舌质紫黯,有瘀斑,苔白或黄,脉涩。

治则:活血化瘀,通络止痛。

方药:化瘀通痹汤加减。如气血虚者加黄芪、白芍、何首乌等;寒凝者加细辛、制川乌、威灵仙等;痰浊者加半夏、桔梗、白芥子等。

（二）外治法

1. 中药　可应用风湿膏、祖师麻膏、狗皮膏、万应膏等敷贴患处。

2. 针灸治疗　以局部取穴为主。下颌关节取下关、合谷、风池穴,脊柱关节取相应夹脊、委中、大椎穴;肩关节取肩髎、肩髃、合谷穴;肘关节取阳池、中泉、大陵、八邪穴。膝关节取阳陵泉、梁丘、鹤顶穴;踝关节取解溪、丘墟、太溪穴;趾关节取八风穴。此外,还可应用皮肤针轻叩、拔火罐、艾灸等方法治疗。

3. 推拿按摩　伴有明显关节功能障碍者,可在躯干上下肢关节行屈伸、旋转（图6-1）、搓揉（图6-2）及捋顺（图6-3）等手法;有轻微关节功能障碍者,可采用骨友灵、按摩乳、茴香油等按揉局部,或配合应用舒筋法（图6-4）。

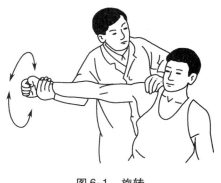

图6-1　旋转

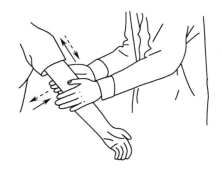

图6-2　搓揉

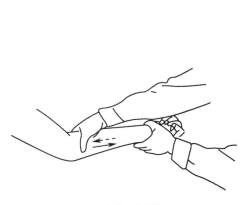

图6-3　捋顺

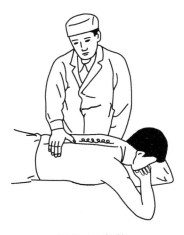

图6-4　舒筋

4. 手术治疗　早期主要行滑膜切除术和关节清理术,减少关节液渗出,预防性保护关节软骨和骨组织,改善关节功能;晚期以矫正畸形为主,主要方法有截骨术、关节融合术、关节成形术或关节置换术。

（三）预防与护理

室内应空气新鲜,光线充足,饮食宜清淡富有营养,注意避风寒,防潮湿,并积极预防感冒。急性期需注意休息,缓解期应加强功能锻炼,达到减轻疼痛和僵硬,防止畸形的发生。鼓励患者树立信心,战胜疾病。

第二节　风湿性关节炎

风湿性关节炎是一种因风寒湿邪侵犯关节而发生的、慢性且反复急性发作的全身性胶原组织炎症性疾病。其主要特征为关节疼痛（痛无定处）、肿胀、屈伸不利等。主要以心脏和关节受累最为明显,是风湿病的主要表现之一。发病年龄多在 20～45 岁,女性多于男性。

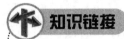

知识链接

《金匮要略·痉湿暍病脉证治》:"风湿相搏,骨节疼烦掣痛,不得屈伸,近之则痛剧,汗出短气,小便不利,恶风不欲去衣,或身微肿者,甘草附子汤主之。"

【病因病理】

中医学认为正气不足为发病的内在因素,而感受风、寒、湿之外邪为引起本病的外在因素,主要病机为经络阻滞、气血运行不畅。由于外邪侵犯的情况不同,故临床上又有行痹、痛痹、着痹之分。

本病的真正发病原因迄今不明,临床及免疫学等方面都支持溶血性链球菌感染与风湿病的发病有关。本病的主要病理改变是滑膜及周围组织的水肿,关节液中纤维蛋白渗出,但活动期过后不留有关节畸形。

【临床表现与诊断】

本病是风湿热的一个症状,除具备风湿性关节炎的典型症状外,还应有风湿病的全身多种表现。

1. 关节病变　表现为游走性关节炎,多由一个关节转移至另一个关节,常对称累及膝、踝、肩、腕、肘、髋等大关节,局部呈红、肿、热、痛的炎症表现,但不化脓,无畸形和关节强直,常反复发作。

2. 其他病变　发病前 1～3 周约半数患者有咽峡炎或扁桃体炎等上呼吸道病史。皮肤表现为环形红斑和皮下结节。儿童风湿性关节炎患者有 65%～68% 伴风湿性心肌炎,风湿性心肌炎是最严重的伴发症。

3. 实验室检查　白细胞计数增高,中性粒细胞稍高,常有轻度贫血。尿中有少量蛋白、红细胞和白细胞。活动期咽拭子培养可呈阳性,血清中抗链球菌溶血素"O"抗体多在 500 单位以上。红细胞沉降率多增快,C-反应蛋白阳性。

4. X 线表现　风湿病伴关节受累时,多无阳性 X 线征。部分患者受累关节显示骨质疏松;有些风湿性心脏病患者的手部 X 线出现掌骨头侵蚀而形成钩状畸形。

5. 诊断依据

(1)主要表现:游走性、多发性关节炎,心肌炎,皮下小结及环形红斑。

（2）次要表现：过去有风湿性关节炎病史，发热，关节痛，红细胞沉降率升高或 C- 反应蛋白阳性，心电图示 P-R 间期延长。

具备两项主要表现或一项主要表现加两项次要表现并最近有溶血性链球菌感染的证据，即可诊断为风湿热，而其中含有关节症状即可诊断为风湿性关节炎。

【治疗】

本病的治疗方案是：消除炎症，保护心脏，控制风湿活动，预防风湿复发，防止形成慢性心瓣膜病。

（一）内治法

1. 西药

（1）清除链球菌感染，用青霉素（penicillin）800 万 U/d，静脉滴注。

（2）抗风湿性治疗：阿司匹林：3～5g/d，分 3 次饭后口服，症状控制后减半用药，维持 6～12 周。糖皮质激素，在伴心肌炎时使用。

（3）免疫抑制剂：多用环磷酰胺。

2. 中药

（1）热邪偏盛者：治则清热解毒、疏风通络。白虎汤加黄柏、黄芩、栀子、桑枝、秦艽、忍冬藤等。

（2）湿热蕴蒸者：治则清化湿热、疏风通络。宣痹汤加黄柏、知母、甘草等。

（3）寒湿偏盛者：治则散寒除湿、祛风通络。独活寄生汤或乌头汤加减。

（4）气阴两虚者：治则补气活血、滋阴通络。生脉散加白术、防风、鸡血藤、防己、木瓜、秦艽、当归、丹参、生甘草。

（二）外治法

1. 一般治疗　活动期应卧床休息 2～4 周，注意保暖，防止寒冷，加强营养和身体锻炼。无风湿性心脏病者，红细胞沉降率正常后即可起床活动；对有风湿性心脏病者，急性期症状消失，红细胞沉降率正常后，仍需继续卧床 3～4 周。预防上呼吸道感染，去除链球菌感染灶，如反复感染的扁桃体应尽早摘除。肿痛的关节应予以适当的保护及固定。

2. 针灸　局部取穴及循经取穴，中强度刺激，每日 1 次，10 次为 1 个疗程。

3. 中药离子透入　可用雷公藤、乌头等作为导入剂。

第三节　类风湿关节炎

类风湿关节炎（简称类风湿，RA）是一种以关节病变为主，能引起肢体严重畸形的慢性全身性自身免疫性疾病。本病常为对称发病，呈慢性过程。早期手、足、腕等小关节游走性疼痛、肿胀、功能障碍；晚期出现关节畸形、僵硬，甚至丧失劳动能力，终致残。据统计，轻型患者约占全人口的 2.5%，重者约占 10%。女性多见，男女比例约为 1∶2.5，16～55 岁多发，本病最终导致的结果以关节强直、功能丧失为主，严重者可导致残废，危及生命者少见。

 知识链接

　　"类风湿关节炎"病名于 1858 年首先由英国医生加罗德使用。

【病因病理】

中医学认为,本病早期疼痛剧烈,故属"痛痹"。脾肾不足,元阳营气虚损,是发病的内因;外感寒湿,邪滞骨节,是本病的外因。正虚邪实,毒滞筋骨,骨蚀筋损,骨节肿痛,畸形强直,功能障碍。病邪由浅入深,由经络及脏腑,可导致脏腑的痹证。

西医学认为本病真正原因不明,可能与感染,过敏,内分泌失调,家族遗传,或免疫因素有关。本病主要先侵犯关节滑膜,继而引起软骨、关节囊、肌腱和韧带等组织病变,是类风湿肉芽组织在关节周围蔓延腐蚀的结果。最后可导致关节脱位和畸形,在关节外主要为皮下结节、血管炎及眼、心、肺等病变。

【临床表现与诊断】

(一)临床表现

1. 发病情况

(1)发病类型:①隐渐性发病:约占70%的患者为此类型,起初,仅少数关节疼痛,无明显肿胀。时轻时重,时好时坏。数周或数月后病情渐重。②急性发病:不超过10%的患者属此型,患者突发高热,全身和局部症状明显。③中间型发病:发病速度和症状轻重介于上述两者之间,约占20%的患者。

(2)发病部位:受累关节常呈对称性,以腕、指、膝、趾等关节最常见,在手指关节中以掌指关节和近侧指间关节最常见,其次为踝、肘、肩等关节,跟骨、颈椎及骶髂关节最少见。

2. 症状　常见的全身主要症状有发热、倦怠、无力、全身肌肉酸痛、食欲减退、消瘦、贫血等。主要的局部症状有关节疼痛、肿胀、功能障碍、晨僵和胶着等。

3. 体征　受累关节红、肿、热、痛等炎症表现,关节活动受限;常继发或原发累及手足的腱鞘和肌腱,腱鞘炎及肌肉和皮肤萎缩;局部淋巴结肿大;交感神经紊乱,如手掌红斑及手掌、足多汗;典型畸形:腕关节尺偏畸形,手指的尺偏、鹅颈或扣眼畸形、足外翻畸形(图6-5、图6-6、图6-7、图6-8)。握力减弱或行走速度减慢,部分患者可查到皮下结节,血管炎等其他关节外结缔组织病损。

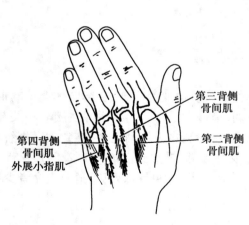

图6-5　引起尺偏畸形的手内在肌

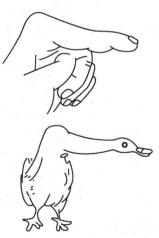

图6-6　鹅颈畸形

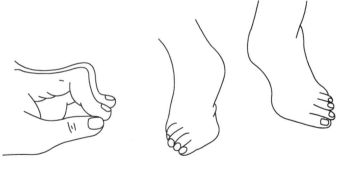

图 6-7　扣眼畸形　　　　　　　　图 6-8　晚期足部畸形

4. 实验室检查　血红蛋白减少,白细胞计数正常或降低,但淋巴细胞计数增加,红细胞沉降率在活动期可加快。血清清蛋白减少,球蛋白增加,清蛋白与球蛋白比例倒置(晚期)。约70%的患者类风湿因子(RF)阳性。关节滑液黏稠度降低,黏蛋白凝固力差,滑液含糖量减少。

5. X 线检查　主要表现为骨骼和软组织的侵蚀。早期可见关节周围软组织肿胀,关节附近有轻度骨质疏松,骨皮质密度降低,骨小梁排列紊乱,关节间隙增宽;以后软骨面边缘骨质腐蚀,关节软骨下有囊状形成,在手足小骨及尺、桡骨远端可见到骨膜新生骨形成。后期关节间隙因软骨面破坏而变狭窄或关节间隙消失,关节呈纤维性或骨性强直于畸形的位置(图6-9)。

（二）诊断

到目前为止,类风湿关节炎的诊断主要依靠患者的临床表现、受累关节的 X 线影像和血清类风湿因子的测定,对整个病情进行综合判断。国际上均以 1987 年美国风湿病学会(ARA)所提出的标准为主要依据。

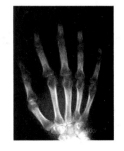

图 6-9　类风湿关节炎

美国风湿病学会(ARA)1987 年的修订标准:

1. 晨僵至少 1 小时(病程≥6 周)。

2. 3 个或 3 个以上关节肿胀(病程≥6 周)。

3. 腕、掌指关节或近端指间关节肿,至少有一个关节肿胀(病程≥6 周)。

4. 对称性关节炎(病程≥6 周)。

5. 类风湿结节。

6. 类风湿因子阳性。

7. 手部 X 线改变,至少有骨质侵蚀或受累关节及其邻近部位有明确的骨质脱钙。

此 7 条满足 4 条或 4 条以上即可诊断为类风湿关节炎。

【鉴别诊断】

1. 风湿性关节炎　多见于青少年,起病急骤,伴高热。病变以侵犯大关节为主,游走性关节红肿,反复发作,发作后不遗留关节畸形。心脏损害较常见,应用水杨酸剂后,疗效迅速而显著。

2. 关节结核　发病年龄较轻,起病缓慢,多为单关节发病,类风湿因子阴性,可伴有其他结核病灶,关节液 PCT-TB 阳性。

3. 痛风 多见于中年男性,症状主要表现在跖趾关节的红肿热痛,也可以趾、跖、踝、膝等单一关节首先发病。初次发作多在夜间,疼痛日轻夜重,血尿酸增高。

【治疗】

目前对类风湿关节炎,尚无根治的良好办法,类风湿关节炎的治疗目的:①让患者了解疾病的性质和病程,增强患者与疾病作斗争的信心,与医生密切配合,主动进行功能锻炼;②缓解疼痛;③抑制炎性反应,消散关节肿胀;④保持关节功能,防止畸形发生;⑤纠正关节畸形,改善肢体功能。

早期以控制症状为主,选用不同药物交替长期使用;对已有明显关节囊破坏者,以关节功能恢复性康复训练为主;晚期在关节病变已静止半年以上,畸形不能手法矫正者,可根据情况选择手术矫正畸形。

（一）支持疗法

包括富有蛋白质及维生素的饮食;针对贫血及骨质疏松,可补充铁剂、维生素 D 和钙剂。关节肿痛严重者还可短暂或间断地使用支架或夹板固定受累关节,既可消肿止痛,又不致引起关节强直。慢性期患者,可适当选用物理疗法或中药外敷、按摩、练功、体操、疗养等。

（二）内治法

1. 中药辨证施治 参考本章概述中医治疗。

2. 雷公藤治疗

适应证:长期使用一线药物,效果不明显,或长期使用皮质类固醇,但效果不佳或已出现不良反应者。

禁忌证:肝肾功能不全、心脏病、高血压、较重贫血、溃疡和过敏体质者。

用法:取雷公藤根,去内外皮,切碎木质 15g 加水 400ml,文火水煎（不加盖）2 小时,取汁 150ml,渣再加水煎,取汁 100ml,混合后分早晚两次服,每日 1 剂,7～10 天为 1 个疗程。疗程之间停药 2～3 天,可用 3～4 个疗程。

3. 西药

（1）一线药物（即首选药物）:①水杨酸制剂:水杨酸钠、阿司匹林;②消炎痛药物:吲哚美辛等;③灭酸类药物:甲芬那酸、氟天酸、氯芬那酸、甲氯芬那酸、吡罗昔康等;④丙酸类药物:布洛芬等;⑤吡唑酮类药物:保泰松羟基、保泰松、瑞比林;⑥苯乙酸类药物:阿氯芬酸（alclofenac）等。

（2）二线药物:①金制剂:硫代苹果酸金钠、硫代葡萄糖金钠等;②抗疟类:氯喹、羟氯喹等;③D-青霉胺;④左旋咪唑。

（3）三线药物:该类药物属免疫抑制剂,亦称为细胞毒或细胞稳定药。如硫唑嘌呤、环磷酰胺、甲氨蝶呤等。

（4）肾上腺皮质类固醇和垂体促肾上腺皮质激素:①皮质类固醇:地塞米松、可的松、氢化可的松、泼尼松、泼尼松龙;②促肾上腺皮质激素（ACTH）。本类药长期服用后,不良反应颇多,而且停药困难,所以该药的临床使用受到一定的限制。

（三）外治法

1. 中药 可用狗皮膏等敷贴,或可用骨科腾洗药、风伤洗剂等熏洗,用活络水等外擦。

2. 针灸治疗 可用皮针按病取穴,经穴相配,循经弹刺,做到远近结合,中、轻弹刺激结合,以皮肤充血为度。每日 1 次,15 次为 1 个疗程。

3. 理筋疗法 局部肿痛者可选用点穴镇痛及舒筋手法,关节活动不利、功能障碍者可选用活节展筋手法。

4. 物理疗法　可在患处用1%雷公藤或2%乌头直流电导入及放射性核素疗法、激光疗法、热水浴等。

（四）手术疗法

1. 适应证

（1）早期疼痛较剧、功能障碍非手术治疗18个月无效者。

（2）晚期严重畸形,功能障碍者。

2. 术式

（1）滑膜切除术:适用于活动性滑膜炎非手术治疗关节肿痛仍甚者。

（2）关节清理术:适用于慢性滑膜炎已有软骨和骨质破坏者。

（3）肌腱延长和关节囊切开术及截骨术:适用于关节畸形严重,尚有一定活动功能者。

（4）截骨术:适用于病变已稳定,关节尚有一定活动度但畸形明显者。

（5）关节融合术:适用于关节严重破坏者。

（6）跖趾关节切除术:适用于足趾关节畸形,影响穿鞋、行走者。

（7）人工关节置换术:适用于关节破坏严重,关节僵直者,但并发症多,须慎重。

【预防与调护】

1. 避免寒、凉、潮湿的生活、工作环境。劳逸结合,避免过劳,加强体质锻炼。

2. 川乌等辛燥之品需久煎,不宜久服,中病即止。

第四节　强直性脊柱炎

强直性脊柱炎是以侵犯脊柱各关节为主,慢性多关节性炎症。属中医痹证、腰痛范畴。其特征是从骶髂关节开始,逐步上行性蔓延至脊柱关节,造成各关节骨性强直、韧带钙化,很少波及四肢小关节。本病北方较多,南方较少,多见于15～30岁的青、壮年男性,男女比例为10:1。目前公认该病属于结缔组织血清阴性疾病。

 知识链接

《素问·长刺节论》:"病在骨,骨重不可举,骨髓酸痛,寒气至,名曰骨痹。"

【病因病理】

（一）病因

中医学认为本病的发生是由于风、寒、湿、热侵袭,先天不足,肾精亏虚,督脉失充,筋骨失养而发病。西医学对本病的发生原因尚未完全清楚。目前认为本病是在遗传基础上,兼受感染、损伤等因素,导致异常的免疫反应而发病。

（二）病理

本病的病理改变早期与类风湿关节炎相似,都是以增殖性肉芽组织为特点的非特异性滑膜炎。但晚期却不同,表现出滑膜肥厚和关节软骨面的腐蚀破坏性较轻,病变倾向于侵及韧带的附着处,致使骨质明显增生,关节囊和韧带的骨化突出,加之关节软骨的钙化和骨化,极易发生关节骨性强直。强直性脊柱炎病变也可发生在关节外,如心脏、心肌、瓣膜和心脏传导系统及肺、肾等。

【临床表现与诊断】

（一）临床表现

1. **症状** 本病约80%为隐渐性发病。患者初期表现为下腰部、臀部疼痛、僵硬、行走不适,可为单侧或双侧;初时为间歇性疼痛,以后发展为持续性、严重性疼痛,患者夜间痛剧。有时骶髂关节疼痛反射到坐骨神经,可出现一侧或两侧坐骨神经痛。早期病变局限于骶髂关节和下腰部,逐渐蔓延至胸椎、颈椎,称为"上行性扩展"。少部分女性患者病变始于胸椎,再下行到腰椎和骶髂关节,称为"下行性扩展"。病变累及胸椎后,可引起胸痛、胸椎活动受限、胸廓呼吸运动减小、肋间神经痛等症状。为了减少疼痛,患者常采取脊柱前屈姿势,日久可形成固定的驼背畸形。

2. **体征**

（1）脊柱僵硬及姿势改变:多数患者早期出现腰椎生理前凸减小,活动受限。晚期脊柱僵硬,活动完全丧失,脊背呈板状固定,严重者驼背畸形。

（2）胸廓呼吸运动减少:胸廓呼吸运动受限是本病的一个重要体征。一般认为胸廓周径的扩张度少于3cm者为阳性。

（3）骶髂关节检查:挤压或旋转骶髂关节时出现疼痛,是早期骶髂关节炎的可靠体征。常用的检查方法有:骨盆分离试验、骨盆侧压试验、骶骨下压试验、床边试验(Gaenslen检查法)。

（4）周围关节检查:髋关节可单侧或双侧受累,早期疼痛和肌肉痉挛可影响行走,后期可出现关节屈曲挛缩、内收、外展或旋转畸形,活动受限,最后强直;膝关节早期肿胀,浮髌试验阳性,晚期出现屈曲挛缩畸形,也可强直。

（5）肌腱附着点体征:大转子、坐骨结节仅有局限性压痛,跟骨结节除压痛外还有红、肿、热等表现。晚期因骨质增生,可见到或触及局部粗大骨性畸形。

3. **关节外表现** 强直性脊柱炎除关节病变外,还可有心脏病变、肺部病变、虹膜炎、神经系统病变和泌尿系统病变等,严重者脊髓损伤或压迫而造成瘫痪。

4. **实验室检查** 本病的实验室检查无特异性。在病变的早期和活动期可有红细胞沉降率增快,人类白细胞抗原B27(HLA-B27)多为阳性(阳性率达95%以上)。

5. **X线检查**

（1）骶髂关节:骶髂关节改变是诊断本病的主要依据之一。早期关节边缘模糊并可致密,关节间隙增宽;中期关节间隙变窄,关节边缘骨质腐蚀与增生并存,呈锯齿状,髂骨侧致密带增宽;晚期关节间隙消失,关节骨性强直。

（2）脊柱:脊柱的X线改变出现在病变的中晚期。可见椎间盘纤维环骨化,可呈竹节样脊柱融合;关节突关节由腐蚀到骨性强直;椎体附近的韧带骨化;脊柱畸形,主要为生理弯曲的改变;椎弓和椎体的疲劳骨折及寰枢椎的半脱位等。（图6-10）

（3）髋膝关节:早期骨质疏松,以后关节间隙狭窄、关节面破坏,髋臼外上缘韧带骨化、髋臼内陷、骨盆变形。晚期关节间隙消失、骨性强直于各种畸形位置。

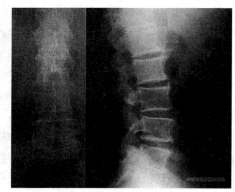

图6-10 强直性脊柱炎

（二）诊断

典型的病史、体征、实验室检查和 X 线检查是诊断的重要依据。HLA-B27 试验是诊断的重要检查。骶髂关节炎的体征及 X 线显示的特点对诊断意义重大。

1968 年纽约会议制定的临床诊断标准一直沿用至今：

1. 各平面的腰椎活动完全受限（前屈、后伸、侧弯）。

2. 胸腰段或腰椎过去痛过，现在仍痛。

3. 在第 4 肋间测量，胸廓扩张度等于或少于 2.5cm。

肯定诊断：①重度双侧骶髂关节炎加上上述至少一条临床指标；②重度单侧或轻度双侧骶髂关节炎加上第一或第二、第三个临床指标。

可疑诊断：仅有轻度的双侧骶髂关节炎而无临床指标。

【鉴别诊断】

1. 类风湿关节炎　类风湿关节炎在疼痛、晨僵、红细胞沉降率加快等方面易与强直性脊柱炎相混。类风湿关节炎主要侵犯四肢关节，女性多发，关节红肿，反复发作。X 线以骨质疏松为主，病变累及骶髂关节时，常为单侧，无强直改变。HLA-B27 阴性，类风湿因子阳性。

2. 致密性骨炎　致密性骨炎常表现骶髂关节、下腰部疼痛，发病者多为青壮年女性、经产妇。仅表现骶部疼痛，症状较轻，无夜间疼痛及晨僵。HLA-B27 阴性。X 线髂骨一侧改变，骨质致密，硬化带边缘整齐与正常骨质界限清楚，关节间隙正常，脊柱 X 线正常。

【治疗】

本病目前尚无根治良方，但积极妥善的治疗可以达到减轻疼痛、减少病残、预防畸形和改进功能的目的。

（一）内治法

1. 中药辨证施治　参考本章概述部分。

2. 西药　西药治疗主要是缓解疼痛、减轻症状，目前一线首选药物阿司匹林，主要用于轻型患者，另外还可选用保泰松、吲哚美辛等。金制剂和抗疟药物对本病无效。抗风湿药不能控制症状的患者可选用皮质类固醇和 ACTH，但不宜常规、长期使用。但肾脏病、心脏病、高血压及溃疡病者禁用。

（二）外治法

1. 保持良好的身体姿势　日常生活中，站立、坐位要腰背挺直，身体重心居中。睡眠时卧硬板床。

2. 关节功能锻炼　以主动运动为主，被动运动为辅的进行颈、胸、骶各节段诸方向运动，以疼痛能忍受的程度为限。

3. 支架　采用适当的支架可预防脊柱和关节畸形。术后患者使用支架可保持矫正后的位置。

4. 按摩疗法　可达到疏通经络，增加关节运动和改进肌肉、皮肤营养状态的作用。

5. 针灸治疗　可选择的穴位有：大椎、身柱、脊中、命门、肾俞、腰俞、阳关等穴。

6. 放疗　脊柱、骶髂关节进行深部 X 线照射，可减轻疼痛，缓解肌肉痉挛。

（三）手术治疗

经保守治疗无效者可配合手术治疗，以挽救和改善关节功能。早期可做滑膜切除术；中期可行关节清理；晚期患者可行关节松解术、截骨术、关节融合术、关节成形术或人工关节置换术,严重驼背畸形者可行腰段脊柱截骨成形术。

【转归及预后】

多数患者经恰当治疗后,病变局限、症状缓解,预后良好。少数患者出现脊柱畸形,但经矫正后,获得接近正常人的生活。只有强直性脊柱炎累及髋关节者,预后较差,髋关节功能明显受限,需进行人工关节置换。最严重的后果是颈椎受累后,合并骨折可造成患者死亡。因晚期患者病情难以逆转,故治疗的关键是早诊断、早治疗。

第五节　痛　风

痛风是由于嘌呤代谢紊乱致使尿酸盐沉积在关节囊、滑囊、软骨、骨质、肾脏、皮下及其他组织中引起相应病损及炎性反应的一种全身性疾病。以血中尿酸盐增高和痛风石形成为特点,本病分为原发性痛风和继发性痛风,好发于 30~50 岁的男性。

 知识链接

> 元·朱丹溪《格致余论·痛风论》云:"彼痛风者,大率因血受热已自沸腾,其后或涉冷水,或立湿地,或扇取凉,或卧当风。寒凉外抟,热血得寒,污浊凝涩,所以作痛。夜则痛甚,行于阴也。治法以辛热之剂。"

【病因病理】

中医学认为,痛风是由于先天不足,脾肾功能失调,湿浊瘀阻流注关节经脉,气血运行不畅所致。

西医学认为痛风是因嘌呤代谢紊乱,引起尿酸盐沉积在组织内而发病。主要病理变化为尿酸盐沉积在关节、滑囊等组织,引起局部组织坏死及纤维组织增生,在关节病变中,尿酸盐首先沉积于骨端松质骨的关节囊附着处,以后在软骨和软骨下骨质中都出现类似的尿酸盐沉积。尿酸盐沉积在关节内,则引起滑膜的急性炎症反应,日久则滑膜增生、肥厚、软骨面变薄消失、骨端吸收破坏、边缘骨质增生,形成纤维性强直。尿酸沉积多的就在局部形成痛风石。

【临床表现与诊断】

(一)临床表现

1. 无症状期　仅有血尿酸增高,又称为高尿酸期,此期可历时数月或数年,有 1/3 的患者将出现以后的关节症状。

2. 急性关节炎期　发病急骤,多夜间突发,患者因受累关节剧痛而惊醒,常累及踇趾的跖趾关节,其次为足背、足跟、踝、膝等关节。受累关节局部明显红肿、发热、压痛及活动受限,全身出现高热、头痛、心悸、疲乏和厌食等症状。首次发作一般持续 3~11 天,以后完全恢复正常。引起发作的诱因常为酗酒、暴饮暴食、寒凉、过劳、精神紧张、手术刺激等。

3. 间歇期　无症状,可为数年、数月,以后逐渐缩短。间歇期与急性期的反应交替存在,间歇期逐渐缩短,发作时间逐渐延长。此时受累关节多遗留有关节轻度畸形与轻度活动受限。

4. 慢性关节炎期　约占 50% 患者经数年至数十年可转为慢性。关节明显肥大和活动受限,最后形成关节僵硬和畸形。20%~50% 的患者可见痛风石,好发于耳郭、鹰嘴、髌韧带、胫骨结节、手指、足背等处,痛风石破溃,流出牙膏样或粉末样物质,创口可经久不愈。约 1/2 患者可有肾脏并发症:尿路结石,慢性肾功能不全等。晚期患者常伴有高血压、动脉硬化、心肌梗死、冠心病和糖尿病。

（二）实验室检查

1. 常规检查　发作期白细胞可增多，红细胞沉降率加快。

2. 血液生化检查　血尿酸增高：男性 > 7.2mg/dl，女性 > 6.0mg/dl，儿童 > 5.5mg/dl（尿酸酶法）。

3. 痛风石镜检呈阳性反应。

（三）X 线检查

1. 早期仅见软组织肿胀。

2. 急性期过后则可见骨质疏松、腐蚀或骨质断裂，甚至在关节附近的骨质能见到穿凿样破坏。（图 6-11）

3. 晚期可见关节间隙狭窄及边缘性骨质增生，痛风石发生钙化的可见钙化阴影。

（四）诊断依据

1. 反复发作病史，初发病灶多为第一跖趾关节，发病疼痛剧烈，关节红、肿、热、痛，晚期可见关节畸形和僵硬。有一定的诱发因素。

2. 血尿酸浓度增高。发作期白细胞可增多，红细胞沉降率加快。

3. 有慢性肾脏病病史。

4. 有尿酸盐类痛风石。

5. 对痛风治疗药物有效。

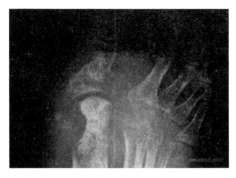

图 6-11　痛风性关节炎（关节破坏）

【鉴别诊断】

急性风湿性关节炎　关节病变表现为多关节游走性红、肿、热、痛，病变主要侵犯心脏伴有心肌炎，皮肤可见环形红斑和皮下结节，急性炎症消退后关节功能完全恢复，实验室检查抗链球菌溶血素"O"抗体阳性，水杨酸制剂治疗有效。

【治疗】

治疗痛风须从以下几方面入手：①应随诊有阳性家族史的患者，如有可疑，立即进行预防性治疗。②制止即将复发的痛风。③治疗已复发的急性症状。④必要时处置痛风石。⑤注意间歇期、慢性期的治疗，以及并发症的治疗。

（一）一般处理

饮食方面提倡高碳水化物、中等量蛋白质和低脂肪。节制饮食，禁食含嘌呤多或热量多的食物，避免酗酒、着凉和精神刺激等，急性期卧床休息，局部适当固定冷敷，大量饮水或多食碱性食物。

（二）西药治疗

急性发作期和间歇期、慢性期的治疗不同。

1. 急性期

（1）首选秋水仙碱 0.5mg/h 一次。第一日总量为 4 ~ 8mg，一般 12 小时后开始消肿，1 ~ 2 天后疼痛开始消失，以后可给维持量 0.5mg/次。每日 2 ~ 3 次。在服药过程中注意白细胞减少、脱发及胃肠道等反应。

（2）保泰松：可在 6 ~ 8 小时内控制症状。首次剂量为 400mg，以后 200mg/4 ~ 6 小时，症状缓解后减为 100mg/次，每日 2 ~ 3 次。

（3）吲哚美辛：首次剂量为 150mg，以后每次 100mg，连服 3~4 次，第 2~4 日可用 50mg/次，每日 3 次。

（4）上述药物都无效时可用 ACTH 20 单位静脉点滴。

2. 间歇期及慢性期

（1）间断服用秋水仙碱 0.5mg/次，每日 1~3 次。

（2）排泄尿酸药和抑制尿酸合成药。如①丙磺舒：每日 1~2g。②亚磺吡拉宗：每日 200~400mg，分 2~4 次口服。③别嘌醇：每日 200~300mg，分 3 次口服。

（三）中药

参考本章概述部分。

（四）手术治疗

慢性期患者，痛风石较大，影响功能或久溃不愈者可手术刮除。关节融合术可保持关节于功能位。

【预防与调护】

1. 有痛风家族史的男性要经常检查血尿酸，如有可疑，即给予预防性的治疗。

2. 为了防止复发，可长期服用小剂量的秋水仙碱，也可小剂量服用丙磺舒（0.5mg，每日 2 次）。

3. 若有高血压、肾炎、肾结石等并发症者，均应予以适当的治疗。

4. 局部破溃者，可按外科处理。

5. 少用青霉素、四环素、大剂量利尿剂（噻嗪类）、阿司匹林、胰岛素、维生素 B_1 和 B_{12} 等。

第六节　创伤性关节炎

创伤性关节炎又名损伤性关节炎、外伤性关节，是指关节因创伤造成不平整或承重失衡，关节软骨发生退行性改变，出现关节疼痛、功能障碍等症状者。多见于青壮年，好发于下肢的膝、踝及髋关节。

【病因病理】

中医认为本病为外伤、过劳或感染等原因导致筋骨损伤、气滞血瘀，日久则气血不足、肢节失养。

西医学认为本病系创伤导致关节面不平整，承重失衡，负重过多过大，或感染等原因引起。基本病理变化是关节软骨的退变及继发的软骨增生和骨化。

【临床表现与诊断】

多有明显外伤史。特别是负重较大，活动频繁的关节最易发病。其中以下肢关节发病最多，症状最明显。该病主要表现为关节疼痛及功能活动受限。过度运动后疼痛往往加重，休息后可减轻，严重者肢体肌肉萎缩，关节肿大，滑膜丰富者可出现关节积液。X 线检查早期可无明显改变或只有关节间隙狭窄，以后逐渐可见负重点骨质增生硬化，关节边缘有骨刺形成，骨端松质骨内出现囊性改变。

中医学根据以上症状的不同特点将该证分为以下三型：

1. 损骨血凝型　患处肿痛，动则加剧，功能受限，身倦乏力，少气，自汗，舌质暗或有瘀斑，脉虚。

2. 体虚劳损型　关节畸形，隐痛酸重，面色苍白，头晕目眩，乏力，自汗，舌质淡，苔白，脉虚。

3. 阳虚寒滞型 年高肾亏,久病伤肾,面色苍白,形寒肢冷,关节剧痛,遇寒痛增,不可屈伸,腰膝酸冷,舌淡苔白,脉沉细无力。

【治疗】

对于该病的治疗,主要在于预防。一切波及关节面的骨折都应及时、准确地予以解剖复位。

具体治疗措施:

1. 药物治疗 没有任何药物能抑制关节退行性变的发展。在发作期可用消炎止痛和解除肌肉痉挛的药物对症治疗,如吲哚美辛、保泰松、阿司匹林等。

2. 手术治疗 常需进行手术的部位有髋、膝和脊柱。常用的手术方式有关节成形术、关节融合术和人工关节置换术。但须根据患者的病变严重性、年龄、职业、生活习惯以及患者的要求结合全身情况,来确定手术方法。

3. 中药辨证施治

(1)损骨血凝型:治宜活血搜损,通络止痛,方用风伤丸或搜损疼丸加减。

(2)体虚劳损型:治宜补虚续损,通脉止痛,方用八珍汤加鹿衔草、怀牛膝、制乳没。

(3)阳虚寒滞型:治宜补肾壮阳,祛寒镇痛,方用增生汤或乌头汤加减。

此外,针灸、理筋、理疗等外治法对该症均有可靠的疗效。

第七节 膝关节创伤性滑膜炎

创伤性滑膜炎是由于关节软骨损伤、关节内骨折、关节脱位、韧带断裂、关节游离体等引起滑膜的损伤性炎症。膝关节在全身关节中滑膜面积最大,且创伤机会多,故其滑膜炎发病率较高。

【病因病理】

本病的发生是由于外伤或慢性劳损两方面因素导致关节滑膜受损,逐渐形成急性或慢性滑膜炎。

病理改变主要是滑膜血管扩张,产生大量渗出液,血浆和血细胞外渗,同时滑膜细胞活跃,产生大量黏液素,形成关节积液,导致关节肿胀、关节活动受限。如未能得到及时处理,可发生滑膜粘连、肥厚,软骨萎缩等,影响关节的功能恢复。

【临床表现与诊断】

1. 急性滑膜炎 多在损伤后出现关节疼痛不适,轻度肿胀,屈伸功能受限,6~7小时后滑膜反应性积液出现。关节积液过多可引起肌肉痉挛,晚期因粘连导致功能障碍。如为髌上滑囊炎,因囊腔大并且与关节相通,故肿胀范围广泛,浮髌试验明显阳性反应;如为髌前滑囊炎,则肿胀局限于髌骨前方;如为髌下滑囊炎,则见髌韧带两侧因肿胀而正常的凹陷消失。

2. 慢性滑膜炎 此类病变较多见,症见膝关节肿胀持续不退,休息后减轻,劳累则加重,关节虽无明显疼痛,但有胀满不适感,屈伸受限,股四头肌轻度萎缩。病程日久则滑膜囊壁增厚,扪之可有韧厚感。

【鉴别诊断】

1. 创伤性关节积血 关节积液在创伤后立即出现,疼痛明显,常伴全身和局部温度增高,关节穿刺可抽出瘀血。急性滑膜炎积液在伤后数小时后出现,疼痛不明显,关节穿刺抽出为关节液或血性渗出液。

2. 髋关节结核(早期) 临床表现和慢性滑膜炎相似,但慢性滑膜炎经休息、治疗后,症状迅速消失,无后遗症;早期髋关节结核则症状呈进行性加重,X线可见骨质疏松和破坏。

【治疗】

（一）内治法

急性滑膜炎治宜散瘀生新，消肿止痛，内服桃红四物汤加三七粉，外敷消瘀止痛膏。

慢性期滑膜炎治宜祛风燥湿，强壮肌筋，内服羌活胜湿汤加减，或健步虎潜丸，外贴万应膏，或用熨风散热敷。

（二）外治法

1. 理筋手法 急性期可将关节充分屈曲，自然伸直，使局部肿胀消散，疼痛减轻。慢性期可在肿胀处及其周围先用手指揉按，再用小鱼际反复按摩，最后用掌部推，以上三步手法需 30 分钟。以达疏通气血，温煦筋膜，消散肿胀之目的。

2. 封闭疗法 对关节积液较多者，可无菌穿刺抽出积液后，注入泼尼松龙 25mg 及 1% 普鲁卡因 2ml，然后用弹力绷带加压包扎，可促进肿胀消退。

3. 固定和练功 早期应卧床休息，抬高患肢。治疗期间进行肌肉的锻炼，后期可加强关节屈伸锻炼。

4. 手术治疗 患者反复发作，且关节滑膜肥厚、积液较多者，可行滑膜切除术。

（三）预防与护理

1. 急性关节滑膜炎应卧床休息以利炎症消退，疼痛较剧者可用适量的水杨酸制剂，一般不用抗生素或激素。

2. 发病后应正确处理休息和活动的关系。积液未退前尽避免行走和关节活动，必要时可用石膏托固定。

第八节　牛皮癣性关节炎

牛皮癣性关节炎又称银屑病关节炎。据统计有 2.6%～4% 发生牛皮癣性关节炎，常见于 10～30 岁之间，女性发病稍高。

【病因病理】

本病的病因至今尚未明了，可能是由于皮肤病变产生的毒素引起关节炎。也有人认为是同一病因先后作用于皮肤和关节这两个不同的器官所致。

其病理改变为一种慢性炎症，有水肿、小圆细胞浸润和纤维变性。炎性组织侵蚀骨端软骨和骨皮质，并向中心发展，使松质骨暴露于关节腔内，最后由稠密的纤维组织充塞于整个关节内。无骨质疏松，亦很少出现骨性强直，但可有全脱位或半脱位。

【临床表现与诊断】

牛皮癣性关节炎多发生于患牛皮癣多年之后，一般先波及指（趾）甲，后波及关节。远侧指间关节是最早受累的关节。病起时先肿胀，皮肤发亮，很像痛风，时好时坏，反复发作。可有游走性疼痛。以后波及腕关节，最后可波及膝、髋和脊柱。牛皮癣性关节炎多见于红皮病型牛皮癣。

出现红色丘疹样皮损，以后扩大融合成斑块，表面覆以多层银白色鳞屑，好发于头皮及四肢。80% 的患者伴有指（趾）甲损害；约 1/3 伴有炎症性眼病。

X 线检查：早期指（趾）间关节边缘溃损，以后关节被破坏，逐渐延伸至远侧指（趾）骨基底，形成杯状切迹，而近侧指（趾）骨端形成细尖端，使指（趾）间关节犹如"铅笔放在杯内"。末节指（趾）骨端呈噬咬状。晚期受累关节变形，可见脱位或半脱位。

【鉴别诊断】

类风湿关节炎　女性多见,好发于掌指关节及近端指间关节,约70%患者类风湿因子阳性,可伴有类风湿结节,有时类风湿关节炎与银屑病可并存。

【治疗】

对本病的治疗首先要积极治疗牛皮癣。对关节炎的治疗与类风湿关节炎相似。阿司匹林、保泰松、吲哚美辛均可选用。如无效也可使用类固醇、金制剂等。甲氨蝶呤对皮肤和关节的病损均有效,但毒副作用强需慎用。对于关节病变,无手术指征。

第九节　血友病性关节炎

血友病为先天性遗传凝血障碍性疾病,由女性基因携带者遗传给男性后代。血友病性关节炎是由于关节内反复出血而导致的关节退行性改变,常见于膝关节,其次为踝、肩、肘等关节。中医学中本病归"血证"、"血病"的范畴。

【病因病理】

中医学认为本病为先天不足、七情所伤、饮食不节或劳倦过度等原因导致火热熏灼、迫血妄行、气不摄血、血溢脉外。

西医学认为血友病是一种与性别有关的遗传性疾病,主要是缺乏凝血因子Ⅷ、Ⅸ、Ⅺ,其遗传方式为孟德尔隐性伴性遗传。经患病的父亲传给健康的女儿(基因携带者),再传给她所生的男孩。

主要的病理改变为患者的血液中缺乏抗血友病球蛋白。原发的出血部位在滑膜,并向关节腔延伸。关节内的出血可刺激滑膜产生炎性反应,滑膜充血、渗出、增生、淋巴细胞和浆细胞浸润。关节内的反复出血使滑膜和关节囊增厚、纤维化。而红细胞分解,含铁血黄素则沉积于滑膜及软骨,使软骨失去营养而逐渐破坏,进而关节面摩擦,使软骨下骨质硬化,又因出血形成局限性囊肿、骨质疏松和边缘骨刺。关节破坏严重者可发生挛缩畸形或纤维强直。

【临床表现与诊断】

1. 多为男性患儿,有血友病病史。常因轻度外伤诱发反复关节内出血。

2. 出血常发生在膝、踝、肘关节,急性出血后,关节迅速肿胀,压痛明显,皮温升高,关节功能受限。

3. 病变早期,血肿吸收后关节外形和功能可恢复正常;后期反复出血后则出现关节粗大、功能障碍、屈曲挛缩畸形,肌肉萎缩,血友病性囊肿及活动时有捻发音等。

4. 实验室检查　凝血时间延长,可长达1~12小时。凝血酶原消耗时间缩短(<20s)。

5. X线检查　早期关节囊肿胀、软组织阴影密度增加,关节间隙增宽及骨膜下血肿钙化。晚期关节间隙变窄,软骨下骨质致密、不规则、边缘骨刺增生、软骨下囊肿形成。儿童可见骺板增大或骨骺提前闭合。关节间隙狭窄,软骨下骨不规则,软骨下囊肿形成,甚至塌陷,为血友病性关节炎的主要变化。典型表现是髁间切迹增宽和不规则,髌骨下极成方形。

【治疗】

本病的治疗以全身治疗为主,关节炎可局部治疗。治疗原则为止血、止痛、恢复关节功能和预防慢性关节损伤。

(一)内治法

1. 中药辨证治疗

（1）热郁血分：出血量多色红，伴有发热、烦躁、小便赤黄、大便干结，舌红苔黄，脉弦数。

治法：清热解毒，凉血止血。

方药：十灰散加减。

（2）阴虚内热：出血缓慢、量少、色红，潮热盗汗、咽干、目眩、耳鸣，舌红少苔，脉细数。

治法：滋阴清热，凉血止血。

方药：茜草根散加减。

（3）气虚不摄：反复出血不断、色淡，头晕目眩，唇甲不华，神疲体倦，心悸，舌淡脉细数。

治法：益气健脾摄血。

方药：归脾汤加减。

（4）瘀血阻络：出血色紫黯，痛有定处，舌暗有瘀点，苔薄白，脉细数。

治法：活血化瘀止血。

方药：桃红四物汤加减。

2. 西药

（1）凝血药物：①皮质类固醇：可减少出血并加快血肿的吸收；②抑制纤维蛋白溶解药物：可保护已形成的凝血块不被溶解，有助于止血；③花生米衣或其制成的助凝药物；④炔诺酮：每次1.25mg，每日2次。

（2）补充凝血因子：抗血友病球蛋白等。必要时可输全血。

（二）外治法

主要是固定制动。少量出血可用弹力绷带固定并可配合冰袋冷敷，同时要将患肢抬高；出血量大时，可先用细针将关节内的血肿吸出后，再行固定。对关节屈曲挛缩畸形者，可采用手法按摩牵引矫正。

（三）手术治疗

适用于严重畸形和功能丧失影响日常生活者。术前应补充缺乏的凝血因子，将凝血时间纠正至正常。矫正关节畸形、重建关节功能或切除致命的血友病假瘤。

【预防与调护】

1. 避免外伤和剧烈运动。平时要经常服用维生素C及路丁。关节出血后应卧床休息，限制关节活动。

2. 疼痛剧烈也可适当选用布洛芬等药物缓解症状，但禁用阿司匹林等解热镇痛药以防影响血小板凝聚功能。

3. 出血静止后逐步进行功能锻炼，防止和减少关节功能障碍。

复习题思考题：

1. 试述类风湿关节炎的临床表现。
2. 叙述痹证的治疗方法。
3. 简述类风湿关节炎的治疗目的。
4. 简述痛风的临床表现。
5. 简述创伤性关节炎发生的病因病理。

（邓海宁　王爱莉）

学习要点

1. "痿"是指萎缩,失去功能,故有"痿辟"之称。
2. 痿证是以肢体筋脉痿软,肌肉瘦削、手足痿软无力及麻木为特征一类疾患。相当于西医学的多发性神经炎、脊髓空洞症、肌萎缩、肌无力、侧索硬化、运动神经元病、周期性麻痹、肌营养不良症、癔症性瘫痪和表现为软瘫的中枢神经系统感染后遗症等疾患。
3. 中医针灸,推拿、药膳和中药熏洗等疗效明显。

第一节 概 述

凡人体由于正气亏损、邪毒侵袭或遭受外伤而发生的以肢体筋脉弛缓、肌肉消瘦、手足痿软无力及麻木为特征的病证,中医学统称为痿证。临床上以下肢痿弱,步履艰难,甚至不能随意运动者为多见。西医学命名的多发性神经炎、皮肌炎、脊髓灰质炎、脑性瘫痪、偏瘫、截瘫、单瘫、肌病性瘫痪、肌萎缩症等,均属痿证范畴。

 知识链接

中医对"痿证"早在 2000 年前即有较深刻的认识。无论是在《黄帝内经》《类经》《素问·痿论》还是《景岳全书》等著名医书内,众名医家一直论证"痿证"的主要病因是由于外来损伤或者患者禀受父母之肾气不足,导致患者精气不足、肝肾亏损、后天失养、脾气虚弱而致病。《黄帝内经》设《痿证》专篇,对痿证的病因病机进行了较为系统详细的描述,提出了"肺热叶焦"为主要病机的观点。

【病因病理】

引起痿证发生的病因可分为内因和外因两个方面,内因为人体正气亏虚,脏腑、经络功能不足,精血亏损;外因有湿热浸淫及肺热耗津。内外因相互作用、相互影响。

1. 外伤劳损,脉络受阻　骨关节及周围筋肉发生外伤或劳损后,"恶血留内",经络阻遏,气血运行不畅,导致筋脉失养,肌肉及骨萎缩。如外伤性截瘫。

2. 肺热耗津,津伤不布　由于正气不足,皮毛虚弱,易感温热毒邪,至高热不退,或病后余热,使肺受热灼,津液耗伤,致四肢筋脉失养,痿弱不用。如脊髓灰质炎。

3. 湿热浸淫,气血不运　或由居处潮湿,或由涉水冒雨,而感受外来湿邪。使营卫运行受阻,郁遏生热,浸淫筋脉,导致筋脉肌肉失去濡养而弛纵不收,成为痿证。如肌萎缩症。

4. 脾胃虚弱,精微不输　脾胃主纳水谷,肺之津液来源于脾胃,肝肾之精血亦有赖于脾胃的生化。若素体脾胃虚弱,或久病成虚,中气受损,则致气血津液生化之源不足,五脏失养,终致筋骨失养,关节不利,产生肢体痿弱不用。如营养障碍性多发性神经炎。

5. 肝肾亏虚,髓枯筋痿 或久病体虚,或时常梦遗精滑,以致肝肾亏虚。肝主筋,肝阴亏则血虚不能荣筋,使筋骨拘挛;肾主骨,肾阴亏则骨髓失充,筋骨痿废不用。如脊髓灰质炎后遗症。

【临床表现与诊断】

痿证的主要表现为身体局部痿软无力,尤以下肢为多见。因病因不同,症状又有区别:

1. 外伤劳损,肢痿不用 多有明确的外伤史或慢性劳损史。临床表现:受累肢体瘫痪,皮肤麻木不仁。脊髓神经损伤,后期多呈痉挛性瘫痪,肌肉萎缩轻,肌张力增强,出现肌痉挛性收缩。四肢周围神经损伤,表现软瘫,肌肉明显萎缩,肌力降低。因气虚血瘀,症见面黄肌瘦、神倦短气,唇舌紫黯,脉虚涩。

2. 肺热津耗,筋失濡养 病起发热,突然出现两足痿弱无力,甚至腰脊手足俱痿软不用,口渴心烦,咽干咳呛,舌红苔黄,尿少黄赤,脉细数。

3. 湿热浸淫,气血不运 两足痿软微肿,扪之微热,或足胫发热,喜凉恶暖,肢体困重,面色萎黄,胸脘痞闷,小便短赤涩痛,舌苔黄腻,脉濡数。

4. 脾胃虚弱,精微不运 肢体痿软无力,面部浮肿,面色无华,食欲不振,大便溏薄,舌苔薄白,脉细。

5. 肝肾亏虚,髓枯筋痿 起病缓慢,下肢逐渐痿弱不用,腰脊酸软,头晕目眩,耳鸣,遗尿、遗精阳痿,或月经不调,舌红少苔,脉细数。

痿证临床辨证可分为虚证与实证。凡起病急,发展快,如外伤、肺热叶焦、湿热浸淫等,属实证;起病与发展较慢,病程迁延,如劳损、脾胃虚弱、肝肾亏虚等,属虚证。但虚实不能截然区分,临床中常见虚中夹实之证。

【鉴别诊断】

1. 痿证与偏枯 偏枯亦称半身不遂,是中风症状,病见一侧上下肢偏废不用,常伴有语言謇涩、口眼歪斜,久则患肢肌肉枯瘦,其瘫痪是由于中风而致,两者临床不难鉴别。

2. 痿证与痹证 痹证后期,由于肢体关节疼痛,不能运动,肢体长期失用,亦有类似痿证之瘦削枯萎者。但痿证肢体关节一般不痛,痹证均有疼痛,其病因病机、治法也不相同,应予鉴别。

【治疗】

痿证的治疗,首先应消除病因,同时采用药物内治、针灸、推拿等综合疗法。除此之外,须适当加强肢体的功能锻炼,以促进机体的恢复,并有利于提高临床疗效。

(一)内治法

1. 外伤劳损,肢痿不用

治则:活血化瘀,益气养营

方药:圣愈汤加味,补阳还五汤,复元活血汤,牛膝散,活血祛瘀汤。

2. 肺热津耗,筋失濡养

治则:清热润燥,养肺生津。

方药:清燥救肺汤加减,清热镇痿汤,益胃汤加减,葛根黄芩黄连汤合甘露消毒丹加减。

3. 湿热浸淫,气血不运

治则:清热利湿,祛邪通络。

方药:加味二妙散,三妙丸加味。

4. 脾胃虚弱,精微不运

治则:补脾益气,健运升清。

方药:参苓白术散加减,健脾养胃汤,补中益气汤。

5. 肝肾亏虚,髓枯筋痿

治则:滋阴清热,补益肝肾。

方药:壮骨丸加减,补肾壮阳汤。

(二)外治法

1. 针灸疗法 治疗原则以调理脾胃,补益后天为主,佐以强筋壮骨、通经活络之法。

选穴:主穴有中脘、胃俞、脾俞、肺俞、心俞、肝俞、肾俞、足三里、阴陵泉、三阴交、解溪、悬钟、涌泉等。上肢取大杼、肩髃、曲池、外关、合谷等;下肢酌加八髎、环跳、殷门、委中、承山、阳陵泉、风市、丘墟等;脊柱取大椎、命门、腰阳关、腰俞等。每次选穴 5~7 穴,若一侧有病,先取健侧,后取患侧。

中脘、脾俞、胃俞能调理脾胃,足三里、解溪入足阳明胃经,阳陵泉、三阴交入足太阴脾经;肺俞、心俞、肝俞、肾俞可清五脏之热,而治其本;悬钟、涌泉可润宗筋,利关节,濡养筋骨。以上为本证常用穴。配以大杼、肩髃、曲池、外关、合谷主上肢;八髎、环跳、殷门、委中、承山、阳陵泉、丘墟主下肢;大椎、命门、腰阳关、腰俞等入督脉,皆可通经活络、舒筋壮骨。

2. 按摩推拿 脾胃是后天之本,采用按摩推拿治疗痿证时,同样着重取阳明经,强健脾胃,以增强营养。

【预防与调护】

1. 避居湿地,防御外邪侵袭。痿证的发生常与居住湿地,感受温热湿邪有关,因此,避居湿地,防御外邪侵袭,有助于痿证的预防和康复。

2. 加强日常护理。病情危重,卧床不起,吞咽呛咳,呼吸困难者,要常翻身拍背,鼓励患者排痰,可防止痰湿壅肺和发生压疮。对急性完全瘫痪者,应注意患肢保暖,并保持肢体在功能位,防止肢体挛缩和关节僵硬,有利于日后功能恢复。由于肌肤麻木,知觉障碍,在日常生活与护理中,应避免冻伤或烫伤。

3. 提倡患者进行适当锻炼。

第二节 脊髓灰质炎

脊髓灰质炎又称小儿麻痹症,是特异性亲神经病毒侵犯脊髓前角运动细胞引起的一种急性传染病。本病前期症状为外感邪毒所致,主要表现发热,肢痛,伴有胃肠道和上呼吸道症状;后期因脊髓损害,经隧不通,累及肝肾,发生肢体麻痹和弛缓性瘫痪(软瘫)。由于近年来预防疫苗的广泛应用,发病率已普遍下降。

本病的传染源是急性期患者的粪便及其上呼吸道分泌物。6 个月以内的婴儿可以从母体获得抗体,而 5 岁以上儿童大都由隐性感染获得免疫,故均不易发病。

【病因病理】

脊髓灰质炎是由微小的特异性核糖核酸(RNA)病毒引起的一种急性传染病。病毒存在于患者的鼻腔分泌物和粪便中,通过消化道传播,早期也可经飞沫传播。

现代病理研究发现致病的病毒可直接损害脊髓前角灰质的运动神经细胞,或致局部水肿而障碍血行,此外还有血管周围的炎细胞浸润和微量出血等。上述病理变化广泛见于全部中枢神经系统,但脊髓受害最深。急性期后,水肿消退,没有坏死的运动神经细胞逐渐恢复,坏死细胞则被吞噬。神经细胞受损程度和分布决定临床表现的轻度及其恢复程度,神经细胞不可逆性严重病变可导致肢体瘫痪。长期瘫痪部位的肌肉、肌腱及皮下组织均可萎缩,骨骼生长也受影响。除神经系统病变外,可见淋巴结退行性或增生性改变,偶发局灶性心肌炎、间质性肺炎等。

【临床表现与诊断】

(一)临床表现

1. 前驱期 患者发热(体温 38～39℃),多汗,嗜睡,头痛,出现咽痛、流涕、咳嗽等上呼吸道症状,或恶心、呕吐、腹泻等肠胃道症状。此期通常为 1～7 天,平均 3～4 天。

2. 瘫痪期 前驱期热退 1～6 天后,又起发热,并有全身兴奋状态,面部红赤,皮肤泛红,出汗,且有呕吐和咽痛,感觉过敏,四肢关节强直。发热 3～4 天后,四肢肌肉陆续出现瘫痪,一般肌肉的瘫痪以不对称、不规则为特征,以下肢较多见,其中胫前肌和腓骨肌肉最常见,次为股四头肌、腓肠肌、臀大肌及上肢的三角肌等。深浅反射均消失,皮肤感觉正常。

3. 恢复期 急性期过后,症状消退。瘫痪的肌肉逐渐恢复功能。一般为 2 年左右,以最初 3～6 个月恢复明显。2 年以后尚未恢复者,转入后遗症期。

4. 后遗症期 病后 2 年开始进入这一阶段。瘫痪的肌肉失去平衡而产生畸形。出现马蹄足,膝内、外翻,脊柱侧突,胸廓畸形等(图 7-1)。

(二)化验检查

1. 血液化验 周围血象多数正常,急性期白细胞可增高,以中性粒细胞为主,约 1/3 患者红细胞沉降率增快。

2. 脑脊液检查 瘫痪前期多数可微浑浊,压力稍增大,细胞数增加,一般为 $(0.025～0.5) \times 10^6$/L,早期以中性粒细胞为多,后则以淋巴细胞、单核细胞为主,热退后细胞数速降,而蛋白常增加且持续较久,呈细胞蛋白分离现象。少数患者脑脊液无变化。

3. 病毒分离 起病 1 周内可以从鼻咽部、血液、脑脊液及粪便中分离病毒,粪便中病毒可存在 2～6 周或更久。一般用组织培养分离。

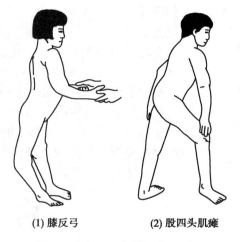

(1) 膝反弓 (2) 股四头肌瘫

图 7-1 小儿麻痹致下肢畸形

4. 血清抗体 起病数日后,特异抗体即逐渐上升。常用中和实验和补体结合实验进行检测。在病程早期与恢复期各做一次,若恢复期比早期血清抗体上升 4 倍以上,有诊断意义。补体结合试验转阴较快,中和抗体可持续终生。

(三)诊断

1. 流行季节小儿(多为 6 个月至 5 岁以内)出现上呼吸道及胃肠症状,未服预防小儿麻痹的糖丸,而有与患者接触史者。

2. 出现双峰热,多汗,感觉过敏,烦躁或嗜睡,颈背肢体疼痛、强直等瘫痪前期典型症状。热退后肢体出现不同程度的弛缓性瘫痪,腱反射消失。

3. 急性期血液或脑脊液分离出现病毒。脑脊液微浊,压力稍增,细胞数增加,蛋白增加。血清特异抗体逐渐上升。

【鉴别诊断】

1. 急性感染性多发性神经炎 临床特点为渐进性、对称性、弛缓性瘫痪,常伴有感觉障碍,脑脊液有蛋白增高而细胞少,瘫痪恢复较快而完全,少有后遗症。

2. 脑性瘫痪 为痉挛性瘫痪。出现肢体痉挛,肌张力增高,肌肉无萎缩,腱反射亢进,同时伴有病理反射,智力减退。

3. 柯萨奇(Coxsackie)及埃可(Echo)病毒感染 很少发生瘫痪,一般为暂时性肌力减弱,恢复较快,极少留下严重后遗症,病毒学及血清学检查可进一步明确诊断。

4. 流行性乙型脑炎 起病急,高热,神志障碍,惊厥,脑膜刺激征,肌张力增高,血与脑脊液均以中性粒细胞增多为主。

【治疗】

（一）内治法

1. 邪犯肺胃型

治则:祛风解毒,清热利湿,宣肺和胃。

方药:清燥救肺汤、益胃汤加减,或葛根黄芩黄连汤合甘露消毒丹加减。

2. 邪注经络

治则:祛风除湿,清热通络。

方药:加味二妙散或三妙丸加味。

3. 气虚血滞型

治则:补气养血,活血通络。

方药:补阳还五汤为主方。上肢瘫痪加桑枝、桂枝;下肢瘫痪者加牛膝、桑寄生、五加皮。

4. 肝肾亏损型

治则:强筋壮骨,温通经络。

方药:补肾壮阳汤、虎潜丸加减、七宝美髯丹。

（二）手术治疗

手术治疗的目的是矫正畸形,恢复肌力,改善功能。

1. 软组织手术 较常用的是肌肉止点的移位手术。目的在于调整肌力平衡,是防止畸形、增强肢体功能的有力措施。

常用的术式有:跟腱延长术、胫前肌外置术、胫后肌外置术等。

2. 骨性手术 包括切骨矫形,关节融合和肢体长短均衡手术。目的在于恢复负重力线,稳定关节,使肢体发挥有效的功能。

常用的术式有三关节融合术(距舟、跟距和跟骰)。

【预防与调护】

1. 2个月至7岁的儿童应口服脊髓灰质炎减毒活疫苗,预防本病的发生。

2. 患者应隔离40天以上,其接触物及排泄物应予以消毒。

3. 患者发病后应注意休息,减少瘫痪的发生与进展。

第三节 脑性瘫痪

脑性瘫痪是自受孕开始至婴儿期非进行性脑损伤和发育缺陷所导致的综合征,主要表现为运动障碍及姿势异常。常合并智力障碍、癫痫、感知觉障碍、交流障碍、行为异常及其他异常。

【病因病理】

本病的发病原因不一,归纳起来,主要有以下几方面:

1. 产前因素 出生前在母体内已发病,如近亲结婚、大脑发育缺陷、胎盘疾患、母体感染(如风疹、病毒)及放射性损害等,约占30%。

2. 产中因素 多由分娩中的原因而发生,如早产、难产、窒息、颅脑损伤、脐带异常及使用麻药不当等,约占60%。

3. 出生后因邪毒感染(如脑膜炎、脑炎等)或颅脑外伤而发病,约占10%。

主要病理表现为不同程度的大脑皮质萎缩,脑回变窄,脑沟明显增宽,皮质下的白质有疏松的改变,甚至形成囊腔。镜下的主要表现为神经细胞数减少,并有退行性变。

【临床表现与诊断】

脑性瘫痪可以有不同的临床表现。

1. 痉挛型 病变主要在大脑皮质及锥体束,此型最常见,占50%~60%,以四肢瘫为主。其特征是肌张力增强,特别是内收肌群尤为明显。股内收肌群和膝屈肌群的肌力增强,常形成两腿交叉畸形,行走时呈剪刀步态(图7-2),腱反射亢进,出现踝阵挛,病理反射阳性,智力和感觉一般正常。

2. 手足徐动型 病变主要在大脑基底结节,约占25%。临床表现为不自主和无目的手足徐动和自发动作,肢体远端较近端显著,因感情变化而产生不同程度的张力和姿势,主动运动时加剧,睡眠时减轻或消失。反射与肌力正常。

3. 共济失调型 病变主要在小脑,约占5%。临床表现为平衡失调,动作不协调,步态蹒跚,常伴有眼球震颤、语言断续、反射减退,严重者不能坐立。此型患者智力低下。

4. 强直型 病变范围波及较广,以大脑皮质、中央前回处为主,占3%~5%。主要表现为全身肌张力增加,呈强直状,活动消失,严重者角弓反张。智力极差,预后不良。

5. 混合型 常见于出生后,患有脑病,如脑膜炎、脑炎后遗症,约占10%。临床表现可以是以上2型或3型合并存在,以痉挛型和手足徐动型最常见,智力均低下。

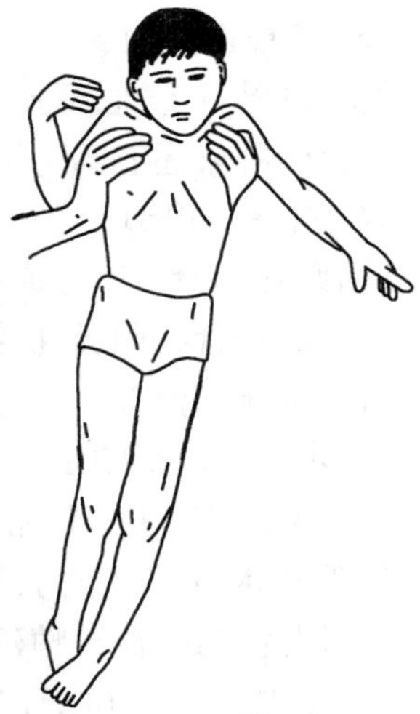

**图 7-2 脑性瘫痪
剪刀步态**

【治疗】

治疗的目的是使患儿重新获得意识能力和肌肉随意松弛。通过运动功能训练、智力训练,重建新的神经反射活动。

(一) 内治法

1. 肝风内动型 阴虚痰火,肝风内动,肌张力增高,时发痉挛,舌红而干,脉弦而数。

治则:疏肝息风,养阴解痉。

方药:羚羊钩藤汤加减。

2. 气滞痰郁型 气滞血虚,痰郁风动,肌肉持续不自主收缩,手足徐动。舌苔白,脉虚而弱滑,感情兴奋或主动运动时,手足徐动加剧,肢体远端更明显,睡眠时消失。

治则:益气养血,化痰祛风。

方药:十味温胆汤加减。

3. 营卫不贯型 气血虚弱,营卫不贯,共济失调,主要表现动作不协调,平衡失调,眼球震颤等,舌苔白,脉弦。此型较少发生畸形,常与前2型合并存在。

治则:和营通络,疏肝理气。

方药:柴胡加龙骨牡蛎汤加减。

(二)外治法

1. 针灸治疗

(1)取穴;内关、廉泉或上廉泉、大椎、环跳、阴陵泉、三阴交、丘墟等。

(2)耳针:取肾、皮质下、脑干、脑点、枕、内分泌等。

2. 点穴疗法 头颈部取百会、颈后、颞中、风池、乳突、大椎等;躯干部取穴肩上、肩井、腰眼、腰骶等;上肢取穴指甲根、指关节、合谷、阴郄、曲池、百会、臂外、臂内、肢麻等;下肢取穴趾甲根、趾关节、大趾间、小趾间、解溪、跟腱、承山、委中、股内、股外、环跳等。每天或间日治疗1次,20天为1个疗程,可连续治疗数个疗程。

3. 穴位注射

(1)取筋缩、中枢或脊中穴,交替注射654-2注射液(每穴0.2~0.3ml)及人参注射液(每穴0.3~0.5ml)。

(2)脑性瘫痪者,可取筋缩、中枢、脊中、髀关、足三里、阳陵泉、悬钟等穴(每次取3~4穴),隔日交替注射654-2注射液及防风注射液(每穴0.3~0.5ml),30天为1个疗程,每疗程间隔10~15天。

(三)手术治疗

1. 神经外科手术 目的是切断支配某一强力痉挛肌群的部分神经分支,以减轻其张力达到肌力的平衡。

常用术式有:部分肌支切断术,用于6岁以上的患儿;神经后根切断术,锥体外系切断,用于手足徐动患者。

2. 矫形外科手术 一般应用于4岁后的患者,目的是矫正畸形便于功能恢复。

常用术式有:肌膜、肌腱切断及移植术,可矫正畸形,改善平衡;切骨术,可矫正成正角或旋转畸形;关节融合术,可矫正畸形与稳定关节。

【预防与调护】

1. 改善环境,减少精神刺激,使患者心情愉快。

2. 在家长的配合下耐心教患儿正常发音和说话,进行有节奏的肢体活动,注意预防发生畸形,必要时可使用适当夹板或支架。

3. 在热水浴或热敷后,指导患儿进行主动和被动的肌体功能锻炼。有条件者,应进行理疗和耐心的职业训练。

4. 轻度畸形者,可先用石膏绷带固定于矫正位,或使用牵引方法矫正一个月。拆除石膏后开始理疗、按摩及功能锻炼。

第四节 其他常见痿证

在痿证当中,除常见的小儿麻痹、脑性瘫痪外,还有偏瘫、单瘫、截瘫等,多为一些其他疾病引发的主要症状。本节中作一简述。

(一)偏瘫

多为脑卒中后遗症或因脑血管意外引起,临床上以肢体痉挛性瘫痪,一侧身体感觉障碍并伴有失语、口眼歪斜为主要症状。

中医学认为本病的发生主要与年老体衰、正气不足、忧思恼怒、饮酒饱食有关。西医学认为本病是由于：①脑血管病变，如脑出血、脑栓塞等；②脑部感染性病变，如脑膜炎、脑炎、脑脓肿等；③脑部占位性病变，如肿瘤等；④外伤引起的大脑损伤或颅内血肿等。

（二）单瘫

以面瘫和四肢瘫痪为主，多为周围神经损伤或炎症引起，表现为一侧面部或某个肢体麻木不仁，痿软无力，肌力减弱，腱反射减弱或消失。

面瘫多因面神经炎引起，常为一侧面部瘫痪。肢瘫多因周围神经损伤引起，导致肢体某一部分瘫痪、痿废不用。上肢常见：臂丛神经损伤、正中神经损伤、桡神经损伤及尺神经损伤。下肢常见：坐骨神经损伤、腓总神经损伤及胫神经损伤。针灸及按摩推拿疗效较好。

（三）截瘫

多因外伤所致，少数可由于肿瘤、结核、炎症等引起的脊髓损伤，造成损伤平面以下的感觉运动完全或部分消失。

中医学认为截瘫的发生与肝肾肺胃有关，肝伤则筋骨拘挛，肾伤则精髓不足，肺与胃虚则难以濡养筋脉。西医学认为截瘫的发生主要是外伤造成，是脊椎骨折脱位的并发症。根据脊髓损伤的程度和部位不同可有脊髓震荡、脊髓横断伤和马尾神经损伤三种类型。

（四）肌病性瘫

为周期性或发作性肌肉软弱、麻痹，常见的有重症肌无力、周期性瘫痪等。

中医学认为本病的发生与肝肾亏损、脾肾阳虚、气血两虚等有关。西医学认为重症肌无力是由于神经与肌肉传递功能障碍，导致横纹肌异常疲乏而无力。周期性瘫痪多数可能与钾代谢异常有关。

（五）肌萎缩

肌萎缩为局部肌肉萎缩伴有肌力减退。导致肌萎缩的原因有肌源性、神经源性及失用性等。由于肌肉病变，影响肌肉功能，日久出现肌肉萎缩者为肌源性萎缩。神经源性肌萎缩主要是由于脊髓前角运动神经元病损及周围神经损伤引起。失用性肌萎缩主要与肢体长期不运动有关，如骨关节损伤后长期固定，造成固定肢体的肌肉萎缩（表7-1）。

表7-1　常见痿证鉴别表

病证	概念	病变部位	临床特征	麻痹性质
偏瘫	指同侧上、下肢体瘫痪	大脑	多为中风后遗症，常有半身不遂，语言不利，口眼歪邪等症状	初为弛缓性、后为痉挛性
单瘫	部分肢体或身体某部发生瘫痪	周围神经	面瘫时一侧表情肌瘫痪，语言不利，口眼歪斜；肢瘫表现为受累肢体弛缓性瘫痪，皮肤萎缩，感觉障碍	弛缓性
截瘫	因脊髓损伤引起的受累平面以下的双下肢瘫痪	脊髓	因脊柱损伤造成，出现受累平面以下肢体的弛缓性麻痹，后期出现痉挛性麻痹并感觉消失、二便障碍	痉挛性麻痹或弛缓性

续表

病证	概念	病变部位	临床特征	麻痹性质
肌病性瘫痪	周期性或发作性肌肉软弱、麻痹,如重症肌无力、周期性瘫痪等	肌肉或神经	重症肌无力表现眼睑下垂,不能闭眼,无表情,咀嚼困难,肢体暂时性瘫痪,口眼歪斜 周期性瘫痪起病急,四肢弛缓瘫痪,两侧对称,下肢较重,近端较远端重,感觉尚可,发作时血钾减少,肌肉无电刺激反应,多能自行恢复	弛缓性
肌萎缩	因肌肉营养不良,发生体态萎缩,肌纤维减少,甚至消失	肌肉	肌源性表现为近侧端对称性肌萎缩,无感觉障碍,无肌纤维震颤 神经源性可表现双侧肢体广泛肌萎缩,肌束颤动及痉挛性瘫痪 失用性与长期不运动有关,去除病因或解除外固定后,经锻炼可恢复	弛缓性多痉挛性少

复习题思考题:

1. 简述痿证的治疗方法。

2. 试述脊髓灰质炎的临床表现。

3. 试述大脑性瘫痪的临床表现。

(王爱莉)

第八章 筋 挛

 学习要点

1. 筋挛是身体的某群筋肉持久收缩,或皮肤、关节囊、韧带失去正常弹性而挛缩,引起关节运动功能障碍。

2. 筋挛的治疗重在预防。中医药治疗和微创治疗有明显疗效。

第一节　概　　述

筋挛是身体的某群筋肉持久收缩,或皮肤、关节囊、韧带失去正常弹性而挛缩,引起关节运动功能障碍。可由于先天发育障碍、损伤、缺血、炎症、瘫痪等原因而造成。

【病因病理】

1. 先天发育障碍　由于胎位不正、产伤等因素,使患儿出生后就存在软组织或关节挛缩畸形。如先天性斜颈、先天性关节挛缩症等。

2. 损伤缺血　由于损伤后,致使血脉破损受压,导致肢体远端供血不足,发生肌肉变性、坏死,最终瘢痕挛缩。如缺血性肌挛缩。

3. 邪毒侵袭　六淫感染侵入经络、关节而引起挛缩。如化脓性病变引起的关节挛缩。

4. 脑髓疾患　脑部疾患可致关节持续性挛缩,可引起肌肉的痉挛性瘫痪;脊髓病损导致肌肉麻痹出现弛缓性瘫痪。

【临床表现与诊断】

本病主要为身体某部位软组织发生挛缩,常发生于皮肤、筋膜、肌肉、韧带、关节囊等组织。挛缩多发生于四肢,挛缩部位的肌肉张力增强,被动牵拉时有弹性的抵抗感,并可引起疼痛。挛缩部位的关节活动功能障碍,但其关节本身并不强直。

【治疗】

(一) 内治法

1. 损伤缺血

治则:活血化瘀,疏肝理筋。

方药:圣愈汤加柴胡、木瓜、栀子、麦冬、五味子。

2. 邪毒侵袭

治则:祛风散寒,解毒舒筋。

方药:荆防败毒散加减。气虚加黄芪,筋挛急加蝉蜕、乌梢蛇、地龙干。

3. 脑髓疾患

治则:舒筋通络,解痉止挛。

方药:痉挛性瘫痪可用大活络丹,弛缓性瘫痪可用健步虎潜丸。

（二）外治法

1. 理筋手法 此疗法对筋挛组织功能的恢复有一定的效果。根据病证不同,手法不尽相同,基本手法为:对筋挛部位从远端到近端,用手指或掌根的按摩法,继而用揉捏法,由浅入深,反复施行约 3～5 分钟。然后做筋挛关节部位的被动伸展动作,活动幅度由小到大,以患者略感疼痛为度。当伸展到最大限度时,维持 1 分钟左右,根据病情需要可重复实施 4～5 次,并可在其经络循行的穴位,采用点穴、振颤及揉法。最后医者用双手搓揉患肢,并做抖法,以松弛挛缩肌群。

2. 练功活动 做病变受累关节的主动与被动活动。在患者能耐受的情况下,尽力加大活动范围。

3. 手术治疗 对于病情严重的患者可行手术治疗,依据不同情况采用瘢痕松解术、肌腱延长术、矫形术等。

4. 其他治疗 可将患肢放在支架上牵引,并配合中草药熏洗、针灸、理疗等。

第二节 缺血性肌挛缩症

缺血性肌挛缩又称"筋膜间隔区综合征"、"骨筋膜室综合征",是指创伤后四肢骨筋膜室内的肌肉和神经因急性严重缺血而出现的早期症状和体征,如不及时诊断和治疗,可因血供不足,迅速引起肌肉变性、坏死,结果形成瘢痕、挛缩而影响其功能的一种严重病证。

【病因病理】

筋膜间隔区是由骨、肌间隔、深筋膜与骨间膜等形式构成,几乎闭合而少弹性,血管与神经大多在肌间隔中通过。间隔区的内容物主要是肌肉。在正常情况下,有一定压力,称肌内压,前臂和小腿分别为 1.02kPa 和 0.66kPa。如肌间隔的容积突然缩小或内容物突然增大,则内压急剧上升,压迫血管、神经及肌肉组织。其中以肌肉的微循环最易受压,其次为静脉、小动脉及大动脉。由于局部循环受到障碍,肌肉因缺血而产生类组胺物质,从而毛细血管床扩张,渗透性大为增加,渗透大量血浆和液体,形成水肿,使间隔区内压更高,形成缺血-水肿恶性循环。除非及时而充分解压,否则室内压将急剧上升,迅速发展为肌肉和神经的坏死或坏疽。

筋膜间隔区压力增高可能由于下列因素造成:

1. 骨筋膜室容积骤减 创伤性骨折后,外固定使用过紧、过久;肢体长时间被重物所压等均可使筋膜间隔区空间变小,先引起局部缺血,继而发生缺血-水肿恶性循环。

2. 骨筋膜室的内容物骤增 闭合性骨折严重移位或形成巨大血肿;肢体挫折伤,毒蛇、毒虫咬伤、剧烈的体育运动或长途步行,均可引起肌肉的严重损伤性水肿,继而发生缺血-水肿恶性循环。

3. 大血管受压 损伤、痉挛、梗死、血栓形成等,可引起筋膜间隔区内缺血,继而水肿,压力逐渐增高。如止血带使用时间过长等。

本病的病理变化主要局限于部分组织坏死,经修复后遗留肌肉挛缩和神经功能缺陷。缺血严重者可导致大量组织和肢体坏疽。若病变发生在几个肌间隔区,则大量肌组织坏死,释放出大量肌红蛋白和钾离子,引起急性肾衰竭,全身不良反应严重,称为挤压综合征。

知识链接

1881 年，Valkmann 首先报道了前臂缺血性肌挛缩的病例，他提出上肢外伤后，由于包扎过紧而致绞勒时可引起前臂肌肉缺血而发生挛缩，故对这一特殊部位的筋膜间室综合征的命名，传统称为前臂缺血性挛缩。1978 年，Muborak 对 Volkmann 挛缩（前臂筋膜间室综合征及继发缺血性肌挛缩）提出如下定义：Volkmann 挛缩是指在前臂密闭的筋膜腔内，由于组织液压力升高而导致筋膜腔内肌肉、神经循环障碍而产生的一系列症状。测定前臂筋膜间室的内压，正常为 0～8mmHg（1kPa＝7.5mmHg），发生筋膜间隙综合征时，其内压可达到 30～50mmHg，有时甚至高达 80mmHg。

【临床表现与诊断】

1. 早期　肢体广泛而剧烈的进行性灼痛，受累的间隔区有明显的肿胀、发红和压痛。肌肉因缺血，在被动活动时疼痛。远侧神经分布区的两点分辨觉消失，轻触觉异常。受累肢体的远端动脉搏动减弱，皮温下降，皮色苍白。

2. 晚期　受累肢体感觉丧失，肌肉瘫痪，挛缩，手足出现"爪状"畸形（图 8-1），活动功能障碍。

【治疗】

本病为创伤的并发症，故创伤后积极预防本病的发生，对固定后的患者要密切观察末梢血液循环，如有早期症状发生，应立即拆除外固定物。

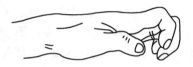

图 8-1　缺血性肌挛缩典型畸形

（一）中药治疗

1. 瘀阻脉络型（早期）　活血化瘀，疏通经络。圣愈汤加减。

2. 肝肾亏虚型（后期）　补益肝肾，滋阴清热。虎潜丸加减。

（二）手术治疗

1. 减压术　适用于早期患肢疼痛严重，肌张力增强，肌内压增高者。手术切开受累的筋膜间隔区。

2. 矫形术　适用于晚期挛缩畸形形成者。可选择的术式有：挛缩部分切除术，肌腱延长术，肌腱移位术或关节融合术等。

【预防与调护】

本病以预防为主，尤其是创伤骨折后，要密切注意患肢末梢血液循环。一旦怀疑有本症发生，必须立即将患肢置于心脏水平，放松外敷料，立即拆除一切外固定物。完整整复骨折，调整固定骨折复位角度，用骨牵引维持复位，继续密切观察，必要时，立即行血管探查术。

第三节　其他挛缩症

临床常见的挛缩症还有手内在肌挛缩症、掌腱膜挛缩症、髂胫束挛缩症和关节挛缩症等。其发生主要与粘连及瘢痕挛缩等有关，治疗方法基本同概述所述。其病变的一般情特征见下表所述（表 8-1）。

表8-1 常见挛缩症一览表

病症	概念	病变部位	临床特征
手内在肌挛缩症	由于损伤或缺血使手内在肌发生瘢痕挛缩	鱼际肌、小鱼际肌、骨间肌、蚓状肌	鱼际肌、小鱼际肌挛缩则拇（小）指掌关节屈曲、内收畸形，不能外展、伸直；骨间肌、蚓状肌挛缩则出现掌指关节屈伸、指间关节过伸畸形，掌横弓变大
掌腱膜挛缩症	掌腱膜部分或全部因瘢痕化而致手部挛缩畸形	多见于环指、示指	掌指关节、近侧指间关节及邻近手指发生屈指挛缩畸形，远侧指间关节呈过伸状，局部皮肤失去弹性，变粗韧，与掌腱膜相连
髂胫束挛缩症	由于各种原因引起髂胫束挛缩而造成髋关节屈曲、外展、外旋畸形的一种病症	髂胫束	患侧髋关节屈曲、外展、外旋畸形，膝关节屈曲挛缩和膝外翻与外旋畸形。大转子部有滑动性弹响并可触及滑动性索状物
关节挛缩症	由于关节外软组织痉挛、收缩而出现关节活动受限	四肢各关节	先天性者，出生后就存在四肢多发性关节挛缩畸形。后天可由软组织痉挛，而引起关节挛缩畸形。也可因神经系统原因而致关节挛缩畸形

复习题思考题：

1. 简述筋挛的病因病理。
2. 试述筋挛的治疗方法。
3. 叙述缺血性肌挛缩的临床表现。

（王爱莉）

第九章　骨关节退行性疾病

 学习要点

　　1. 骨关节退行性疾病是一种以局灶性关节软骨退行性变、关节边缘骨赘形成、关节畸形和软骨下骨质致密为特征的慢性关节疾病。中老年人好发。

　　2. 中药内服外用对治疗骨关节退行性疾病有疗效显著。

　　3. 骨关节退行性疾病的临床特征和影像学特征是其诊断要点。

第一节　概　　述

　　退行性骨关节病简称骨关节病,又称退行性关节炎、肥大性关节炎、老年性关节炎。是由于关节退化,引起关节软骨被破坏的慢性关节炎。

　　骨关节病可分原发性和继发性两类,凡正常的关节无明显原因而逐渐发生退行性变,称为原发性骨关节病;若因某种已知原因导致软骨破坏或关节结构改变,日后因关节面摩擦或承受压力不平衡等因素,造成退行性改变者称继发性骨关节病。

【病因病理】

(一)病因

　　1. 先天性关节解剖异常,如韧带松弛,活动过度,关节面位置或形状异常。

　　2. 儿童时期发生的关节结构改变,如扁平髋,股骨上端骨骺滑脱。

　　3. 损伤或机械性磨损,如关节内损伤或骨折,骨折后对位不良,习惯性脱位,职业病引起的关节长期损伤。

　　4. 结晶体沉积性关节内病变,如痛风等。

　　5. 代谢异常使软骨变性,如褐黄病。

　　6. 关节内的骨缺血性坏死。

　　7. 其他促使软骨磨损的原因,如关节感染、血友病性关节炎、神经源性关节病。

(二)病理

　　最早的病损是关节软骨的显微改变,表现为异染性物质的减少,软骨细胞减少,脂肪变性,胶原的原纤维改变呈关节面不规则。以后的形态改变为在软骨的局限性软化,表面呈片块状和原纤维形成。在 X 线片上表现为骨赘或骨刺。

　　滑膜的变化是后期现象,包括纤维变性、肥厚和炎症。它很少会发生类风湿关节炎那样的炎性病理变化。滑膜绒毛可以增大,并有新的绒毛生长。这些绒毛可形成软骨。

　　关节囊的纤维组织可变得较稠密。与关节缘连接处的关节囊可变为纤维软骨或透明软骨。在滑膜下有时可出现骨性结节,突入关节腔,这些结节日后可突入关节内,形成关节鼠,使关节交锁,但不会引起骨性强直。

【临床表现和诊断】

临床表现:患者多为45岁以上的中老年人。起病缓慢,无全身症状。通常为多关节发病。受累关节可有持续性隐痛,活动增加时加重,休息后好转,常与气候变化有关。有时可有急性疼痛发作,同时有关节僵硬,关节内摩擦音等症状。久坐后关节僵硬加重,稍活动后好转。晨起时僵硬及疼痛,活动后减轻,有人称之为"休息痛"。后期关节肿胀、增大、运动受限,但很少完全强直。

实验室检查:关节液常清晰、微黄、黏稠度高,白细胞计数在 $10 \times 10^9/L$ 以内。

X线表现:关节间隙狭窄,软骨下骨质硬化,关节边缘变尖,有骨赘形成,负重处软骨碎裂、边缘不整,软骨下囊性变,形成骨关节病的典型征象。

根据临床表现及X线所见,一般可做出诊断。

【治疗】

最重要最基本的治疗方法是减少关节的活动幅度和强度,减轻关节的负重。

1. 药物治疗 没有任何药物能抑制关节退行性变的发展。一般疼痛较轻,不需任何止痛药物。骨性关节病的常见问题是间歇性剧痛发作。在发作期间可用消炎止痛和解除肌肉痉挛的药物。常用的消炎镇痛药物为阿司匹林类药物。包括保泰松、吲哚美辛、甲芬那酸、布洛芬(芬必得)、双氯芬酸(扶他林)等。但此类药物对胃肠道有刺激作用,使其应用受到一定限制。

2. 手术治疗 常须进行手术的部位有髋、膝和脊柱。根据病变严重性、年龄、职业、生活习惯以及患者的要求,结合全身情况,来确定手术方法。常用的术式有关节成形术、截骨术和关节置换术。

3. 物理治疗 治疗的目的是减少受累关节的应力和承重,保持关节的正常关系和活动。

4. 中医药有较好的治疗作用。

第二节 脊柱退行性疾病

一、脊椎退行性变引起的腰腿痛

"腰腿痛"一词并不是一种病,而是许多种疾病所共有的一种共同现象。能引起腰腿痛的病因较多,根据腰腿痛的病因和病理可分为:

1. 非脊椎病性腰腿痛 包括①消化系统疾患所引起的腰腿痛;②生殖泌尿系统所引起的腰腿痛;③心血管系统所引起的腰腿痛;④腹膜后疾患所引起的腰腿痛;⑤脊髓神经所引起的腰腿痛;⑥躯干、腰背部软组织疾患所引起的腰腿痛。

2. 脊椎性腰腿痛 又可分为:①外伤性腰腿痛;②非外伤性腰腿痛,包括先天畸形腰腿痛;炎症性腰腿痛;退行性腰腿痛;营养代谢性腰腿痛;姿势不良性腰腿痛;萎缩性腰腿痛;内分泌异常性腰腿痛。

脊柱退行性病变多发生在中、老年人,体力劳动者多见,在活动多负重大的腰椎及骶髂关节易受累,常引起腰腿痛和放射性下肢痛。发生退行性变的脊椎和骶髂关节,活动性能减低,适应环境的能力减弱,椎间盘的缓冲作用减弱,容易在体力劳动中扭伤,引起或加重腰腿痛。疾病的初期,关节面软骨失去光泽,软化、碎裂、逐渐剥脱、骨面外露,暴露骨面之负重部受到异常磨损,骨面硬化,关节边缘韧带附着处发生新骨增生,形成骨刺或骨赘。晚期滑膜增生、肥厚,甚至发生关节积液,形成创伤性滑膜炎。

中医学认为骨关节的退行性病变属痹证范畴,属"邪实正虚"之变,邪实是指外伤、瘀血内停或外邪侵袭,经脉痹阻;正虚是指肾精亏损,肝血不足等。两者往往夹杂兼并为患。正虚则导致骨骼的发育出现异常,产生外形及内部结构的异常,一经频繁活动,便磨损严重,损伤明显,导致脊柱过早过快地出现退变。邪实引起脊柱骨骼结构受损,失去濡养,久之则发生退变。

二、脊柱骨关节病

脊椎的两组关节,即椎间盘和后关节突都可发生骨性关节病。包括脊柱的肥大性关节炎,以及由颈胸腰段脊柱退变为基础引起的临床综合征。

【病因病理】

1. 肾元亏虚,肝血不足　肾为先天之本,主骨,生髓。肝为藏血之脏,肝血足则筋脉强劲。若肾元亏虚,肝血不足,那么骨骼的发育会出现异常,产生外形及内部结构上的异常,在脊柱可表现为椎体发育不良,峡部不连,隐性脊柱裂等,稍经劳累或外伤,便气血瘀滞,疼痛大作。一经频繁活动,便磨损严重,损伤明显,导致脊柱过早过快地出现退变。

2. 外力损伤　脊柱在正常状态下可以在一定时间内承受一定强度的力而不受损伤,但经过一定的强度或时间,则必然引起损伤。一时性超强度的外力包括扭伤、挫伤、撞伤、跌伤等;长时间承受非超强度的外力则为劳损,通常由于姿势不正确、特定状态的持续紧张等,发生在颈、腰段脊柱的机会较多。这些外力作用于脊柱以后,可以引起受力最集中的局部发生气血逆乱,严重的导致筋损骨伤,血流不循常道而溢于脉外,形成瘀血凝滞,必然引起脊柱骨骼结构受损,失去正常滋养,随着时间的推移,则出现脊柱的退行性病变。

3. 外感风寒湿邪　在气候发生剧变而机体防御能力下降时,风寒湿邪可单独或同时侵犯脊柱而发病。引起颈项酸痛,肢体疼痛酸麻,腰臀胀痛等。这是因为外邪经过肌表经络,客于脊柱及其周围筋骨,导致脊柱的全部或局部发生气机运行阻滞。或由风邪束于肌表,或由寒邪收引血脉,或由湿邪浸淫经络,气不能贯,血不能行,乃生成邪瘀痹阻之证。

【临床表现和诊断】

脊柱退行性疾病的症状十分复杂,体征也因其病变部位而异,其共同之处是疼痛麻木等神经反射或神经根受压征象,或椎间关节失稳、僵硬所致的功能紊乱。

1. 肾元亏虚,肝血不足　此型患者发病年龄较轻,偶受外伤或略感风寒湿邪,便引起颈肩腰腿的疼痛,病情发展缓慢而持久。可有腰膝酸软,肢体渐痿,头晕目眩,舌质淡,脉细弦。X线片可见关节突和椎体缘的骨质增生,椎间隙变窄,或有骨性椎管狭小,或有腰骶椎的隐性裂,椎体发育不良、横突变异或棘突游离等。

2. 外力损伤　此型患者多有外伤史。突发颈肩腰腿疼痛,多先发于躯干,数日或数月后向肢体放射,以后躯干痛减而肢体痛增。经休息和治疗后可缓解,但反复发作,病程可达数年或数十年之久。X线片可见脊柱侧弯,脊椎失稳,骨缝相错,或胸椎紊乱,关节模糊,或腰椎间隙异常,关节间隙不清,甚至有椎体旋转等。

3. 外感风寒湿邪　此型患者可因气候变化为诱因,发病可急可缓,疼痛部位可在颈肩或胸胁或在腰部。风邪致病者,痛无定处,且有恶风,颈项强,头痛,关节酸胀等。寒邪致病者,疼痛剧烈,关节拘急,屈伸活动不利,得热稍缓。湿邪为主者,疼痛绵绵,头重如裹,身体困乏,四肢酸楚,颈项强痛,肌肤麻木。X线片可见脊柱各部多有骨质增生,骨桥骨赘出现。

西医学认为,脊柱退行性疾病是指椎骨、椎间盘以及周围软组织的一系列退行性和增生性变化的结果(图9-1~图9-4)。大体病理变化为:

1. 椎间盘的退变　椎间盘的退变从 20 岁即可开始,30 岁以后大多数都已发生变性。首先是椎间盘发生脱水、干燥,并出现松弛、裂隙、碎裂、褐色素沉着,以致椎间隙变窄,上下椎体间发生异常运动,出现脊椎的不稳定或脊柱弯曲异常。

2. 骨刺的发生　由于椎间盘尤其是髓核的褐色软化与耗损,致使弹性降低,并使附着于椎体边缘的韧带断裂和耗损,反应性地形成骨刺。

3. 椎间关节的变化　椎间盘变性导致椎间隙失稳,椎间盘间隙狭窄,椎体间的异常活动以及脊柱生理弯曲改变,可致后方椎间关节歪斜,从而引起关节面对合不良,关节囊肥厚或陷入、滑膜增生、骨刺形成等退变性变化。在退行性变化的多发部位,棘间、棘上和黄韧带多发生肥厚、断裂、空泡和钙化等。

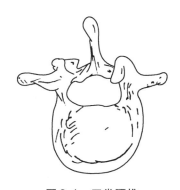

图9-1　正常腰椎

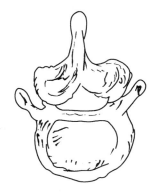

图9-2　椎间关节增生肥大继发椎管狭窄

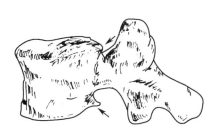

图9-3　椎体边缘骨赘形成

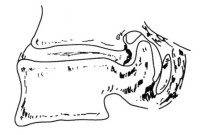

图9-4　椎体滑脱、椎间盘膨出而挤压神经根

【治疗】

脊柱退行性疾病的辨证,必须抓住"邪实正虚"四个字。

（一）内治法

对于脊柱退行性疾病的内服药治疗,可以贯彻"同病异治,异病同治"的原则。

1. 病程初期,疼痛剧烈者,以活血化瘀,祛风散寒,理气止痛为主。身痛逐瘀汤加减。常用药物有麻黄、羌独活、桂枝、秦艽、威灵仙、当归、赤芍、乳香、没药、制川乌、香附、郁金、五灵脂、泽泻、甘草等。

2. 病程中期,活血理气,祛邪通络,补益肝肾为主,临床常用复元活血汤加四物汤治疗。常用药物有羌独活、秦艽、威灵仙、当归、川芎、桃仁、红花、柴胡、鸡血藤、丹参、桑寄生、川断、穿山甲、瓜蒌、甘草等。

3. 后期,固护气血,大补肝肾,益以通络,一般用十全大补汤加减,常用药物有党参、黄芪、白术、白芍、当归、川芎、生熟地、桑寄生、川断、怀牛膝、怀山药、枸杞子、秦艽、威灵仙等。

（二）外治法

1. 推拿治疗法　病程初期实证为主之际,运用泻法。病程中期及后期,运用补法。

2. 针灸拔罐疗法　是通过针灸、拔罐等刺激,引起经络系统的强烈反应,既可活血行气通络止痛,又可益肾养血强筋壮骨,从根本上消除病痛。

（三）手术治疗

常用的手术方法有椎管扩大减压术、骨赘摘除减压术和椎间盘摘除术等。

一般颈部的手术多采用侧前方入路,要求做到暴露清楚,减压彻底,同时行椎间融合。腰部的手术多采用全椎板或半椎板切除,部分关节突切除,合并椎间盘突出者,要求同时摘除,充分地对马尾及神经根进行减压。

第三节　四肢关节骨关节病

四肢关节骨关节病是一种常见的慢性关节疾病。其主要病变是关节软骨的退行性变和继发性骨质增生。多见于中老年人,女性多于男性。好发在负重较大的膝关节、髋关节及手指关节等部位,该病亦称为退行性关节炎,增生性关节炎,老年性关节炎和肥大性关节炎。属中医"骨痹"范畴。

【病因病理】

中医学认为,本病为"邪实正虚"之证。邪实是外力所伤,瘀血内滞或外邪侵袭,经脉痹阻,关节失利。正虚是肾元亏虚,髓空骨虚,关节不利;肝血不足,筋失所润而见节涩、筋急,发为骨痹。

四肢关节骨关节病可分原发性和继发性两种。①原发性是指发病原因不明的骨关节炎(无创伤、感染、先天性畸形病史,无遗传缺陷、全身代谢和内分泌异常),多见于50岁以上的肥胖者。②继发性指有先天畸形、创伤,致关节面后天性不平整,关节不稳,关节畸形及医源性等因素(如长期不恰当使用皮质激素等引起的骨关节炎)。

成人骨关节软骨内无神经血管,营养物质首先由滑膜血管丛弥散到滑液,再通过软骨基质到软骨细胞。软骨基质由胶原和糖蛋白组成框架,其中嵌镶软骨细胞,含有80%的水分,关节活动时,关节透明软骨面之间产生相互挤压和放松作用,基质内的水分随着挤压,进出基质。如此反复交替,保持了关节软骨的营养供应。若这种渠道遭到破坏,即可产生软骨基质的改变,进而使软骨细胞破坏和坏死,导致骨关节病变的一系列变化。它的原因是多方面的,其中年龄是发病的重要因素,55～65岁的人约85%具有本病的X线改变,但不一定发病;关节内创伤、炎症、异常代谢产物沉着、反复出血后大量铁质沉积,以及在关节内反复注射皮质类激素等,均可导致关节内软骨基质破坏;内分泌异常,可使软骨细胞异常,这些因素都可导致继发性骨关节病的出现。继发于创伤后称为创伤性关节炎。

最早的病理改变发生在关节软骨,首先关节软骨局部发生软化、糜烂,最后软骨下骨外露,形成骨赘、关节内游离体。继发骨膜、关节囊及关节周围肌肉的炎症、纤维化和增厚,使关节面上生物应力失调,病变不断加重。

【临床表现与诊断】

（一）临床表现

骨关节炎的主要症状是疼痛,初期轻微钝痛,以后逐步加重。有的患者在静止或晨起时感到疼痛,稍微活动后减轻,称之为"休息痛",为软骨下充血所致。如活动过量,关节摩擦也可产生疼痛,休息后好转。疼痛有时与天气变化、潮湿受凉有关。继之患者常感到关节活动不灵活、僵硬,晨起或休息后不能立即活动,需经过一定时间后始能解除僵硬状态,关节活动时有各种不同响声,如关节摩擦声等。有时可出现关节交锁。

关节炎发展到一定程度,关节肿胀明显,特别是伴有滑膜炎时,关节内可有积液,浮髌试验阳性,主动或被动活动都受限。查体有关节肿胀,中度以下积液膝关节浮髌试验阳性;髋关节增大内旋时疼痛加重。关节周围肌肉萎缩,活动时可有不同程度的活动受限和肌痉挛,或关节内有摩擦音。严重时可见关节畸形,如膝内翻。髋关节 Thomas 征阳性,有时可触及关节内游离体。手指远侧指间关节侧方增粗,形成 Heberden 结节。

X 线片显示关节间隙狭窄及不等宽,关节边缘有骨赘形成。后期骨端变形,关节表面不平整,边缘骨质增生明显。软骨下骨有硬化和囊腔形成,伴滑膜炎时髌下脂肪垫模糊或消失（图 9-5）。

实验室检查:一般都在正常范围内。关节液检查可见白细胞增高,偶可见红细胞。

（二）诊断

1. 起病隐匿,发病缓慢,多见中老年。

2. 初起腰腿、腰背、膝关节隐隐作痛,活动不利,晨起、静止时为甚,稍动缓解,气候变化亦可加重。

3. 局部关节可轻度肿胀,活动时关节内常有摩擦声。严重者可见肌肉萎缩,关节畸形,弯腰驼背。

4. X 线片检查　骨质疏松,关节面不规则,关节间隙狭窄,软骨下骨质硬化以及边缘唇样改变,骨赘形成。

5. 关节液检查可见白细胞增高,偶见红细胞。

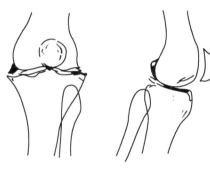

图 9-5　膝关节骨关节病

【鉴别诊断】

1. 腰椎间盘突出症　腰腿窜痛、麻木,咳时加重。腰部活动受限,跛行。下肢前或后外侧感觉迟钝,直腿抬高试验阳性,椎旁有压痛并向下肢放射,可有肌力及腱反射异常。CT 检查有助于诊断。

2. 类风湿关节炎　关节疼痛、肿胀、畸形,活动受限,与骨关节炎相似,但类风湿因子检测阳性,抗链球菌溶血素"O"抗体试验阳性。X 线检查有特有征象（见类风湿关节炎）。

3. 风湿性关节炎　常见于儿童,起病急骤,主要表现为全身大关节疼痛,红肿,呈游走性,伴全身症状。

【治疗】

（一）治疗思路

关节软骨破坏程度与关节负重有直接关系。故在治疗中除辨证施治外,最重要的是减少关节活动度和负重,对患病关节要"爱惜",以延缓病变的进程。

（二）内治法

1. 中药治疗

（1）肾虚髓空：关节隐痛,腰膝酸软,活动不利,伴头晕、耳鸣、目眩。苔薄白。

治则：补肾益髓,强筋壮骨。

方剂：左归丸。

（2）阳虚寒凝：关节疼痛、重着,屈伸不利,天气变化加重,昼轻夜重,遇寒痛增,得热稍减。舌淡,苔白,脉沉细缓。

治则：补肾壮阳,散寒通痹。

方药：右归丸合蠲痹汤

（3）瘀血阻滞：关节刺痛,痛有定处,关节畸形,活动不利,面色晦暗。脉沉细。

治则：行气活血,祛瘀通络。

方药：桃红四物汤。

另可服壮骨关节丸,6g/次,2 次/日。

2. 西药治疗　双氯芬酸钠缓释胶囊 50mg/次,2 次/日,或用保泰松、吲哚美辛、芬必得等抗炎止痛药。

（三）外治法

1. 中药熏洗　羌活 30g,当归 30g,五加皮 30g,川椒 20g,透骨草 20g,用纱布包裹后用水煎煮,趁热熏蒸患处,稍冷后用药液浴洗患处,并轻揉患部,1～2 次/日。

2. 敷贴法　乳香 10g,没药 30g,生川乌 10g,白芥子 10g,花椒 20g,公丁香 10g 等药研末,以食醋调湿装小布袋蒸热后敷患处,1 次/周。此外可用狗皮膏、天和骨通等局部敷贴。

3. 离子透入法　用熏洗剂患处导入。

4. 理疗　可选用热疗、离子透入。

（四）手术治疗

1. 适应证

（1）骨刺较大,关节内有游离体。

（2）关节畸形,部分关节面完好。

（3）疼痛严重,关节面广泛破坏。

2. 手术方式

（1）关节清理术。适用于关节内有游离体之患者。

（2）截骨术和关节成形术。适用于关节畸形,关节面未破坏。

（3）关节融合术或人工关节置换术。适用于关节面破坏严重的患者。

【预防与调护】

1. 中、老年人应节制饮食,适当运动,减轻体重,能推迟或避免骨关节病的发生。

2. 对各种畸形,应早期矫正。

3. 对关节外伤应力争解剖复位,可减少继发病变的发生。

4. 对于受过外伤的关节,治疗后期应延迟关节负重时间,在不负重情况下进行功能锻炼,使关节面得以很好修复,治疗后的日常生活和工作中也要尽量减少负重,或改换工种,以推迟本病的发生。

5. 对运动员、舞蹈演员等应加强体育保护,并定期做关节的保健性检查。

附：四肢常见部位骨关节病

1. 膝关节　原发性骨关节病膝关节最常见,继发也比较常见。多继发于膝内、外翻畸形,半月板破裂,侧副韧带损伤、髌骨软化症、剥脱性骨软骨炎、髌骨骨折等。主要表现为疼痛、关节交锁和运动受限。主动或被动活动时常可听到或触到摩擦音,偶有关节积液,此时则浮髌试验阳性,X线片可见胫骨尖锐,其他所见同一般骨关节病。

2. 髋关节　原发性骨关节病较少见,继发者较常见。常继发于先天性髋臼发育不良、股骨头坏死、骨折脱臼或炎症之后。主要表现为疼痛、跛行和功能障碍,疼痛常放射到膝关节的内侧。患髋常有轻度屈曲内旋畸形。X线片可见关节间隙狭窄,关节边缘骨刺形成、软骨下骨板致密及软骨下囊性改变。

3. 指间关节　多为原发性。常见于远侧指间关节,受累关节呈骨性粗大,压痛不明显,活动轻度受限,晚期常有轻度屈曲畸形,在病变指间关节的背侧常可看到两个隆起。X线可见指间关节间隙狭窄、指骨底明显粗大。

 知识链接

　　骨关节炎曾出现在古代动物,如鱼类、两栖类、爬行类(恐龙),鸟类,猛犸象以及穴居熊等。差不多所有脊椎动物都可发生骨关节炎,提示该病随着骨骼的进化而出现。在鲸、海豚、江豚等水生动物中也发现此病,但有两种呈倒悬体位的哺乳动物不患此病,即蝙蝠和树獭。这种普遍性表现,与其说骨关节炎是一种疾病,不如说是一种古老生物修复机制。

复习题思考题:

1. 简述骨关节退行性疾病的治疗方法。
2. 叙述脊柱退行性疾病的临床表现。
3. 简述膝关节骨性关节炎的临床表现。

（王爱莉）

第十章　骨坏死性疾病

学习要点

1. 骨坏死是指人体骨骼活组织成分坏死。骨坏死性疾病包括儿童的骨软骨病和成人的缺血性骨坏死。

2. 中医药在治疗早期骨坏死性疾病上具有简、便、效、验、廉等特色。

3. 早期诊断和早期治疗是关键。

第一节　概　　述

骨坏死是指骨的有活力成分(骨细胞、骨髓造血细胞及脂肪细胞)的死亡。骨坏死性疾病包括儿童的骨软骨病和成人的缺血性骨坏死。骨软骨病是指在骨骼发育时期,各骨化中心由于各种原因干扰而出现的软骨内化骨的紊乱,又称为骨骺炎或骨软骨炎。成人骨坏死多发生在股骨头、腕舟骨、足距骨等。骨坏死性疾病中医称"骨蚀"。

【病因病理】

(一)病因

创伤性骨坏死的病因及发病机制已明确。由于创伤破坏了骨的血供,导致骨发生缺血性坏死。但对于非创伤性骨坏死,对其发病机制争议较大,骨坏死性疾病的真正原因尚不明确,可能与下列因素有关:

1. 血运改变　许多学者认为,局部缺血是导致本病的主要原因。

2. 遗传和环境　本病的发生有部分患者有家族史;黑人中患股骨头骨软骨病者很少,而白人则较多。因此有人认为遗传和环境也是骨软骨病的发病原因之一。

(二)病理

疾病初期,骨骺发生部分性坏死,坏死的骨骼被肉芽组织侵袭。在坏死部分较少时,骨骺尚能承受正常的外力,保持其正常的外形。随着病变进展,坏死增加,坏死区骨小梁断裂、塌陷,使整个骨骺呈碎裂状态,丧失了正常的结构,呈现扁平的、不规则的外形。到了恢复阶段,坏死的骨组织被破骨细胞清除,死骨逐渐被新生的骨组织爬行代替,重新组成新的骨小梁,骨的结构逐渐恢复到完全正常,但是已经变形的骨骼外形将不能完全恢复。整个病理过程需要 2 年左右。

【临床表现与诊断】

本病初起时,多无明显症状,多数患者在就诊时,病程已很长,有的骨骼已发生变形。有的患者在成人后才发现幼年时患过骨软骨病。病变累及四肢关节时,关节轻微疼痛,肿胀,局部压痛。随着病情发展,疼痛加重,关节活动范围减小,下肢跛行。累及大关节可见肌肉萎缩。病变侵袭骨突时,初起在肌腱附着处出现疼痛,肌肉收缩时疼痛加重,以后在患部逐渐出现一隆起,有压痛,到骨骺成熟时,局部形成一无症状的骨性隆突。

X线表现:早期关节间隙稍增宽,病变部位出现斑点状的密度增高区,周围骨质稀疏。以后出现一些不规则的透亮区,整个骨骺成碎裂状,骺板增宽。骨骺可呈扁平或不规则状。晚期则密度逐渐恢复正常,"碎块"融合,出现正常的骨小梁结构,变形的骨骺可以有所改善,但一般都不能完全恢复正常。

【治疗】

治疗的关键是防止骨骺变形,避免以后出现关节畸形。

早期,局部适当保护,避免损伤,并可根据中医辨证施治,内服中药,以改善循环,减轻症状。中、后期的主要治疗是减少骨骺承受的压力。定期拍摄X线片,观察病程发展情况,在骨小梁恢复正常前,应防止病孩过度的活动。

中医认为,骨坏死早期主要为"痹",后期则痹证日久,发为痿痹。治疗原则为通痹化瘀,补肾健骨。对于早期患者僵痛,活动不适者,应以通痹化瘀为主;对于痿弱失用者,应以补肾健骨为主。

（一）内治法

1. 湿痹型 症见骨关节部位轻度肿胀,疼痛或压痛较轻,关节活动受限,肌肉轻度萎缩。舌质淡,苔白或白腻,脉弦、细、滑。

治则:以化湿健脾为主。

方药:桂枝芍药知母汤加减。

2. 血瘀型 症见患部僵硬疼痛,压痛拒按,痛有定处,跛行。舌质紫黯或舌有瘀斑,脉弦涩。

治则:活血化瘀,强筋壮骨。

方药:身痛逐瘀汤加减。

3. 肾虚型 症见发病隐匿,四肢酸软,疼痛绵绵,神疲乏力。舌淡,苔白,脉沉细、无力。

治则:补肾壮骨。

方药:健步虎潜丸、左归丸等。

4. 劳损型 劳损日久引起筋骨损伤,患部疼痛、肿胀,压痛明显,功能受限。舌质白或暗,苔白,脉弦紧。

治则:行气活血。

方药:顺气活血汤加减。

（二）外治法

1. 外用药 可选用消瘀止痛药膏或消肿止痛膏外敷,也可采用化瘀通络洗剂、舒筋活血洗剂、骨科腾洗药等熏洗,正骨水、茴香酒等外擦。

2. 封闭疗法 胫骨结节、足舟骨、跖骨头等部位可采用当归注射液、丹参注射液2～4ml局部注射。也可应用2%利多卡因2～5ml加曲安奈德注射液40mg局部封闭。

3. 针灸疗法 根据发病或疼痛的部位,循经取穴或取阿是穴,可以起到减轻疼痛,解除痉挛的效果。

4. 手法治疗 早期可使用各种较轻柔的软组织松解手法,以舒筋、理筋为主,可起到增加局部血运、缓解症状的作用。晚期有关节功能障碍者则可使用各种活节展筋的手法,促进关节功能的恢复。

（三）手术治疗

保守治疗无效,疼痛严重,或关节功能明显受损者应采取手术治疗。

手术方法包括滑膜切除术、各种截骨术、钻孔术、矫形术等。

第二节　骨骺骨软骨病

骨骺骨软骨病是指发生在骨端的骨骺、干骺端的骨骺、骨凸部的骨骺的骨软骨病。有的位于关节内,有的在关节外。

骨骺骨软骨病又称骨骺炎,是指生长活跃的骨骺所发生的疾病。可发生于单一骨骺,偶可同时或相继累及两个或更多的骨骺。确切的病因尚不清楚,但可能与创伤、感染或先天性畸形所致的继发性供血不足有关。有些骨骺的骨软骨病具有明显的特征,容易确诊为明确的临床疾病。而有些关节内骨骺的骨软骨病则与其他疾病很相似,需要仔细鉴别,例如多发性骨骺发育不良与股骨头骨骺骨软骨病很相似。多发性骨骺发育不良的放射学特征是胫骨下端骨骺外侧狭窄或楔形变。患者的骨龄通常正常,但股骨头骨骺骨软骨病的儿童,骨龄常比实际年龄延迟 1~2 年。

一、股骨头骨骺骨软骨病

股骨头骨骺骨软骨病又称扁平髋、股骨头无菌性坏死,也称 Perthes 病,是一种累及股骨头骨骺的疾病,在无明显可察觉的原因下发生股骨头骨骺无菌性坏死。由于缺血,股骨头骨化中心发生坏死、吸收、新骨形成等一系列变化。骨质最后能完全恢复正常。虽然本病常能自限,但其可致股骨头、股骨颈、髋臼的不同程度的畸形。

本病好发年龄在 4~10 岁。男孩多见,通常只累及一侧,双侧患病约占 10%。

【病因病理】

（一）病因

本病原因不明确,目前大多学者认为,股骨头的局部缺血以及外伤可能是引起本病的两个主要原因。

1. 缺血　3 岁以前,儿童股骨头的血供来自干骺动脉。3~8 岁的儿童,由于骺板的阻挡,干骺动脉的血运不能继续上升,故股骨近端骨骺的血液供应主要来源于外侧外骺动脉。由于血供来源单一,当关节囊内压增高时,外骺动脉就有可能受压甚至栓塞,致使股骨头骨骺发生缺血坏死。

在儿童,引起髋关节囊内压增高除了感染性的原因外,还有髋关节暂时性滑膜炎,创伤性滑膜炎等。

2. 创伤　髋关节是个负重关节,很容易遭受创伤。本病的发病率男孩明显高于女孩,因此有人提出了创伤学说,但到目前为止尚不能得到完全证实。

近年来,髋关节炎症性改变与股骨头骨骺骨软骨病之间的关系已引起很多学者重视,其中以髋关节暂时性滑膜炎最为重要。他能引起关节囊内压力增高,静脉淤滞,回流受阻,可能系本病的重要原因。

（二）病理

本病的病理改变可以分为软组织反应、骨坏死、骨吸收、骨修复几个阶段。整个病理过程需 2~4 年。

1. 滑膜炎期　关节囊和滑膜肿胀、充血、水肿,关节滑膜增厚。此期持续 1~3 周。

2. 缺血性坏死期　由于缺血程度的不同,股骨头的骨化中心出现部分或全部坏死。此时骨结构保持正常,但骨陷窝多空虚,骨小梁结构丧失。而关节面深层软骨由关节滑液的营养,仍可生长。此时若能恢复血供,则病变消退,不遗留畸形。

3. 再生期　随着骨坏死的进行,血管逐渐长入,坏死区被肉芽组织侵袭,破骨细胞进入,逐渐清除坏死的组织,死骨逐渐被吸收。此过程需 2~3 年。

4. 愈合期　骨修复从骨骺的外周开始,在破骨细胞吸收死骨的同时,成骨细胞产生新骨。新骨不断沉积、堆积,逐渐塑成新的骨小梁。股骨头变为离心的扁平状股骨头。

在骨质完全愈合前,股骨头会由于不适当的压力而出现扁平或其他畸形,股骨颈和髋臼也出现相应的改变。这些形态上的改变,即使在骨骼愈合后也不可能恢复正常。

【临床表现与诊断】

临床上可通过病史、患儿的年龄、性别及患髋活动受限等诊断。

疾病初起时,症状很轻,个别病例甚至完全没有症状,只是由于其他原因摄 X 线片时才发现患有本病。跛行和患髋疼痛是本病的主要症状。跛行为不典型的疼痛性跛行;疼痛多局限在髋部前方,有时向下牵涉到膝关节和有僵硬感,剧痛罕见。劳累后加重,休息后减轻或消失。

查体可见固定性外展畸形和内旋受限伴髋屈曲畸形,腹股沟中点压痛,患髋各方向的活动均受限,以内旋和外展为主,被动强迫活动,特别是外展和旋转活动时,出现髋部疼痛和肌肉痉挛。大腿和臀肌萎缩多见。

X 线表现是诊断本病的主要手段和依据。定期投照正位和蛙位片可动态观察股骨头的形态变化。放射学的改变一般是在出现症状一段时间才明显。

最早是关节囊呈球形肿胀、骺线加宽,与颈相连区域有不规则的骨质疏松。股骨头轻度外移约数毫米。头臼距离增宽(Waldenstrom 征)。骨骺内缺血坏死部分密度增高,使周围存活骨显得相对疏松。随着缺血程度和范围的增加,骨化中心变小,骨纹理消失,如果股骨头受到压力,则骨骺变平、变宽,干骺端增宽。

在修复期,坏死区周围逐渐出现新骨,使得该部的密度增高。骨的吸收与生骨交替进行,出现密度增高与减低同时存在,整个骨骺呈现出一种"碎裂"的形状,骨化中心开始发育、增大,但一般都已失去其正常的形态,呈不规则状,且向外侧突出。最后骨质完全愈合、骨小梁结构完全恢复。多数患者的股骨头扁平、宽大,半脱位,股骨颈短而粗,颈干角变小,髋臼也出现相应的改变。

Catterall 在 1971 年对本病的 X 线表现提出 4 级分类法。

Ⅰ级:股骨头前部受累(病变涉及骨骺前方 25%),骨骺外形正常,骨骺板和干骺端正常,愈后不遗留明显的畸形,预后较好。

Ⅱ级:部分股骨头发生坏死(病变范围达 50%),密度增高。而股骨头的高度无明显降低,因骨骺板保持着完整性,其塑形潜力不受影响。

Ⅲ级:股骨头大部分坏死(病变范围达 75%),在后方和侧方可有少量活骨区,干骺端改变明显,股骨颈变宽,预后较差。

Ⅳ级:病变累及整个股骨头(全股骨头均发生坏死),骨骺塌陷,股骨头呈扁平状(图10-1)。

Catterali 认为,级别越大,预后越差,股骨头越易发生坏死。

【鉴别诊断】

1. 暂时性滑膜炎　症状与早期的 Perthes 病相似,也有髋痛、跛行,但多无明显诱因,偶见外伤、上呼吸道感染或过敏反应之后。好发于 3~9 岁儿童。临床检查患髋压痛,活动轻度受限。近年来有人认为暂时性滑膜炎与 Perthes 病有关,约有 50% 的患者在反复发作后发展成为 Perthes 病。

2. 骨骺发育不良　是一种遗传性疾病,表现为髋、膝疼痛,僵硬,行走不便。X 线表现有些类似 Perthes 病。比较明显的区别是骨骺发育不良为多发性,四肢骨骺都可受累,肢体长度发育受限,病儿手指粗短,握拳困难。

3. 髋关节结核　早期的髋关节滑膜结核与 Perthes 病症状相似,不同点是结核伴有全身的症状,如低热、盗汗、红细胞沉降率加快等,关节活动受限比较明显。而 Perthes 病全身情况良好,髋关节疼痛,活动受限都很轻微。X 线显示关节间隙变窄并有骨质破坏。

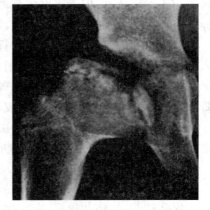

图 10-1　股骨头骨骺骨软骨病

4. 股骨头骨骺滑移　多见于 10~17 岁的男孩。有明显的外伤史。病变发生在干骺端的骺板软骨,股骨头向后向下滑移而骨骺本身无改变。X 线表现的骨骺结构完全正常。

【治疗】

本病是一种自限性疾病,其病程 2~4 年。病愈后常遗留不同程度的畸形和关节功能障碍。治疗的目的是消除影响骨骺发育和塑形的不利因素,防止和减轻股骨头继发畸形的可能,使坏死的股骨头顺利完成其自限性过程。

（一）内治法

详见本章概述。

（二）外治法

目的是避免对坏死股骨头的压迫以预防畸形的发生。

1. 卧床休息和牵引　一般采用外展、内旋位牵引或单纯卧床休息 3~4 周。一旦疼痛消失,活动恢复时,即改用保护性支架治疗。

2. 行走石膏和行走支架　采用支具治疗,增加股骨头的包容,要求把下肢固定在外展 40° 和轻度内旋位。使用支架的时间不少于 1~2 年。

3. 手术治疗

（1）单纯滑膜切除术:适用于骨骺有坏死,但无明显塌陷,干骺端无改变者。可将滑膜或关节囊大部切除,从而改善股骨头的血供,促进新骨形成。

（2）截骨术:包括股骨近端截骨术和骨盆截骨术。

（3）其他术式:股骨颈开窗钻孔术;带蒂血管植入术;带蒂肌肉植入术等。

二、胫骨结节骨骺炎

胫骨结节骨骺炎,又称胫骨结节骨软骨病,发于胫骨结节处,主要表现为膝关节下方明显凸起,感觉酸痛。登楼梯、上台阶时疼痛更加厉害,以致出现跛行。由于此病主要与活动及损伤有关,又以男性青少年中喜好剧烈运动者多见,是一种常见病。

【病因病理】

本病病因主要为慢性劳损引起气血凝滞,营卫不通,致胫骨结节处骨骺失去正常的气血温煦和濡养而生本病。

【临床表现与诊断】

胫骨结节处高突隆起,局部疼痛,有压痛,膝关节用力活动时疼痛加重,严重者跛行,休息后可减轻,局部无波动感,压之较硬,无全身症状。

X线检查:X线侧位片显示髌韧带及其周围软组织有肿胀阴影,胫骨结节与韧带之间的锐角消失。胫骨结节骨骺可见碎裂。

【鉴别诊断】

需与胫骨结节骨骺撕脱骨折相鉴别。撕脱骨折,受伤力较大,伤后即不能行走,局部可见青紫瘀斑,疼痛剧烈,肿胀,压痛明显,X线片显示胫骨结节骨骺分离。

【治疗】

避免膝关节剧烈运动。疼痛重者可用长腿石膏托或夹板固定膝关节于伸直位。可内服桃红四物汤,外用消肿止痛膏敷贴;配合理疗,也可局部封闭。

【预防与调护】

避免运动量过大,尤其是剧烈的田径运动、球类运动,要有正确的指导。局部热敷,消除疲劳,促进血液循环。

【转归及预后】

本病是一种常见病,大多采用非手术治疗,有些患者休息后即可自愈。如非手术治疗无效,疼痛持续加重者,可行手术治疗。

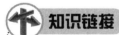 **知识链接**

全身骨骼发育要到 25 岁才完全停止,到 16 岁左右,胫骨结节骨化中心就和胫骨融合在一起,发育完毕。到时骨骺不再存在,骨骺炎症状也会自然消失。

三、脊椎骨骺骨软骨病

脊椎骨骺骨软骨病又名"少年驼背症",是因多个椎体前侧部分纵向生长迟缓,于青春期发生楔形变从而引起脊柱弓状固定性后凸畸形,形成"圆背"。本病由 Scheuermann 于 1920 年首先描述,故又名 Scheuermann 病。多在 10 岁以上发病,以 13～17 岁的青春期多见。病变主要累及中、下段胸椎椎体。

【病因病理】

本病的确切病因尚未肯定,有人提出系椎间盘的原发性病变所引起,也有人认为本病是由于脊椎的负载能力与它承受的负荷平衡失调引起的。

椎体有 3 个骨化中心,原发骨化中心和上、下两端的继发骨化中心。后者称为环形骨骺。当过度负重时,椎间盘髓核突入椎体,破坏了椎体软骨板而造成生长的不均衡;同时椎间盘也失去了缓冲作用,使椎体前缘受到过度的压力,造成生长迟缓、椎体楔形变以及碎裂。使胸椎后突增加,椎体前缘所承受的压力加大。增大的压力使椎体前缘骨骺环的骨质压缩,髓内压力升高,影响骨骺环的血运,使其缺血而坏死。

【临床表现与诊断】

患者以腰背部不适和疼痛为主要症状,站立久疼痛加重,卧床休息后减轻。查体见脊柱胸段后凸加大,伸直困难,被动及主动活动均不能改变后凸畸形,局部可有轻压痛。颈、腰椎的前凸代偿性加大,但腰部的活动度正常。疾病后期,症状消失,胸椎的后凸畸形永远存在,形成固定的驼背畸形。

X 线表现检查是诊断的主要手段。侧位片可见受累椎体呈楔形改变,一般多是 3 个以上椎体受累。椎间隙初期正常,晚期狭窄。侧位片有时还可见到一个或数个 Schmorl 结节,即在椎体的上或下缘,由于软骨板的破裂,致髓核陷入椎体内,在 X 线片上可见到椎体边缘有一内陷的切迹。正位片上有时可见脊柱侧凸。个别病例出现椎体前方的血管沟征象。

【鉴别诊断】

1. 活动性驼背 比如姿势性驼背,由于姿势不良引起,多见于青少年;麻痹性驼背,由于某种疾病使躯干肌无力而致驼背;代偿性驼背,常继发于腰椎的过度前凸。这些驼背的特点是背部较柔软,通过医生的被动活动或患者的主动活动,驼背能够被纠正。X 线无骨骺的改变。

2. 固定性驼背 有些疾患可以继发固定性驼背,如强直性脊柱炎、脊柱结核后期和脊椎骨折也可引起驼背。可从病史和其他症状加以鉴别。

【治疗】

本病的治疗目的是缓解疼痛,矫正脊柱后凸畸形,防止畸形发展和加重。

1. 一般治疗 患者卧硬板床,在站立和端坐时应尽量伸展胸背,保持良好姿势。避免过多的弯腰或负重活动,同时加强背肌锻炼,通过增强背肌的力量,限制后凸的加重。适当调整桌椅高度。

2. 支架或石膏固定 不仅有矫正后凸畸形的作用,还可缓解脊柱前方的压力,有助于椎体前方的纵向生长。但使用支架或石膏固定时间不能少于一年。在应用支架时应定期摄 X 线片复查。

3. 手术治疗 很少采用,只有在畸形严重并伴发神经症状或者伴有剧烈疼痛、对症治疗无效者才考虑采用。常用的方法是脊椎融合术,或使用器械矫形术,可获得满意的矫形效果。

 案例分析

患者女,16 岁,因下肢行走不便,驼背 1 年就诊。查体:跛行步态,见脊柱后凸并侧弯畸形,右侧髋关节活动受限。四肢肌力 4 级。X 线片示:胸段脊柱后凸为 45°。

请制定相应的治疗措施。

第三节 股骨头无菌性坏死

股骨头无菌性坏死是指股骨头血供中断或受损,引起骨细胞及骨髓成分死亡及随后的修复,继而导致股骨头结构改变,股骨头塌陷,引起患者关节疼痛、关节功能障碍的疾病,是骨科领域常见的难治性疾病。本病有很高的致残率,是威胁人类健康的一种严重疾患。

【病因病理】

成人股骨头血液供应来源有:①来源于旋股内、外侧动脉的支持带动脉;②股骨干髓腔内的股骨滋养动脉;③圆韧带动脉。其中旋股内、外侧动脉为其主要来源。

(一)病因

引起股骨头坏死的原因尚不十分清楚,但有许多因素与本病的发生有关,故而将这些因

素视为病因,从临床的角度可以将其分为创伤性和非创伤性两类:

1. 创伤因素　包括股骨颈囊内型骨折、股骨头骨折、髋关节脱位、髋关节积累性损伤等。均可损伤供应股骨头血液的血管,阻断股骨头血供而导致股骨头坏死。

2. 非创伤因素　非创伤包括内容较多,肾上腺皮质激素、大量饮酒、减压病、放射线等因素与股骨头坏死的发生有密切关系。

（二）病理

骨坏死的病理改变可分为两个阶段:

第一阶段是骨组织和骨髓内细胞的坏死,随后是细胞、毛细血管和骨髓基质的溶解。

第二阶段是修复过程,表现为修复与破坏交替进行。而死骨修复的细胞不能来自死骨本身,必须是周围邻近的活骨、结缔组织和血液携带的细胞,通过"爬行替代"完成坏死骨质的重建。重建的时间和程度与患者的病情、年龄、体质、坏死范围的大小等多种因素有关。

中医认为本病的发生与先天不足,后天失养,跌仆损伤,气血瘀滞,饮食不节,痰湿瘀塞,营卫不和,风寒湿邪侵入,脾肾阳虚,水湿内停,肝肾阴亏,髋关节失养有关。根据本病的发生、发展及证候特征来看,当属"痹证"范畴。

【临床表现与诊断】

1. 病史

（1）外伤史:本病的发生,部分患者有过外伤史,股骨颈骨折患者1~2年内容易发生股骨头坏死。

（2）原发病史:可导致股骨头坏死的原发疾病有系统性红斑狼疮、类风湿关节炎、强直性脊柱炎、血液系统疾病等。这些疾病的患者如有髋关节症状,应怀疑合并股骨头坏死的可能。

（3）服用激素史:对每一例股骨头坏死的患者都要询问有无服用激素史,使用药物的名称、剂量、时间和给药途径。

（4）饮酒史:对怀疑股骨头坏死的患者,应询问是否有饮酒史,饮酒的时间长短及每日的饮酒量。

2. 临床表现　股骨头坏死的主要症状是疼痛、跛行和髋关节功能障碍。早期:症状和体征均不明显,检查多无明显异常。中期:髋关节出现疼痛并逐渐加重,关节功能多明显受限,可出现跛行,腹股沟压痛明显,大转子叩击痛,髋关节活动受限,"4"字试验阳性,Thomas征阳性。晚期:髋关节持续性疼痛,可向膝部放射,持续性跛行,关节活动范围减小。重者关节强直,不能负重。"4"字试验阳性,Thomas征阳性。

3. 辅助检查

（1）X线:虽然X线检查难以发现早期股骨头坏死,但仍是中、晚期患者确定病期、评价治疗效果的重要手段,也是最常用的检查方法。临床上可将X线表现分为四期:

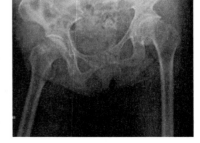

图10-2　股骨头无菌性骨坏死

Ⅰ期:软骨下溶解期。股骨头外形正常,仅在某些区域（如负重区）软骨下出现囊性变或"新月征"（图10-2）。

Ⅱ期:股骨头坏死期。股骨头外形尚正常,在股骨头的外方或外上方及中部可见密度增高区,周围有时出现硬化带。

Ⅲ期:股骨头塌陷期。头部出现阶梯状塌陷或双峰征,软骨下有细微骨折线,负重区变扁,并有周围骨质疏松现象。

Ⅳ期：股骨头脱位期。坏死区继续向内下方发展，头扁平、增生、肥大，可向外上方脱位，关节间隙狭窄，髋臼边缘增生硬化。

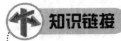

Ficat 股骨头坏死分期：

Ⅰ期：关节间隙正常，股骨头轮廓正常，骨小梁正常或轻度骨质疏松，X 线诊断不能，血流动力学测定可能确诊。

Ⅱ期：关节间隙正常，股骨头轮廓正常，骨质疏松合并骨硬化或单纯骨质疏松，X 线诊断可能，组织学诊断确诊。

Ⅲ期：关节间隙正常，股骨头轮廓变扁平，骨下梗死下陷，骨小梁形成死骨，X 线诊断肯定，功能性诊断确定。

Ⅳ期：关节间隙变窄，股骨头轮廓塌陷，骨小梁上极破坏，X 线诊断与骨关节病，炎性关节炎难鉴别，血流动力学检查必须与活检结合。

（2）同位素骨扫描：有助于早期诊断股骨头坏死。

（3）CT 扫描：对早期诊断股骨头坏死和确定股骨头坏死灶的位置和范围有极大价值。正常股骨头表现外形光滑完整，骨小梁于股骨头中央稍粗，向股骨头周围呈放射状分支排列，称之为星状结构。骨坏死时可见星状结构周围星芒挤在一起或相互融合，晚期星状征消失，头外形改变、碎裂、硬化等。

（4）磁共振（MRI）：可早期诊断股骨头坏死。股骨头坏死早期因脂肪细胞死亡、减少，于关节面下方可见一带状低信号，均匀一致，边界清楚，有时可延伸至股骨颈。随着病情的发展，股骨头内出现不规则的信号，坏死组织呈低信号，修复组织呈高信号。

4. 诊断标准

参照日本厚生省骨坏死研究会（JIC）和 Mont 提出的诊断标准，制定我国的诊断标准：

（1）临床症状、体征和病史：以腹股沟、臀部和大腿部位为主的关节痛，偶尔伴有膝关节疼痛，髋关节内旋活动受限，常有髋部外伤史、皮质类固醇应用史、酗酒史以及潜水员等职业史。

（2）MRI 的 T1WI 显示带状低信号或 T2WI 显示双线征。

（3）X 线片改变：常见硬化、囊变及新月征等表象。

（4）CT 扫描改变：硬化带包绕坏死骨、修复骨，或软骨下骨断裂。

（5）核素骨扫描初期呈灌注缺损（冷区），坏死修复期示热区中有冷区即"面包圈样"改变。

（6）骨活检显示骨小梁的骨细胞空陷窝多于 50%，且累及邻近多根骨小梁，骨髓坏死。

符合两条或两条以上标准即可确诊：除（1）外，（2）（3）（4）（6）中符合一条即可诊断。

【鉴别诊断】

1. 类风湿关节炎　早期疼痛，晚期关节僵直和畸形均与股骨头坏死相似。其发病特点是多发性、对称性，以关节滑膜病变为主，实验室检查红细胞沉降率加快和类风湿因子阳性，X 线变化从关节间隙开始，早期因滑膜水肿、充血而使间隙变宽，以后则出现间隙狭窄等变化，与股骨头坏死病变始发于股骨头有明显区别。

2. 髋关节骨性关节炎　疼痛，关节活动受限，X 线表现髋关节间隙变窄，边缘增生、硬化与股骨头坏死相似。但骨性关节炎多发于中老年，起病缓慢，X 线改变以关节间隙为主，股骨头无塌陷。

3. 髋关节结核　疼痛、肢体活动受限、骨质破坏等与股骨头坏死有相似之处,但结核全身症状明显,低热、盗汗、疲倦、消瘦是其发病特点。

【治疗】

股骨头坏死的治疗方法较多,制订合理的治疗方案应综合考虑分期、坏死体积、关节功能以及患者年龄、职业及对保存关节治疗的依从性等因素。

（一）内治法

1. 气滞血瘀型　多有外伤史,症状以髋部疼痛、轻度跛行为主,舌紫黯,脉沉涩。

治则:活血行气,通络止痛。

方药:桃红四物汤、加味三妙散等为主方加减。

2. 肝肾亏虚型　髋关节隐隐作痛伴功能障碍,并有下肢乏力、疲软等症,舌淡苔薄,脉沉细弦。

治则:补益肝肾,养血通络。

方药:八珍汤、补阳还五汤为主方加减。

3. 心脾两虚,肝肾俱亏　以髋部间歇性疼痛,绵绵不休,下肢乏力,关节屈伸不利为主症,伴有神疲气短等虚象,舌苔薄白,脉细滑。

治则:固本培元,气血双补。

方药:六味地黄丸、十全大补汤为主方加减。

（二）外治法

1. 制动　目的在于减轻或消除股骨头表面塌陷、变形,有利于血液供应的重建,股骨头骨质恢复正常结构。应卧床休息,亦可用皮肤牵引或用外展夹板、支架或石膏将两下肢固定外展内旋位。

2. 外用药　可选用消瘀止痛膏、双柏散外敷,亦可用中药熏洗。

3. 理疗　包括体外震波、高频电场、磁疗等,对缓解疼痛和促进骨修复有益。

4. 高压氧治疗　通过提高含氧量,增加局部代谢,促进坏死组织的吸收及正常组织的再生。

（三）西医学治疗

1. 非手术治疗　非甾体抗炎药、低分子肝素、阿仑膦酸钠等有一定疗效,扩血管药物也有一定疗效;保护性负重,使用双拐可有效减少疼痛,但不提倡使用轮椅。

2. 手术治疗

（1）钻孔减压术:适用于Ⅰ期患者,目的是为早期患者降低骨内压,使股骨头重新获得血液灌注,改善血液供应。

（2）植骨术:适用于Ⅱ、Ⅲ期患者。包括游离植骨和带蒂植骨,不仅提供机械支撑作用,防止股骨头塌陷,还能增加股骨头血供,可根据病情选择带肌蒂或血管蒂植骨。

（3）血管移植术:适用于Ⅱ、Ⅲ期患者。该类手术对重建股骨头血液循环有一定的作用。

（4）截骨术:适用于Ⅲ期患者。畸形残存期,目的是改变力线和改善负重面。

（5）人工关节置换术:为治疗晚期患者的常用方法,包括股骨头置换和全髋关节置换,近期疗效较好,属于不可逆手术,因此要严格控制适应证,对年轻患者慎用。

（6）闭孔神经切断术:适用于年老、多病,不能做关节大手术的晚期患者,为一种姑息疗法,起到减轻疼痛、缓解症状的作用。

（四）中西医结合治疗

股骨头坏死早期采用中药治疗及减压术同时进行,可以互相促进疗效,在手术治疗恢复期,配合中药等治疗,能加速新生骨的生成和新的血供重建,中止病变发展,促进功能恢复。人工关节置换术后配合中药外洗、康复锻炼能提高术后优良率。Ⅲ~Ⅳ期的患者最终将失去行走能力,不得不选择人工关节置换。

(五)康复锻炼

康复锻炼可防止股骨头坏死患者失用性的肌肉萎缩,是促使早日恢复功能的一种有效手段。功能锻炼应以主动为主,被动为辅,由小到大,由少到多,逐步增加,并根据股骨头坏死的分期、治疗方式、髋关节功能评分及步态分析资料,选择适宜的锻炼方法。

1. 卧位抬腿法 仰卧,抬患腿,屈髋屈膝90°,动作反复。每日200次,分3~4次进行。应用于股骨头坏死保守治疗以及外科治疗术后卧床期。

2. 坐位分合法 坐在椅子上,双手扶膝,双脚与肩等宽,左腿向左,右腿向右,同时充分外展、内收。每日300次,分3~4次进行。应用于股骨头坏死保守治疗及外科治疗术后可部分负重期。

3. 立位抬腿法 手扶固定物,身体保持竖直,抬患腿,使身体与大腿成直角,屈髋屈膝90°,动作反复。每日300次,分3~4次进行。应用于股骨头坏死保守治疗及外科治疗术后可部分负重期。

4. 扶物下蹲法 手扶固定物,身体直立,双脚与肩等宽,下蹲后再起立,动作反复。每日300次,分3~4次进行。应用于股骨头坏死保守治疗及外科治疗术后可完全负重期。

5. 内旋外展法 手扶固定物,双腿分别做充分的内旋、外展、划圈运动。每日300次,分3~4进行。应用于股骨头坏死保守治疗及外科治疗术后可完全负重期。

6. 坚持扶拐步行的训练或骑自行车锻炼。应用于股骨头坏死保守治疗及外科治疗术后可完全负重期。

【转归及预后】

成人股骨头坏死是一种致残率很高的疾病。目前尚无方法彻底根治,治疗成功的关键在于早期发现,合理治疗。在Ⅰ期和Ⅱ期初,如治疗合理,病变多能控制,最终不致残或轻度功能障碍,预后良好。Ⅲ~Ⅳ期的患者采用人工关节置换后可恢复行走能力。

 案例分析

患者,男,36岁。因"左髋部疼痛活动受限3个月余,加重半个月"就诊。患者自诉3个月前在无明显诱因下出现左髋部疼痛,呈间歇性压榨样疼痛,左髋关节活动受限,久立久行后疼痛加剧,未经系统治疗,1个月前患者感左髋疼痛加剧,活动受限明显。求诊我院。予相关检查后拟"左股骨头无菌性坏死"收住入院。经X线及CT检查为"股骨头坏死Ficat分期Ⅳ期。

请制定相应的治疗措施。

复习题思考题

1. 简述骨坏死性疾病的治疗。
2. 试述股骨头骨骺骨软骨病的临床表现。
3. 叙述股骨头无菌性坏死的临床表现。

（王忠磊 彭建全 王爱莉）

学习要点

1. 代谢性骨病是指机体因先天或后天性因素引起骨矿物质或骨基础代谢紊乱,导致骨组织生物化学和形态学变化及伴随而出现的一系列症状的骨疾患。

2. 代谢性骨病在中医学中属"骨蚀"、"骨痿"、"五迟"范畴,中医药具有很好的辅助治疗作用。

第一节　概　　述

骨骼系统除了为人体提供坚固的支架、保护机体的一些重要脏器外,还是体内矿物质的储存所,对体内许多矿物质的平衡起着调节作用。当机体缺少这些矿物质时,骨组织就释放出这些物质,以供急需,而当这些矿物质充足或过多时,就在骨内储存起来。故体内钙、磷等矿物质的代谢与骨骼的健康有着密切的关系,当其代谢异常时,骨骼也出现了相应的病理变化。

【病因病理】

代谢性骨病是指各种原因引起的骨矿物质或骨基础代谢紊乱,及由此引起的骨组织生物化学和形态学变化及伴随而出现的一系列症状。

在中医学中,代谢性疾病属"骨蚀"、"骨痿"、"五迟"范畴,其发病原因可为先天不足,禀赋虚弱;烦劳过度,纵欲妄为;饮食不节,饮食失调等。

1. 先天禀赋不足　胎儿肾精不足,致出生后齿发难长,骨痿筋弱。

2. 烦劳纵欲过度　形神过耗,则损及五脏。如思则伤脾、色欲过度伤肾。

3. 饮食营养失调　脾胃损伤,则不能生化气血,充养筋骨。

本病大多属于虚劳范畴,主要有先天和后天两方面因素。先天因素为肝肾不足,后天因素为脾胃虚弱。骨骼失去温煦及濡养,而发生"骨蚀"等症,使肌肉、筋骨失养,发生骨质疏松等。

【临床表现与诊断】

1. 肝肾不足　形体消瘦,体质虚弱,失眠健忘,腰痛酸软,头晕目眩,或有遗精,耳鸣,口干舌燥,舌红,脉细数。

2. 脾胃虚弱　神疲形寒,四肢软弱无力,恶寒,大便溏薄,舌淡,苔薄,脉缓。

【治疗】

1. 肝肾不足

治则:补益肝肾,强壮筋骨。

方药:壮骨丸加减。

2. 脾胃虚弱

治则:健脾益气。

方药:参苓白术散加减。

此外,还可根据不同的病因及表现给予西药治疗。

第二节　佝　偻　病

佝偻病是婴儿或儿童时期,由于维生素 D 缺乏,导致骨质缺钙、变软,骨骼发育障碍或发生畸形。佝偻病主要发生在长骨骨骺闭合以前,多见于 3 岁以下幼儿,以 6 个月到 1 岁最为多见。

中医认为本病属"五迟"、"五软"、"龟背"、"鸡胸"、"解颅"等范畴。所谓"五迟"是指立迟、行迟、发迟、齿迟、语迟;"五软"是指头软、项软、口软、手足软、肌肉软。多因先天禀赋不足或后天失去濡养所致。

【病因病理】

1. 先天不足　肾主骨,肝主筋,禀赋不足,肾气亏损,不能充养骨骼;肝不足则筋缓乏力,筋骨不健,故有五软之患,又骨生髓,脑为髓海,所以重症佝偻病往往体力与智力发育迟缓。肝肾阴虚则五心烦热、盗汗、烦躁,心不足则睡不安、易惊惕,肺卫不固则多汗。

2. 后天失养　小儿运化功能薄弱或平素乳食不足,饮食不节,喂养失调,或平时体弱多病,或大病后失于调养。损伤脾胃,则脾胃运化失职,水谷精微不能吸收,无以濡养肌肉,故形体消瘦。

因肾主骨,齿为骨之余,发者肾之荣;若齿久不生,生而不固;发久不生,生则不黑,皆胎弱也。由父母精血不足,肾气虚弱,不能荣养而然。若长而不立,立而骨软,大不能行,行则筋软,皆肝肾气血不充,筋骨痿软之故。有肝血虚,而筋不能荣膝,膝盖不成,手足挛缩者;有胃气虚,而髓不温骨,骨不能用,足胫无力者;语迟之因不一,有因妊母卒受惊动,邪乘儿心,不能言者;有禀父肾气不足而言迟者。

西医学认为引起本病的原因很多,如饮食中的维生素 D 摄入不足,肠道吸收不良,维生素 D 代谢障碍,肾漏磷等。

1. 本病可能由于营养缺乏和日光照射不足,如果缺乏日光照射,皮肤内的 7-脱氢胆固醇不能合成维生素 D,可引起维生素 D 缺乏性佝偻病;或摄入钙、磷不足,或大量食用含酸较高的食物,尽管维生素 D 不缺乏,也可引起佝偻病。因为维生素 D 缺乏的直接变化就是肠钙、磷吸收不良。

2. 维生素 D 的需要量增加,如未成熟婴儿。

3. 消化系统疾患,如脂肪病、胃肠切除术后可使维生素 D 的吸收减少,肝、胆疾患如肝硬化、胆瘘、慢性反复性胰腺炎也可使维生素 D 吸收或代谢障碍。

4. 肾脏疾患,包括遗传性肾脏疾患和获得性肾脏疾患,它可使维生素 D 的转化功能发生障碍。

佝偻病的病理改变发生在干骺端,骨骺矿化不良,骺板加宽,软骨细胞柱状排列紊乱,正常结构消失。软骨不能正常的钙化,大量骨样组织沉积在未钙化的软骨岛周围,致使骺板增宽、不规则。在干骺部和骨干,肥厚的骨样组织沉积在残存的骨小梁周围和弗氏管内。在干骺部的骨膜下,靠近骨骺板处也有一层很厚的骨样组织沉积,因而干骺端明显增粗。在治愈期,骨样组织迅速钙化为骨组织,肥厚的骨骺板变为正常厚度;骨组织逐渐恢复正常的结构强度,轻度弯曲的骨骼也可自行纠正。

【临床表现】

患儿夜间不安、多汗、皮肤苍白、不喜玩耍。易患腹泻或呼吸道感染。偶见痉挛如手足抽搐、角弓反张等。在骨骼方面常有以下变化:

1. 颅及躯干 方颅畸形,囟门迟闭,出牙较晚。肋骨呈串珠样,肋骨下缘沿水平方向凹陷,是谓 Harrison 沟。患儿胸骨向前突,呈"鸡胸"状。骨盆入口狭小,骨骺部膨大,特别在膝、腕关节等处。出牙晚,皮肤苍白,肌无力,腹部凸出,行走年龄较迟,关节韧带松弛。

2. 四肢 患儿走路较晚,且易跌倒。膝、腕部骨端粗大。负重骨可见压力畸形,如膝内翻、膝外翻、髋内翻等畸形(图 11-1)。在急性期,幼儿尚可出现手足抽搐或惊厥。

3. X 线表现 在急性期,骨骺中心边缘不清。由于钙化不良出现界限模糊,干骺端与骨骺的间隙增宽。骨皮质普遍稀疏。病变进展,预备钙化带消失,干骺端扩张,中心部凹陷,呈杯口状,边缘模糊,并有毛刷状密度增高影,自干骺端向骨骺方向延伸(图 11-2)。骨骺出现迟缓,骨皮质密度低,骨小梁粗糙,长骨骨干变粗且边缘模糊。

恢复期,干骺端边缘清楚、规则,但干骺端仍宽阔,骨骺相继出现。严重畸形多不能恢复。

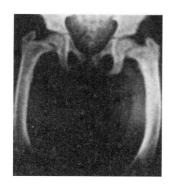

图 11-1 髋内翻畸形

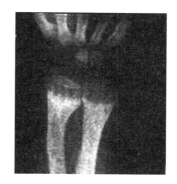

图 11-2 干骺端呈毛刷状和杯口状改变

4. 实验室检查 血清钙可正常或偏低,血磷下降,血清碱性磷酸酶升高。

【治疗】

(一)内治法

1. 先天不足

治则:补肾养肝。

方药:六味地黄丸加减。如有虚火潮热可加知母、黄柏;夜寐不宁及夜惊者可加枣仁、夜交藤、钩藤;自汗者加黄芪、大枣;骨软者加杜仲、怀牛膝;齿迟者加骨碎补、补骨脂;发迟者加龟甲、何首乌;立迟者加鹿茸;行迟者加五加皮、牛膝;语迟者加菖蒲、远志。

2. 后天失养

治则:调补脾胃。

方药:补中益气汤加减。若项软天柱不正,合六味地黄丸、鹿茸、五味子久服;若食欲不振,胃脘不适者加山楂、川厚朴、麦芽等。

3. 西药

(1)钙剂:由于维生素 D 缺乏,肠钙吸收不良,机体大量缺钙,因此需补充钙剂,钙剂必须长期服用,几个月甚至几年。如同时伴有手足抽搐的患者,由于血钙明显低于正常,如果不先补钙而先给予维生素 D,反而会加重手足抽搐。因为维生素 D 使血清钙进入骨,增加了骨的钙化,而肠道又无足够的钙补充,使血钙下降更加明显。因此,治疗佝偻病要先补钙,后给维生素 D,或同时给予。

成人每日补钙量不少于 1000mg,儿童应在 500~600mg。常用的钙剂有 1% 氯化钙,口服每日 10ml,葡萄糖酸钙每日 8~12g,乳酸钙每日 6~10g。

(2)维生素 D 的治疗:有注射液和口服药两种。每国际单位维生素 D 相当于 25ng,鱼肝油每毫升含维生素 D_3 约 100 国际单位,浓缩鱼肝油每毫升含维生素 D_3 1200 国际单位。对一般佝偻病,鱼肝油每日 3 次,每次 5~10ml。婴幼儿从 1~2ml 开始,最多不超过 10ml。

4. 饮食疗法

(1)二骨红糖汤:取乌贼骨 9g,龟甲 12g,红糖适量,将乌贼骨与龟甲洗净,加 300ml 水,煮半小时,取汤调入红糖,分 2 次温水热服。

(2)胡萝卜粥:将新鲜胡萝卜洗净切成小块,与粳米一起加水适量,煮至胡萝卜熟透粥黏稠为度,调入白糖。日 2 次,早晚温服。

(二)手术治疗

下肢弯曲畸形明显者,可在佝偻病治愈后进行截骨矫形。

【预防与调护】

对人工喂养的婴儿,应补充维生素 D,并多晒太阳。长期腹泻的儿童,还应定期肌注维生素 D。

对已患佝偻病的患儿,衣服应宽大。急性期应仰卧位休息,不要使患儿坐和立,以防出现畸形。

第三节 骨质疏松

骨质疏松症是骨量减少,骨强度降低而引起局限性骨痛、畸形及骨折的临床综合征。发病与内分泌紊乱、钙吸收不良等有关,有原发性与继发性之分。

中医称为"骨痿",为脾胃、肝肾亏虚所致。以老年人,女性多发。

【病因病理】

骨质疏松多因饮食不节,损伤脾胃,久则脾失运化,影响水谷精微化生,气血之生长,内不能调和五脏六腑,外不能洒陈营卫筋骨,加之患者年老体弱,肢体少动,日久酿成本病。或肝肾受损,肾阴不足则骨无以充,骨蚀质松,故骨骼疼痛酸楚,甚则骨折。

西医学认为,本病可分为原发性骨质疏松和继发性骨质疏松。原发性骨质疏松主要与雌激素缺乏和老年化有关;继发性骨质疏松多由于内分泌、消化系统及结缔组织原发性疾病导致。骨质疏松的主要病理改变为全身骨量减少,一般同时具有皮质骨骨质疏松及骨小梁骨质疏松,但以一种起主导作用。由于破骨细胞将松质骨和皮质骨的内部吸收,可使骨的厚度变薄(骨内膜为甚),髓腔增大,而骨外膜的成骨细胞仍缓慢地产生新骨,所以骨的外形稍增粗。

【临床表现与诊断】

(一)临床表现

本病多见于老人、妇女。骨质疏松的主要表现为局限性疼痛、畸形和骨折。疼痛多见于脊柱胸段及下腰段,疼痛程度与骨质疏松程度成正比。在上楼,体位改变以及震动时可使疼痛加重,严重者可因轻微的外力,如咳嗽、喷嚏后发生压缩性骨折,并即时出现局部急性锐痛,不予特殊治疗,约3~4周后可逐渐缓解。另一些因脊柱侧弯、椎体压缩性骨折及椎体后突可引起慢性背深部广泛性锐痛,伴全身乏力。部分骨质疏松患者常无明显症状,偶尔摄骨X线片时发现压缩性骨折。本病骨折以椎体、股骨颈和尺桡骨远端多见。胸椎压缩性骨折可引起胸廓畸形和疼痛,导致肺部气体交换受限,使肺部易感染,还可影响心脏功能。

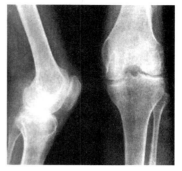

图11-3 膝关节骨质疏松

（二）诊断

1. 全身疼痛,逐渐加重,但以局限性腰背疼痛明显,四肢酸痛为主,活动时疼痛加重,甚至卧床不起。

2. 脊柱常有后突畸形,轻微外伤则致桡骨下端、股骨颈、脊柱等处骨折。

3. X线片后期可见骨质普遍稀疏,以脊柱、骨盆、股骨上端明显。腰椎体出现鱼尾样双凹形,椎间隙增宽,有许氏结节,胸椎楔形改变,受累椎体可多发、散发（图11-3）。

4. 骨密度检测 骨密度值降低2S以上。

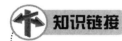 **知识链接**

双能X线吸收法是目前国际学术界公认的骨密度检查方法,其测定值作为骨质疏松的诊断金标准。

【鉴别诊断】

1. 骨软化症 亦有脊柱疼痛、畸形。可有青枝骨折。X线片可见广泛脱钙、椎体双凹。还可见假性骨折线（带状脱钙区）,即路塞（Looser）线。

2. 骨髓瘤 可有脊柱疼痛、病理骨折,X线片有骨质疏松。但另有发热、易感染、消瘦、头晕、心悸、截瘫等表现。X线显示骨骼典型边缘清晰的脱钙区;实验室检查可见贫血及红细胞沉降率加快,血浆球蛋白（免疫球蛋白M）增高,血钙升高,血尿酸增多,胆固醇降低,氮质血症,尿本-周蛋白阳性。骨髓涂片有骨髓瘤细胞。

3. 甲状旁腺功能亢进症 除有脊柱四肢疼痛、畸形,易于骨折,X线片有椎体双凹征外,还可见肾病症状、胃肠道症状和颅骨、指骨的特有X线征。并有高钙、高磷血症及碱性磷酸酶、甲状旁腺激素的升高。

【治疗】

（一）治疗思路

本病多见于老年人、妇女。是谓年长则肾精日衰,气血虚弱之故,治宜以调补脾肾为主,兼以饮食调养,适当运动为助,延以数月、数年,才可收效。

（二）内治法

1. 中药治疗 以调补脾肾为主。

（1）脾气虚弱

治则:健脾益气。

方药:参苓白术散加减。若见饮食不佳,胃脘不适,可加山楂、厚朴、麦芽等。

（2）肾阴虚型

治则:滋阴壮骨。

方药:左归丸加减。如阴虚火旺之症明显者,可与知柏地黄丸合用;也可加血肉有形之品,如鳖甲、鹿茸、紫河车等。

2. 西药治疗

(1)补钙:1~1.5g/d;维生素 D 400~500 国际单位/日。

(2)性激素(雌激素):口服己烯雌酚 0.5~1.0mg/d;连服 4 周后,停 1 周。可与丙酸睾酮合用以增强疗效,肌内注射 50mg/次,1 次/3~4 日。

(3)降钙素:10 国际单位/次,2 次/周,鼻吸入。应与钙剂联合使用。

（三）其他疗法

可配合营养与体育疗法,补充骨骼蛋白和钙盐,刺激成骨细胞活动,以利于骨质形成;还可针对病因治疗;施行矫形手术治疗。

【预防与调护】

1. 调节饮食,补充富含蛋白质、钙盐及维生素 D、维生素 C 的食物。

2. 适当运动,骨痛需卧床者应在床上进行适当的四肢运动,但应避免负重物或颠簸。

3. 需辨明骨质疏松的病因,不可盲目补钙及滥用激素,以免浪费或导致其他疾病。

4. 疗效判断,应以临床症状和实验室检查为主,而不以 X 线征象为主。因骨量丢失 > 30% 时 X 线片才可见骨质疏松,骨量增加时亦需较长时间方可反映。骨密度检测较 X 线片灵敏(骨量丢失 10% 即可反映)。

第四节　内分泌紊乱性骨病

一、巨人症

巨人症是指在骨骺闭合以前,由于垂体功能亢进,分泌过量的生长激素,使身材过高的异常现象。

【病因病理】

1. 病因　本病的发生是腺垂体嗜酸性细胞因肿瘤或增生而导致生长激素分泌过量。

2. 病理　四肢长骨及存在骨骺的骨骼,骨骺软骨细胞生长活跃,失去正常排列而不规则。骨基质、成骨间充质细胞及新生血管增多,成骨活动旺盛。骨膜下成骨细胞繁殖增多,新骨迅速形成,使骨骼变长、增厚。

【临床表现与诊断】

早期患儿身高生长迅速,至十岁左右已达成人高度。肌力强大,性器官早熟。约有半数患者于骨骺闭合后,可发展为肢端肥大症。一般持续到 25~30 岁。晚期体力逐渐衰退,精神不振,毛发脱落,外生殖器萎缩。此期可历时 4~5 年。患者可于 20~40 岁死于生理功能衰竭或继发感染。

X 线检查:四肢长骨变长增粗,骨骺的出现与闭合均延迟。

【治疗】

患者 12 岁以前可给予同性激素治疗。垂体肿瘤可行手术切除。

二、垂体功能低下症

又称垂体性侏儒症,发生于青春前期,因垂体功能低下而致的患者身材矮小。可分为原发性和继发性两种类型。

【病因病理】

1. 病因　原发性者原因不明,继发性者儿童早期可因肿瘤、结核等病变,将垂体破坏所致。

2. 病理　骺板软骨细胞分裂减少,膜内化骨骨骼的原始结缔组织分裂也减少,全身骨骼发育迟缓。

【临床表现与诊断】

原发者以男孩多见,自3岁后体格发育较同龄人缓慢且越大越明显。身体各部分比例相称。智力正常或稍低,个别可高于正常人。

继发者发育障碍的时间可于青春前期的任何年龄。

本病患儿大多伴有性腺发育不全和第二性征缺乏或低下的表现。

X线检查:骨骺出现及闭合均较迟,骨龄较正常人相差多年,蝶鞍可因垂体萎缩而缩小,也可病变扩大或破坏。

【治疗】

1. 促进生长,生长激素每周2次,每次1~2mg,可促进身材发育。使用合成类固醇药物,也可刺激生长。

2. 内分泌功能减退者,应补充相应的激素治疗。

3. 继发病变者可采用病因治疗。

三、呆小症

本病是由于先天性甲状腺素缺乏引起的身体和智力发育障碍。又称克汀病(cretinism)

【病因病理】

地方性者多见于缺碘的甲状腺肿流行区,散发者多因先天性甲状腺发育不良或甲状腺素缺乏所造成。

病理表现主要为软骨成骨紊乱,骨龄大大落后于实际年龄,骨骺的骨化中心内有软骨岛,使骨化中心呈碎裂状。

【临床表现与诊断】

病儿发育迟缓,食欲不振,嗜睡,动作迟钝,智力低下,表情呆傻,眼睑厚,眼裂窄,鼻梁扁宽,舌大常伸出口外。患儿皮肤干燥,呈黏液性水肿,发少干燥无光泽。身材矮小,下肢短于躯干,两腿弯曲,走路蹒跚。发病越早者,病情越严重。

X线显示:骨骺的骨化中心出现晚,小于正常且不规则,呈碎裂状(图11-4),此变化多见于股骨头骨骺。长骨的干骺端闭合较晚,干骺部可出现数条生长障碍线,呈横行的密度增高线状影。椎体变扁或楔形,脊柱呈后凸畸形。

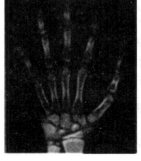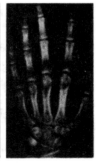

图11-4　左侧图片对比右侧正常的手正位X线片示远端掌骨的分离骨化灶

【治疗】

1. 通过推广加碘食盐,减少地方性甲状腺肿的发病,从而减少或消灭呆小症的发生。

2. 早期患者使用甲状腺素治疗,可促进骨成熟及改善智力。

3. 对于形成髋内翻、髋脱位或股骨头碎裂者,可给予适当骨科治疗。

四、原发性甲状旁腺功能亢进性骨病

原发性甲状旁腺功能亢进性骨病又称囊性纤维性骨炎,是由于甲状旁腺素(PTH)分泌过多,导致骨质溶解、吸收并为纤维组织所替代的病变。中医学称为"骨痿",属于痿证范畴。其发生主要由于肝、肾、脾、胃四脏俱虚所致。

【病因病理】

甲状旁腺功能亢进多由于甲状旁腺腺瘤所引起,少部分患者可由甲状旁腺增生或甲状旁腺癌引起。大部分患者在骨骼未出现症状之前,已能做出诊断,只有约10%的患者出现骨营养不良的表现。

PTH 具有刺激破骨细胞活动,增加骨吸收的作用。PTH 增多使骨吸收大于骨形成,引起广泛性骨质疏松,可导致骨骼的压力畸形和病理性骨折。过度的骨吸收可引起局限性骨吸收和骨膜下皮质骨的吸收,吸收区为大量的纤维组织所替代。在骨表面和骨腔隙内有许多破骨细胞。在骨吸收最明显处可出现两种囊状变:一种是由局部血肿、纤维细胞和破骨细胞形成的边界清楚的深棕色软组织块,称棕色瘤;另一种为骨囊肿,可为单房或多房性,内容物为含纤维素的浆液,囊壁为致密的纤维组织。

【临床表现与诊断】

1. 临床表现　本病多见于30~60岁的女性,尤其是绝经后的妇女。青少年患者都多有家族史。全身性骨质疏松存在多年而无临床症状,晚期可出现:

(1)骨病症状:自发性骨痛,骨压痛,压力畸形和病理骨折等。多发生在脊柱和下肢长骨。

(2)高血钙症:食欲不振,恶心,肌肉无力,大便秘结,溃疡病等。

(3)肾病变:多饮、多尿、尿液混浊、尿路感染及结石等。严重者可致肾衰竭和尿毒症。

2. 实验室检查　高血钙、低血磷、血清碱性磷酸酶升高,血中甲状旁腺素增高。

3. X 线检查　普遍性的骨质疏松,骨皮质变薄,局限性骨吸收,囊样变,以及病理性骨折和畸形。指骨的骨膜下骨吸收是本病的特征性表现,最早见于中节指骨的桡侧基底部与骨干的交界处。

【治疗】

若为腺瘤引起的本病,应做甲状旁腺的摘除术。一般术后除大的骨囊肿和压力畸形仍存在外,其他病变均可消失。

对于病理性骨折可按骨折进行治疗;对于结石可中药排石或手术治疗。

❓ 复习思考题

1. 叙述佝偻病的临床表现。
2. 简述佝偻病的治疗。
3. 试述骨质疏松症的临床表现和诊断。

(张　峰　彭建全　王爱莉)

第十二章 骨 肿 瘤

 学习要点

1. 骨肿瘤是指发生于骨骼及其附属组织（血管、神经、骨髓等）的肿瘤。中医称"骨岩"、"骨疽"、"石痈"、"石疽"等。
2. 掌握骨肿瘤的分类及良性与恶性骨肿瘤的鉴别是本章学习的重点。
3. 熟悉骨肿瘤的影像学检查和特异性检查。

第一节 概 述

凡发生在骨内或起源于骨各组织成分的肿瘤，不论是原发性还是继发性或转移性肿瘤，均统称为骨肿瘤。

骨肿瘤的发生男性比女性稍多。原发性良性肿瘤比恶性多见。良性肿瘤中以骨软骨瘤、软骨瘤多见。恶性肿瘤以骨肉瘤、软骨肉瘤和纤维肉瘤多见。骨肿瘤的发病年龄是：骨肉瘤多发生于儿童和青少年；骨巨细胞瘤主要发生于成人。解剖部位：许多肿瘤多发于长骨的干骺端，如股骨下端、胫骨上端、肱骨上端，而骨骺则很少影响。

【病因病机】

1. 虚邪入侵 体质强弱与本病的发生、发展、预后有着密切关系，正虚体弱，腠理不密，脏腑脆弱，脏腑功能失常，气虚血亏，气血不和，气血壅塞，结聚成瘤。

2. 气滞血瘀 气血瘀滞，经络阻隔，蕴结日久，骨与气并，日以增大，凝结成块。

3. 肾虚精亏 先天禀赋不足，髓不养骨，或秉承遗传，易生骨肿瘤；女子任脉虚，男子八八天癸竭，肾虚精亏，营卫失调，气血不和，肾气精血俱衰，不以荣骨，骨瘤乃发。

人体本身的内因是骨肿瘤发生的一个重要原因，如某些胚性细胞错置，未能正常发育，长期保持静止状态，一旦受到某些因素刺激，便迅速生长，形成骨肿瘤。有些骨肿瘤的发生与损伤有关；有些与感染有关；人体长期接受大量放射性物质亦可滋生本病。

中医学很早就认识到人的内在因素（精神、体质、年龄、遗传等）与骨肿瘤发生、发展和预后有密切关系。中医的"正气"与西医学的遗传、免疫功能有相应的联系。很多资料表明，肿瘤患者的免疫指标普遍低于正常水平；有免疫缺陷的人，肿瘤的发生率远远高于正常人；肿瘤患者多呈现不同程度的正气亏损表现。这都说明正气与机体生理、病理有着必然的内在联系。在临床上应用中医中药遵照扶正固本治疗原则治疗肿瘤，通过提高机体的内在抗病能力，常能获得较好的效果。

【分类】

骨肿瘤分类皆基于细胞来源，特别是根据肿瘤细胞所显示的分化类型及所产生的细胞间物质类型进行的。我国于1983年初拟订了自己的骨肿瘤分类。

1. 骨肿瘤（表 12-1）

表 12-1　骨肿瘤分类

组织来源	良性	中间性 （相对恶性、低度恶性）	恶性
骨	骨瘤		骨肉瘤*
	骨样骨瘤		皮质旁骨肉瘤
	良性成骨细胞瘤		恶性成骨细胞瘤
软骨	骨软骨瘤（单发、多发）		软骨肉瘤
	软骨瘤（单发、多发）		未分化软骨肉瘤
	皮质旁软骨		间充质软骨肉瘤
	良性成软骨细胞瘤		皮质旁软骨肉瘤
	软骨黏液样细胞瘤	透明细胞软骨肉瘤	恶性成软骨细胞瘤
			恶性软骨黏液样纤维瘤
纤维	成纤维性纤维瘤		
	骨化性纤维瘤		
	非骨化性纤维瘤		
组织细胞或纤维组织细胞	良性纤维组织细胞瘤		恶性纤维组织细胞瘤
	骨巨细胞瘤 I 级	骨巨细胞瘤 II 级	骨巨细胞瘤 III 级
骨髓			骨髓瘤（单发、多发）
			尤因肉瘤
			恶性淋巴瘤**
			1. 霍奇金病
			2. 非霍奇金淋巴瘤
脉管	血管瘤（单发、多发）	血管内皮细胞瘤	血管肉瘤
		侵袭性血管外皮细胞瘤	恶性血管外皮细胞瘤
神经	神经鞘瘤		恶性神经鞘瘤
	神经细胞瘤		
	节神经瘤		
脂肪	脂肪瘤		脂肪肉瘤
脊索			脊索瘤
"上皮包涵体"			长骨"釉质器瘤"
			长骨"滑膜肉瘤"
			长骨"基底细胞癌"
间充质或混合间充质	良性间充质瘤		恶性间充质瘤

续表

组织来源	良性	中间性 （相对恶性、低度恶性）	恶性
其他			横纹肌肉瘤
			平滑肌肉瘤
			腺泡状肉瘤

＊骨肉瘤亚型：①典型骨肉型；②毛细血管扩张型骨肉瘤；③小圆细胞型骨肉瘤；④骨膜型骨肉瘤；⑤表面骨肉瘤；⑥照射后骨肉瘤；⑦paget 肉瘤。

＊＊恶性淋巴瘤：原分为网织细胞瘤、淋巴瘤和霍奇金病。目前国内外普遍将恶性淋巴瘤分为：①霍奇金病；②非霍奇金淋巴瘤，包括许多亚型。

2. 瘤样病变的分类

（1）孤立性骨囊肿。

（2）动脉瘤性骨囊肿。

（3）组织细胞增生症

1）嗜酸性肉芽肿。

2）Hand-Schuller-Christian 病。

3）Letter-Siwe 病。

（4）纤维异样增殖症（单骨、多骨）。

（5）甲状腺功能亢进性"棕色瘤"。

【临床表现与诊断】

发病年龄对骨肿瘤诊断有参考价值，如 Ewing 肉瘤发病年龄在 8~12 岁的少年；骨肉瘤发病年龄在 15~25 岁的青年；而老年人则以骨转移癌和骨髓瘤常见。

发病部位，多数骨肿瘤有各自的好发部位，如骨肉瘤好发于长骨干骺端，而且多见于股骨下端及胫骨上端；Ewing 肉瘤好发于长骨干骺部、骨干部及骨盆；骨巨细胞瘤好发于四肢长骨的骨端；骨转移性肿瘤发生在骨盆最多。

病程，一般良性骨肿瘤发病病程长，进展速度慢；恶性骨肿瘤发病病程短，进展速度快。

全身症状，良性骨肿瘤多无明显变化。恶性骨肿瘤后期出现全身衰弱，食欲不振、形体消瘦、精神萎靡、神疲乏力、面色苍白等。

骨肿瘤的局部症状和体征主要是肿块、肿胀、功能障碍、疼痛与压痛等，以及由于瘤体所产生的压迫与梗阻症状。

1. 疼痛与压痛 疼痛是生长迅速的肿瘤最显著的症状。良性肿瘤多无疼痛，但有些良性肿瘤，如骨样骨瘤，可因反应骨的生长而产生剧痛。恶性肿瘤几乎均有疼痛，开始为间歇性、轻度疼痛，以后发展为持续性剧痛，并可有压痛。良性肿瘤恶变或合并病理性骨折，疼痛可突然加重。

2. 局部肿块和肿胀 注意肿物的部位、大小、硬度、活动度、边界是否清楚，有无搏动感。

良性骨肿瘤肿块一般呈膨胀性、硬度如骨样、边界清楚、无活动度；恶性肿瘤的骨外形一般不膨胀，周围软组织可见肿胀，边界不清楚，有些血管丰富的恶性骨肿瘤晚期当骨质有破坏时可扪及搏动，有时还能听到血管杂音，肿块推之不活动。

3. 功能障碍和压迫症状 骨肿瘤早期一般无明显的功能障碍,良性骨肿瘤晚期,有些出现病理骨折或发生恶性变后,可有功能障碍,接近关节的骨肿瘤随着肿瘤发展可出现功能障碍,恶性骨肿瘤发展迅速,会不同程度地出现功能障碍。脊髓肿瘤不论是良、恶性,都可能引起截瘫。

X 线检查:

1. 发病部位 每一种骨肿瘤,都有一定的好发部位。

2. 单发与多发 原发性骨肿瘤多为单发,转移性骨肿瘤多为多发。

3. 骨质破坏 良性肿瘤一般无骨质破坏,若有破坏,多是膨胀性、规则的破坏,界限清晰;恶性骨肿瘤为浸润性骨质破坏,边界不清,界线模糊。

4. 骨皮质恶性肿瘤时,出现虫蚀样、筛孔样或缺损破坏。

5. 恶性骨肿瘤产生瘤骨,特点是密度高、结构紊乱,可呈现均匀毛玻璃样、斑片状硬化或针状瘤骨。

6. 骨膜改变 良性骨肿瘤一般无骨膜反应。恶性骨肿瘤常有骨膜反应,常见的骨膜反应有葱皮状、日光样、放射状、毛发样、花边样、波浪样以及科德曼三角(Codman)(袖口征)等改变。

7. 软组织中阴影 在 X 线检查中,如软组织中出现肿瘤样阴影,说明肿瘤突破骨质,骨皮质已侵入软组织,常见的有棉花样、棉絮团样、斑点状、象牙样。提示肿瘤恶性程度高,或有恶变倾向。

实验室检查:良性骨肿瘤患者的血、尿、骨髓检查一般都正常。恶性骨肿瘤可出现红细胞沉降率加快,晚期大多数出现贫血。骨肉瘤、成骨性转移瘤因形成大量新生骨,所以碱性磷酸酶数值增高。

同放射性核素骨扫描虽然不能确诊良、恶性肿瘤,但它可发现多发病灶,并且比 X 线片早发现病灶,有助于早期诊断。

病理检查:病理组织检查在骨肿瘤诊断中居很重要的位置,但病理组织检查结果必须结合病史、症状、体征、实验室检查、X 线检查等综合分析加以诊断。

【鉴别诊断】

(一)与其他疾病鉴别

1. 先天性发育异常引起的骨病变 先天性发育异常引起的骨病变,也有肿块形成,但当骨骺线闭合以后,肿块不再发展。

2. 内分泌紊乱引起的骨病变 如甲状旁腺功能亢进,表现为多发性骨囊样变,需与骨巨细胞瘤、骨囊肿等相区别,前者血清钙高、磷低,血清碱性磷酸酶高。

3. 原因不明的骨病变 如畸形性骨炎,是多发的骨变形疾病,骨小梁呈镶嵌结构,颅骨肥厚,头颅增大,受累骨干不规则肥厚,血清碱性磷酸酶明显增高。

4. 外伤引起的病变 如骨化性肌炎,主要表现为受伤骨周围的肌腱、韧带钙化,关节功能受限,骨骼除日久失用性骨质疏松外,无其他明显改变;疲劳骨折,有过度的局部劳累史,局部疼痛但不剧烈,X 线拍片显示骨折线,骨折端多有硬化,骨质其他方面无变化。

(二)良、恶性骨肿瘤及炎症的鉴别

良、恶性骨肿瘤及炎症的鉴别见表12-2。

表 12-2　良性骨肿瘤、恶性骨肿瘤、炎症的鉴别

	良性肿瘤	恶性肿瘤	炎症
全身反应	多无全身症状	红细胞沉降率加块,白细胞增多,恶病质	白细胞增多,红细胞沉降率加快,感染中毒症状
发展过程	缓慢,可自行停止	发展速度快,可无限发展	抗感染治疗后,自行消退或缓解
局部触诊	表面光滑,活动度好	表面粗糙,活动度差	质软,波动感
转移	无	短期内转移	
X 线检查	边界清楚,呈膨胀性生长,无骨膜反应,不侵犯邻近软组织	界限不清,呈浸润性生长,有葱皮样、放射状等骨膜反应,侵袭邻近软组织及骨骼	软组织肿胀影

良性肿瘤、恶性肿瘤、炎病可通过局部组织穿刺,做病理学检查以明确诊断。

【治疗】

对于骨肿瘤的治疗,应做到早期发现,早期诊断,早期治疗。良性骨肿瘤及肿瘤样变,以手术为主,在保存功能的情况下,彻底切除,防止复发及恶变。恶性肿瘤治疗以救命为主,争取保存一定的功能。以手术、中药、化疗、放疗、免疫等综合治疗为主。

(一)中药治疗

肿瘤早期以攻为主,攻中兼补;肿瘤中期攻补兼施;肿瘤晚期先补后攻。

临床实践证明,中药黄芪、灵芝、人参、党参、女贞子、山慈菇、半枝莲、白花蛇舌草、水蛭、蜈蚣等对各类骨肿瘤有一定的疗效,可在辨证施治中参考使用。

(二)化疗

化疗方案应综合用药,协同作用效果更好。

1. 烷化剂

(1)盐酸氮芥:用作体外循环,动脉灌注,每 10 分钟注入 10mg,一次总量为 40～60mg。

(2)环磷酰胺:静脉滴注,一次大剂量为 600～1000mg,总量为 8～10g。

(3)塞替派(三胺硫磷):局部注射,每次用 10～20mg,总量为 300mg。

2. 抗代谢药　以甲氨蝶呤(MTX)为主,100～150mg/kg,一次注射 3～10g,6 小时后用亚叶酸钙解毒,给药前一日和当日需输液,碱化尿液,每日尿量维持在 3000ml 左右。

3. 抗生素　肿瘤在中晚期,或在治疗过程中常合并感染,所以应根据病情,适当应用有效抗生素,以预防和控制感染。肿瘤患者常用的抗生素有博莱霉素、丝裂霉素、长春新碱等。

(三)免疫治疗

分为被动免疫、寄生免疫及自动免疫三种。

被动免疫主要是使用抗体;寄生免疫是输入或移植有效的免疫细胞,包括转移因子的使用;自动免疫是促使患者自身产生免疫防御。

(四)放射治疗

是利用放射线或放射性核素对肿瘤细胞的直接杀伤作用来达到治疗目的的一种方法。

1. 适用放疗者

良性——血管瘤、动脉瘤样骨囊肿。

恶性——尤因肉瘤、恶性淋巴瘤、骨髓瘤等。

2. 辅助性放疗　手术不彻底,可放疗以减少复发,有些恶性肿瘤,需放疗、化疗同时应用以取得良好效果。

3. 姑息放疗　发展快、症状严重的肿瘤,应用放疗可暂时缓解症状。

4. 禁用放疗者　良性骨来源肿瘤、软骨来源肿瘤者禁用放疗,因为放疗可促进其恶变。

（五）手术治疗

1. 刮除术　适用于良性肿瘤及瘤样病变(图 12-1 ~ 图 12-5)。

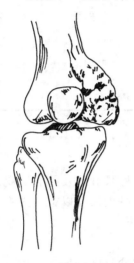 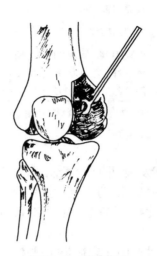 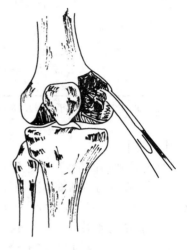

图 12-1　股骨内髁肿瘤　　　图 12-2　刮除肿瘤　　　图 12-3　凿除骨肿瘤

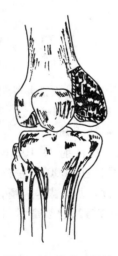 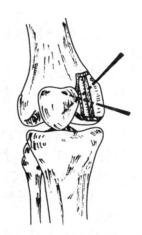

图 12-4　植入碎骨块　　　　图 12-5　大块植骨,克氏针固定

2. 切除术　适用于良性和生长缓慢的低恶性度肿瘤。

3. 截除术　适用于低恶性度及早期发现的恶性骨肿瘤(图 12-6 ~ 图 12-9)。

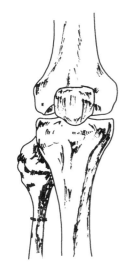

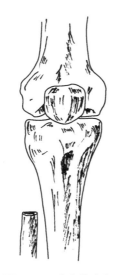

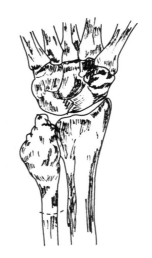

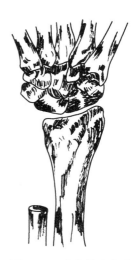

图 12-6　腓骨近端肿瘤　　图 12-7　肿瘤截除术后　　图 12-8　尺骨远端肿瘤　　图 12-9　肿瘤截除术后

4. 截肢及关节离断术　对恶性度高或复发恶性肿瘤,防止肿瘤扩散、转移、挽救患者生命,应考虑牺牲肢体,采用此种手术(图 12-10 ~ 图 12-15)。

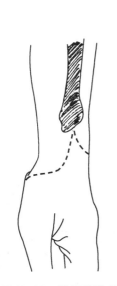

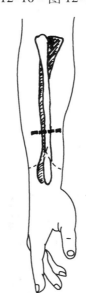

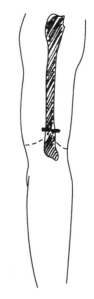

图 12-10　腕部截肢术　　　　　图 12-11　前臂截肢术　　　　　图 12-12　上臂截肢术

【预防与调护】

1. 讲究卫生,增强体质,提高机体的抗病能力。

2. 在工作及生活环境中消除或减少化学、物理及生物等致癌因素对身体的影响。

3. 预防及治疗癌前期病变。

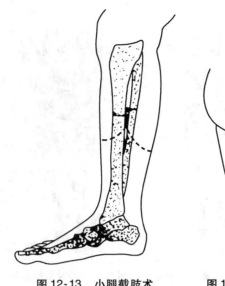
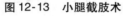
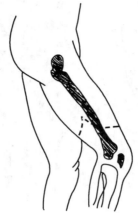
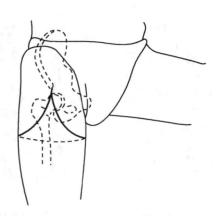

图 12-13　小腿截肢术　　　　图 12-14　大腿截肢术　　　　图 12-15　髋关节离断术

第二节　良性骨肿瘤

一、软骨瘤

软骨瘤是一种常见的良性肿瘤,只发生于软骨来源的骨骼,一般由成熟的透明软骨组成,偶尔肿瘤内可含有少量分化较差的软骨组织。多为内生性、孤立性发病,有少数为多发性。处于骨中心者,称为内生软骨瘤,好发于指、趾骨及掌骨,亦可见于肱骨、股骨。偏心向外生长者,称外生软骨瘤(图 12-16)。来自骨膜,自骨膜向外生长的则为骨膜软骨瘤。

多发者恶变机会较大,软骨瘤的恶变可见于扁骨的长骨,手足骨极少恶变。

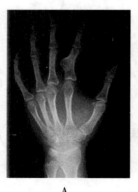
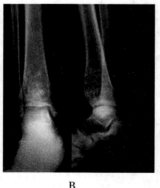
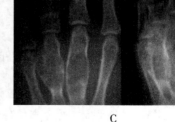

A　　　　　　　　　　　B　　　　　　　　　　　C

图 12-16　软骨瘤 X 线检查示意图

A. 示指近节单发性内生软骨瘤

B. 单发性内生软骨瘤:椭圆形透光区,边缘有硬化环,内可有点环状钙化,可成多囊样改变

C. 多发性软骨瘤:多囊状透光区,部分边缘硬化,内有钙化斑点

【临床表现与诊断】

内生软骨瘤生长缓慢,好发于短管状骨,成人居多。患者一般无症状,在拍片时偶然发现。浅表者,如掌、指骨表现为局部肿块,表面光滑,质地坚硬,轻度压痛。病理性骨折有时是最早的体征。如无病理性骨折而局部突发疼痛,或肿瘤加速生长,应警惕恶变的可能。

X线检查:

1. 内生软骨瘤在骨干内有一椭圆形缺损或骨稀疏阴影,邻近的皮质呈梭形膨胀,肿瘤的周围有一薄层骨质硬化区,肿瘤内可有散在砂粒样钙化点。有的可见病理性骨折。

2. 扁心型者于骨的一侧可见骨皮质缺损、变薄、膨胀,边缘清晰,可有钙化阴影。

长于长骨干者溶骨区边缘模糊不清或有骨膜反应,应考虑恶变。

【治疗】

无症状,病变范围小者可不手术,定期观察。有症状,病变较大可手术治疗。

手术的目的是消除症状与伴随的病象,如神经、血管受压,手指功能受限等,以及治疗病理性骨折。常用的术式有:

1. 刮除植骨或切除植骨,适用于有症状、病变较大者,或生长在长骨者。

2. 术后复发或恶变者,可考虑截除或截肢术。

二、骨软骨瘤

骨软骨瘤,也称之为骨软骨性外生骨疣,此病变的特征为位于骨外表面有软骨帽的骨性突起。其为最常见的良性骨病变,并常常在患者 30 岁以前得以诊断。骨软骨瘤有自己的生长板,常在骨骼成熟时停止生长。最常受累的部位为长骨的干骺端,特别是膝周围区域与肱骨近端。骨软骨瘤的 X 线影响表现分带蒂与无蒂两型,带蒂者其细蒂常背离相邻的生长板生长;无蒂者则以一宽基附着于骨皮质。

骨软骨瘤是一种最为常见的良性骨肿瘤。它起源于软骨组织,可为单发或多发,多发者与遗传因素有关,且有 10%~20% 的恶变几率。骨软骨瘤多生长于幼年,发病于长骨的干骺端,随人体发育而生长,当骺线闭合时,肿瘤即停止生长。

肿瘤从骨干与骨骺连结部位长出,由 3 种成分构成,骨、软骨及纤维结缔组织。其骨化成分同附着骨相连续,无明显分界,顶端覆盖的透明软骨帽呈球形,所含软骨与透明软骨相同,包绕肿瘤的纤维膜为疏松结缔组织所构成(图 12-17)。

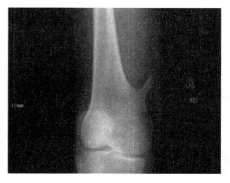

图 12-17　股骨下端骨软骨瘤

 知识链接

多发性骨软骨瘤,具有遗传倾向,全身多处骨疣产生,可以导致骨的畸形和短缩,是极易恶变的一类肿瘤。

【临床表现与诊断】

本病多见于 10 岁左右儿童,男性多于女性,多发生于长骨两端近骨骺处,以股骨、胫骨上、下端、肱骨上端多见。患者多无症状,偶然拍片时发现,可在外伤后瘤体骨折而被注意。

巨大的肿瘤可刺激、压迫周围的软组织,引起疼痛、不适,甚至妨碍肌腱、关节活动。一般成年后,肿瘤多自行停止生长,若肿瘤继续增长时,应注意恶变。

X线检查:位于长骨干骺端与骨干连续的骨性突起,可有宽大的基底或基底狭窄呈蒂状,肿瘤基部结构如正常骨样,覆盖的软骨帽成人极薄或消失,少数可钙化。当软骨钙化增多,基底部骨质破坏或停止生长后又增大者;或软骨帽出现不规则增厚或成年后仍保留较厚软骨帽,提示有恶变的可能。

病理检查:大体呈菜花样骨块,外周为软骨层,软骨层外有骨膜遮盖。镜下见成熟骨小梁和软骨组织。软骨的排列顺序是中心为成骨,成骨外面为成熟细胞,表层为幼稚细胞。

【治疗】

无症状体积小者,可不治疗。肿瘤合并骨折或影响肢体功能者,可手术切除肿瘤。有恶变倾向者,要及时手术,手术切除要彻底。

三、骨巨细胞瘤

骨巨细胞瘤是以基质细胞和多核细胞为主要结构的侵袭性骨肿瘤,它可能起源于间充质细胞,具有潜在的恶性。

【临床表现与诊断】

本病来自未分化结缔组织,瘤体 = 基质细胞 + 多核巨细胞,分Ⅰ、Ⅱ、Ⅲ级。临床上以20~40岁多见,各骨均可发生但以四肢长骨骨端最常见。病程缓慢,如生长迅速或生长突然加速多为恶性。可复发、恶变。良性者女性多,恶性者男性多。好发于长管状骨的干骺端,以股骨、胫骨、肱骨、桡骨远端多见。

早期主要表现为间歇性疼痛,继而肿胀、皮薄光亮、皮温升高、静脉充盈。生长慢者可呈现乒乓球样的骨壳。出血坏死者可见迅速增大并有囊性感或波动。1/3的病例可合并病理性骨折。

X线检查:长骨干骺端偏心性溶骨性破坏,皮质膨胀变薄或消失而无骨膜反应,溶骨区可呈多房、单房,边缘多量筛孔状,偶有硬化圈。肿瘤穿破骨皮质,可形成软组织肿块,若边缘不清,提示恶变(图12-18~图12-20)。

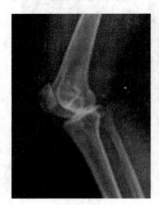
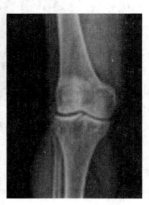

图12-18 胫骨近端骨巨细胞瘤侧位及正位片

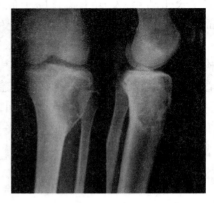

图12-19 胫骨近端骨巨细胞瘤
典型Ⅰ~Ⅱ级,多房性偏心性膨胀性骨质破坏,典型者呈皂泡状;破坏边缘呈筛孔状;肿瘤突破骨皮质或骨壳又在外围形成单层或多层骨壳;有横向生长趋势

【治疗】

骨巨细胞瘤具有潜在的恶性,肿瘤属性不清,手术后复发率较高。

1. 病灶清除术 适用于较小的病灶,彻底清除肿瘤后,行自体髂骨植骨。

2. 节段切除术 适用于穿破皮质浸润软组织者。术后形成的骨缺损,可行自体骨植骨、人工关节或异体关节移植术。

3. 冷冻治疗 在病灶清除后,将液氮注入瘤腔,减少局部复发率。

4. 截肢术 适用于病变范围特大,或已恶变,或反复发作的骨巨细胞瘤。

对于不能手术的骨巨细胞瘤,可采用中药辨证治疗或放疗等治疗方法。

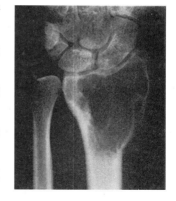

图 12-20　桡骨远端骨巨细胞瘤

第三节　恶性骨肿瘤

一、骨肉瘤

骨肉瘤是原发于骨组织的最常见的恶性肿瘤。

【临床表现与诊断】

本病好发于 15～25 岁,男性多发,以股骨远端、胫骨近端最多见。全身症状出现较早,以低热、贫血、乏力、消瘦等为常见。局部持续性疼痛,且夜间加重,压痛明显。肿块、肿胀发展较迅速,质地坚硬,与深部组织粘连,活动度差患者有皮肤温度增高、静脉怒张,可触及颤动,并听到血管杂音。部分患者可出现关节疼痛,肢体功能障碍,肌肉萎缩,病理性骨折等。

实验室检查:血红蛋白低,红细胞沉降率增快,血清碱性磷酸酶增高。

X 线检查:好发于长骨,尤其下肢长骨的干骺端,应拍摄发病部位和可疑的转移部位。骨肉瘤的 X 线表现可因病理类型不同而有很大差异,约 2/3 的病例可从 X 线片上确诊,有 1/3 的病例,X 线片只能提示恶性肿瘤的可能(图 12-21)归纳起来可有以下变化:

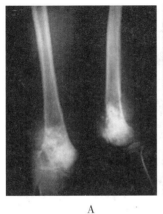
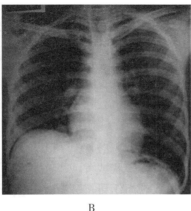
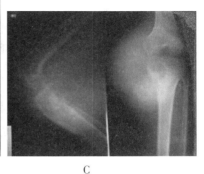

A　　　　　　　　　B　　　　　　　　　C

图 12-21　常见骨肉瘤 X 线片示意图

A. 股骨骨肉瘤　B. 股骨骨肉瘤肺转移　C. 骨肉瘤跨关节

1. 软组织改变 软组织肿块阴影,密度较高,于软组织肿块中可见壳状瘤骨或环形钙化。

2. 骨膜反应 早期为层状,以后为日光、放射状,晚期出现 C 氏三角。

3. 溶骨性破坏 髓腔内发生的骨肉瘤以溶骨型居多,特点是由内向外广泛的溶骨性破坏。

4. 瘤骨形成 在皮质上皮质骨的破坏和肿瘤骨形成常同时存在,瘤骨可呈针状、棉絮状、象牙样。

5. 髓腔扩张 皮质骨变薄、扩张、骨质疏松,不久即可穿破皮质。

6. 对骺线和关节的侵犯 先期钙化带消失,骺线增宽、增厚,累及关节时,关节间隙增宽,关节面破坏,关节内软组织肿块,甚而关节腔有瘤骨。

7. 病理性骨折。

8. 对邻骨可造成压迫性骨侵蚀。

9. 肺部转移灶 一般在原发病灶出现 4~9 个月内,出现肺转移。

10. 病理检查

(1)大体:为黄白色、质硬、截面呈鱼肉状。

(2)镜下:不规则多角或梭形瘤细胞,核大、染色深,还可发现囊肿巨细胞和异物巨细胞。

【治疗】

对于骨肉瘤的治疗,需手术配合化疗及中药辨证施治。

常用的手术方法有:常规截肢和节段性截肢。

【转归及预后】

骨肉瘤大多发生肺转移而死亡。若诊断及时和综合治疗的应用,5 年存活率可达 50%~60%。

二、软骨肉瘤

软骨肉瘤是一种起源于软骨组织的较常见的恶性肿瘤,是由肉瘤性成软骨细胞和软骨基质构成。可分为原发与继发两型,原发型发生于正常骨骼的软骨组织,继发型常继发于良性骨肿瘤或骨病。软骨肉瘤按发生的部位又可分为中央型、外周型和骨膜型。

【临床表现与诊断】

本病为较常见的恶性骨肿瘤,其发病率仅次于骨肉瘤。男性多于女性。可发生于任何有软骨成分的骨骼,以髂骨、长骨中近躯干者多发。其症状因病变部位而异:起始于髓腔或骨中央的中央型,及盆壁向盆腔生长者,不易察觉,常因脏器被挤移位或神经、血管受压才查出,从而延误了诊治。出现剧烈疼痛者多为生长迅速、恶性度高的中央型。边缘型以肿块开始,在软组织内形成硬性肿块与骨相连疼痛较轻。

X 线检查:中央型表现为溶骨为主的骨质破坏,骨骼膨胀,骨质变薄,病灶内可见点状、絮状或斑块状钙化影,并有骨膜反应。肿瘤突入软组织可见软组织肿块影。周围型可见软组织中界限不清的肿块影,内有钙化,可出现放射样骨针。骨质外层缺损,边缘不齐,并可侵入髓腔(图 12-22)。

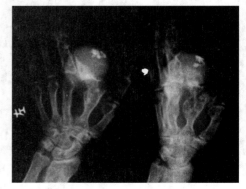

图 12-22 软骨肉瘤

病理检查:肿瘤组织多为蓝白色或半透明的多面分叶状。皮质膨胀,髓腔内鱼肉样变组织,掺有透明软骨,黏液变和钙化区。镜下见肿瘤中有丰富的胞核饱满、大小不一、分化各异的软骨细胞。

【治疗】

原发者早期行截肢或关节离断术;继发者行瘤段切除术。

不能手术治疗者可采用中药治疗或化疗等。

三、骨纤维肉瘤

骨纤维肉瘤是起源于髓腔或骨膜的纤维组织的恶性骨肿瘤。本病有原发和继发两种,可继发于骨巨细胞瘤、Paget 病、放射性损伤、慢性骨髓炎、纤维结构不良和骨梗死等。

【临床表现与诊断】

骨纤维肉瘤可发生在除手、足骨外的任何骨骼,以股骨和胫骨多发,好发于干骺端。发病年龄为 20～50 岁。病程长,发展慢。主要症状为局部疼痛与肿块,可发生病理性骨折。肿瘤突入软组织后,生长迅速,可形成巨大肿瘤。

X 线检查:中央型为溶骨性破坏,呈囊状破坏区,边缘不整,外周骨质硬化、致密,多无骨膜反应。周围型在骨膜外生长,向外形成较大的软组织肿块影,向内破坏皮质骨,并可侵入髓腔(图 12-23)。

病理检查:呈灰白色致密鱼肉样组织块,病灶内可有出血与坏死区。镜下见核大而不齐的梭形细胞。一般为成纤维细胞与胶原纤维。

【治疗】

一般采用截肢或瘤段截除并相应重建术,术后配合中药、化疗等治疗。

其转移多见于肺部。

附常见骨肿瘤一览表(表 12-3)。

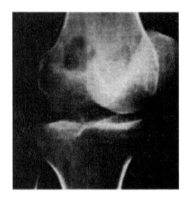

图 12-23 纤维肉瘤

右膝斜位 X 线片示:纯溶骨性破坏病变,位于股骨远端的髁间窝内,可见无反应性骨硬化及骨膜反应,活检证实为纤维肉瘤

表 12-3 常见骨肿瘤一览表

名称	好发部位	年龄与性别	临床表现	X 线特点	病理改变	治疗	预后
骨瘤	常见于颅面骨,少见于四肢骨	多见于男性青少年	患部肿胀变形,或形成肿块,骨样硬度,基底不活动,疼痛及压痛不明显。可合并压迫梗阻症状	骨质破坏膨胀,同时产生新生骨,边界清楚,有的突出于骨外或腔内	呈黄白色,质坚硬如骨;混有束状纤维组织	无症状观察,无需治疗。有压迫症状,明显畸形或成年后继续生长者手术	良好

续表

名称	好发部位	年龄与性别	临床表现	X线特点	病理改变	治疗	预后
骨样骨瘤	以骨干为主	多见于20～40岁男性	患骨疼痛明显,可发生传导痛,如发生于脊柱,偶可产生脊髓或神经根刺激压迫症	瘤体多为1～2cm直径的圆形或卵圆形透明灶,称为癌巢,以硬化骨围绕之	圆形或卵圆形,直径约为1cm,核心为颗粒状或砂粒状,呈红棕色	手术切除	偶有复发
骨软骨瘤	遍及全身,膝关节附近最多	青少年发病,男性较多	无痛肿块,骨性硬度,生长缓慢,根据部位可压迫神经、血管及脏器,引起疼痛、麻痹等	长骨干骺端向皮质外突起一菜花状肿块,基底与骨皮质相连,呈蒂状或宽底。瘤体表面可见钙化点	菜花状,分软骨膜、软骨帽、瘤体和蒂四部分	无症状者观察,有压迫症状行手术。多发有恶性变者行截肢术	单发者极少恶变,预后好
软骨瘤	好发于手指及足的短骨,长骨和扁平骨少见	青壮年男性多见	受累骨变粗,皮质变薄而有膨胀,少数患者诉疼痛,偶因外伤可引起病理性骨折	单发性表现为椭圆透明区,边缘整齐,骨皮质肿胀变薄,无骨膜反应。恶变时肿瘤边缘模糊不清,骨皮质破坏,骨膜反应	肿瘤组织脆而硬,为为淡蓝色透明软骨,呈分叶状,或有黏液样退变区	单发性者可刮除植骨,复发或恶变者行截肢术	多发性者恶变机会较大
骨母细胞瘤	股骨、胫骨和脊椎附件多见	多见10～15岁青少年男性	患处隐痛,表浅者可触及病骨膨大。位于脊椎者可引起脊髓或脊神经根压迫症状	直径2～10cm,在骨质破坏区内散在钙化斑点,界限清楚,骨皮质膨胀变薄		局部刮除植骨	偶见恶变和肺转移

名称	好发部位	年龄与性别	临床表现	X线特点	病理改变	治疗	预后
骨巨细胞瘤	长骨骨骺端为主，膝部占半数以上，其中股骨下端最多，胫骨上端次之	20～40岁青壮年，男女发病率相近	主诉疼痛，压痛明显，肿胀区多局限于骨端之一侧，所在关节活动多不受限，发展较快	病变位于长骨骨端，病变小或在早期常呈偏心位，有较广泛的溶骨区，呈单房或多房泡沫透明阴影，无致密边缘，可见边缘区呈筛孔现象，一侧皮质，无骨膜反应，恶变时有骨膜反应	切面呈暗红色或灰黄色，脆弱组织充满骨腔，有的呈多房性	I级刮除植骨；II级或复发者节段截除加植骨术；III级应截肢手术前后及脊椎病变行放射治疗、化疗	常有复发，恶变转移
骨肉瘤	股骨远端与胫骨近端	10～25岁青少年，男多于女	局部肿胀、疼痛、活动受限，皮温升高，浅静脉怒张	干骺端有偏心性溶骨破坏，界限不清，骨皮质破坏后出现软组织肿块影及不规则骨化区，常见放射样骨针或Codman三角等骨膜反应	切面呈灰白或灰红色，有的部位质软，切面如鱼肉状	尽早截肢或关节离断术，术前术后配合化疗和放射治疗	发展快，预后差
软骨肉瘤	骨盆、股骨、肱骨多见	中壮年	疼痛为主，逐渐出现肿胀，发展较慢	中心型：长骨干骺端有广泛溶骨区，内有钙化阴影呈环状或斑点状，边缘不规则 外周型：局限性皮层破坏，边缘不清，有软组织阴影，其间可见环状钙化	瘤体呈硬脆有光泽的透明样软骨组织。显微镜下见分叶细胞团，核大深染，形状不一，巨形核和双核或多核较多。有时分化较差，有的呈黏液变性。多有钙化区或成骨倾向	尽早行截肢或关节离断术	预后不良，易复发和转移

续表

名称	好发部位	年龄与性别	临床表现	X线特点	病理改变	治疗	预后
尤因肉瘤	以股骨、胫骨、腓骨、肱骨多见,位于骨干或干骺端	10～30岁,男性多见	疼痛剧烈,合并肿胀及肿块,发展很快,产生巨大肿块,质硬韧,皮温升高,皮层变色,静脉充盈,有时体温升高	在干骺端产生骨质破坏,并见放射状骨膜反应,近骨干侧形成葱皮状骨膜反应。有时表现为单纯的弥散而广泛的虫蚀状破坏,不见骨膜反应,但合并广泛软组织阴影	肿瘤组织为灰白色,质软,有时似猪油样	放射治疗、化疗	预后差
多发性骨髓瘤	颅骨和脊椎骨多见	40～60岁,男性多见	局部疼痛剧烈,合并功能障碍,常发生病理性骨折。位于脊椎者可产生脊髓压迫症状。全身症状包括贫血,骨外骨髓瘤,"非典型肾炎",淀粉样变性或合并肺、泌尿系统感染等。实验室检查有红细胞减少,血红蛋白降低,红细胞呈钱串状。尿检显示本周蛋白尿和管型	X线片早期呈弥散性骨质疏松,骨纹理粗糙紊乱。继之形成斑片状虫蚀状骨质破坏,或为穿凿状圆形或不规则形骨质破坏。股骨或肱骨近端产生髓腔骨质破坏。常发生病理骨折	主要侵犯成人造血性骨髓,髓腔内大小不一多发性瘤结节,或呈浸润性瘤块。切面呈灰白色或灰红色,有时可见胶冻状骨溶解区、出血和坏死	采用支持疗法、化疗、放射治疗等综合治疗	预后差

续表

名称	好发部位	年龄与性别	临床表现	X线特点	病理改变	治疗	预后
骨转移性肿瘤	脊椎、骨盆、股骨、肱骨、肋骨、颅骨	40～60岁患者居首位	局部疼痛明显,肿块发生较晚,深在者常不能触及。有时病理性骨折为首发症状。位于脊椎者常压迫脊髓或马尾神经,导致瘫痪和大小便障碍。周身症状逐渐出现或加重,如消瘦、贫血、乏力、食欲减退等	X线片见有溶骨型和成骨型之分,前者居多,有时两者混合。甲状腺和肾癌转移呈溶骨性破坏,皮质和髓腔都有不规则溶骨,无骨膜反应。乳癌、肺和前列腺癌转移常呈成骨型阴影,也无骨膜反应。唯成神经细胞瘤转移中,常见骨膜反应	腺癌居多,鳞癌较少。瘤块大小不等,其质地视溶骨或成骨程度而定,一般都有较清晰边缘。骨质破坏后形成瘤块。切成为暗红色,可有出血或坏死灶	根据原发肿瘤类型采用放疗、化疗,有压迫症状手术	预后差
骨囊肿	肱骨、股骨近侧干骺端最多见	儿童,4～20岁之间,男女之比约为2∶1	多无症状,或仅有微痛,生长缓慢,如果病变在表浅部位,可扪及一骨性肿块	椭圆形的膨胀性透明阴影,周围常有骨质致密反应,呈单房或多房状,边缘清晰,内无钙化点。周围骨质膨胀变薄,保持完整,无骨膜反应	单房囊肿,呈椭圆形。囊内充满液体,有时呈血性,腔壁有一薄层纤维组织膜	以手术为主,或囊内注射激素或刮除植骨	可自愈

复习题思考题

1. 试述良、恶性骨肿瘤的鉴别。
2. 叙述骨肿瘤的治疗方法。
3. 简述骨肉瘤的临床表现。

(任立军 彭建全 王爱莉)

方剂汇编

二　画

二陈汤(《太平惠民和剂局方》)

【组成】　半夏 9g　陈皮 9g　茯苓 9g　甘草 3g

【功效与适应证】　燥湿化痰,理气宽胸。治胸胁损伤,咳嗽痰多。

【制用法】　水煎服。

二妙汤(《医学正传》)

【组成】　苍术　黄柏

【功效与适应证】　湿热下注,脚膝腰痛。

【制用法】　水煎服。

二味参苏饮(《正体类要》)

【组成】　人参 30g　苏木 60g

【功效与适应证】　益气补血。用于出血过多,瘀血入肺,面黑喘促。

【制用法】　水煎服。

十灰散(《十药神书》)

【组成】　大蓟　小蓟　荷叶　侧柏叶　白茅根　茜草根　大黄　栀子　棕榈皮　牡丹皮以上各药等量

【功效与适应证】　凉血止血。治损伤所致呕血、咯血、创面渗血。

【制用法】　各烧灰存性,研极细末待用。每服 10～15g,用鲜藕汁或鲜萝卜汁调服。

十全大补汤(《医学发明》)

【组成】　党参 10g　白术 12g　茯苓 12g　炙甘草 5g　当归 10g　川芎 6g　熟地黄 12g　白芍 12g　黄芪 10g　肉桂(焗冲服)0.6g

【功效与适应证】　补气补血。治损伤后期气血衰弱,溃疡脓清稀,自汗,盗汗,萎黄清瘦,不思饮食,倦怠气短等症。

【制用法】　水煎服,日 1 剂。

十味参苏饮(《易简方》)

【组成】　人参 10g　桔梗 6g　半夏 10g　紫苏 10g　前胡 10g　葛根 10g　枳壳 10g　茯苓 10g　陈皮 6g　甘草 5g　生姜 3 片。

【功效与适应证】　补气宁血,和肺降逆。治肺伤咯血,衄血,发热气逆,血蕴于肺。

【制用法】　水煎服。

十味温胆汤(《张氏医通》)

【组成】　人参　熟地　五味子　远志　枣仁　制半夏　陈皮　茯苓　甘草　枳实　红枣　生姜　乌梅肉

【功效与适应证】　燥湿化痰,宁心安神。治胸膈痞塞,不思饮食,虚烦不眠者。

【用法】　水煎服,日一剂。

丁桂散(《中医伤科学讲义》)

【组成】　丁香　肉桂　上药各等份

【功效与适应证】　祛风散寒,温经通络。治阴证肿疡疼痛。

【制用法】 共研细末,加在膏药上,烘热后贴患处。

七三丹(经验方)

【组成】 熟石膏7份 升丹3份。

【功效与适应证】 提脓拔毒祛腐。用于创伤感染创口,流脓未尽,腐肉未清。

【制用法】 共研细末,掺于创面,或制成药条,插入创中。

七厘散(《良方集腋》)

【组成】 血竭30g 麝香0.36g 冰片0.36g 乳香4.5g 没药4.5g 红花4.5g 朱砂3.6g 儿茶7.2g

【功效与适应证】 活血散瘀,定痛止血。治跌打损伤,瘀滞作痛,筋伤骨折,创伤出血。

【制用法】 共研极细末,每服0.2g,日服1~2次,米酒调服或酒调敷患处。

七宝美髯丹(《医方集解》)

【组成】 何首乌300g 白茯苓150g 怀牛膝150g 当归150g 枸杞子150g 菟丝子150g 补骨脂120g

【功效与适应证】 强筋壮骨,温通经络。适用于长期瘫痪,肌肉萎缩。肢体畸形,皮肤欠温的患者。

【制用法】 制成蜜丸,盐汤或酒下。

八珍汤(《正体类要》)

【组成】 党参10g 白术10g 茯苓10g 甘草5g 川芎6g 当归10g 熟地黄10g 白芍10g 生姜3片 大枣2枚

【功效与适应证】 补益气血。治损伤中后期气血俱虚,创面脓汁清稀,久不收敛者。

【制用法】 清水煎服,日1剂。

八仙逍遥汤(《医宗金鉴》)

【组成】 防风3g 荆芥3g 川芎3g 甘草3g 当归6g 苍术10g 牡丹皮10g 川椒10g 苦参15g 黄柏6g

【功效与适应证】 祛风散瘀,活血通络。治软组织损伤以后,瘀肿疼痛,或风寒湿邪侵注,筋骨酸痛。

【制用法】 煎水熏洗患处。

人参养荣汤(《太平惠民和剂局方》)

【组成】 党参10g 白术10g 炙黄芪10g 炙甘草10g 陈皮10g 肉桂1g 当归10g 熟地黄7g 五味子7g 茯苓7g 远志5g 白芍10g 大枣10g 生姜10g

【功效与适应证】 补益气血,养心宁神。治损伤后期,气血虚弱,阴疽溃后,久不收敛。

【制用法】 作汤剂则水煎服,其中肉桂心冲服,日1剂。亦可作丸剂,按上药比例,共研细末,其中姜枣煎浓汁,为丸如豆粒大,每服10g,日2次。

九一丹(《医宗金鉴》)

【组成】 熟石膏9份 升丹1份

【功效与适应证】 提脓祛腐。治各种溃疡流脓未尽者。

【制用法】 共研细末,掺于创面,或制药条,插入创中,外再盖上软膏,每1~2日换1次。用凡士林制成软膏外敷亦可。

九气丸(《血证论》)

【组成】 姜黄10g 香附12g 甘草6g

【功效与适应证】 行气散瘀。治腹痛损伤,气结作痛。

【制用法】 水煎服。

三　　画

三妙丸(《医学正传》)

【组成】 苍术180g 黄柏120g 川牛膝60g

【功效与适应证】 清热燥湿。治湿热下流,两脚麻木,或如火烙之热。

【制用法】 研细末,面糊为丸,每服9g,空腹姜、盐汤下,忌鱼腥、荞麦、热面、炒等食物。

三痹汤（《妇人良方》）

【组成】 独活6g　秦艽12g　防风6g　细辛3g　川芎6g　当归12g　生地黄15g　白芍10g　茯苓12g　肉桂(焗冲)1g　杜仲12g　牛膝6g　党参12g　甘草3g　黄芪12g　续断12g

【功效与适应证】 补肝肾，祛风湿。治气血凝滞，手足拘挛，筋骨瘦软，风湿痹痛等。

【制用法】 水煎服，日1剂。

三色敷药（《中医伤科学讲义》经验方）

【组成】 黄荆子(去衣炒黑)8份　紫荆皮(炒黑)8份　全当归2份　木瓜2份　丹参2份　羌活2份　赤芍2份　白芷2份　片姜黄2份　独活2份　甘草半份　秦艽1份　天花粉2份　怀牛膝2份　川芎1份　连翘1份　威灵仙2份　木防己2份　防风2份　马钱子2份

【功效与适应证】 消肿止痛，祛风湿，利关节。治疗损伤初、中期局部肿痛，亦治风寒湿痹痛。

【制用法】 共研细末。用蜜糖或饴糖调拌如厚糊状，敷于患处。

三黄宝蜡丸（《医宗金鉴》）

【组成】 天竺黄10份　雄黄10份　刘寄奴10份　红芽大戟10份　当归尾5份　朱砂3份半　儿茶3份半　净乳香1份　琥珀1份　轻粉1份　水银1份(同轻粉研至不见星)　麝香1份

【功效与适应证】 活血祛痰，开窍镇潜。治跌打损伤，瘀血奔心，痰迷心窍等症。

【制用法】 各药研细末，用黄蜡适量冷丸每服1~3g。

三棱和伤汤（《中医伤科学讲义》经验方）

【组成】 三棱　莪术　青皮　陈皮　白术　枳壳　当归　白芍　党参　乳香　没药　甘草

【功效与适应证】 活血祛瘀，行气止痛。治胸胁陈伤，隐隐作痛。

【制用法】 根据病情需要决定各药量，水煎内服，日1剂。

下肢损伤洗方（《中医伤科学讲义》经验方）

【组成】 伸筋草15g　透骨草15g　五加皮12g　三棱12g　莪术12g　秦艽12g　海桐皮12g　牛膝10g　木瓜10g　红花10g　苏木10g

【功效与适应证】 活血舒筋。治下肢损伤挛痛者。

【制用法】 水煎熏洗患肢。

大成汤（《仙授理伤续断秘方》）

【组成】 大黄20g　芒硝(冲服)10g　当归10g　木通10g　枳壳20g　厚朴10g　苏木10g　川红花10g　陈皮10g　甘草10g

【功效与适应证】 攻下逐瘀。治跌打损伤后，瘀血内蓄，昏睡、二便秘结者，或腰椎损伤后伴发肠麻痹，腹胀。

【制用法】 水煎服，药后得下即停。

大红丸（《仙授理伤续断秘方》）

【组成】 何首乌500g　制川乌710g　制南星500g　芍药500g　当归300g　骨碎补500g　牛膝300g　细辛250g　赤小豆1000g　煅自然铜120g　青桑炭2500g

【功效与适应证】 坚筋固骨，滋血生力。治骨折筋断，瘀血留滞，外肿内痛，肢节痛倦。

【制用法】 共研细末，醋煮面糊为丸，如梧桐子大，朱砂为衣，每次服30丸，温汤送下，醋汤亦可。

大活络丹（《兰台轨范》引《圣济总录》）

【组成】 白花蛇100g　乌梢蛇100g　威灵仙100g　两头尖100g　草乌100g　天麻100g　全蝎100g　首乌100g　龟甲100g　麻黄100g　贯众100g　炙甘草100g　羌活100g　肉桂100g　藿香100g　乌药100g　黄连100g　熟地黄100g　大黄100g　木香100g　沉香100g　细辛50g　赤芍50g　没药50g　丁香50g　乳香50g　僵蚕50g　天南星50g　青皮50g　骨碎补50g　白宏50g　安息香50g　黑附子50g　黄芩50g　茯苓50g　香附50g　玄参50g　白术50g　防风125g　葛根75g　虎胫骨＊75g　当归75g　血竭25g　地龙25g　犀角＊25g　麝香25g　松脂25g　牛黄75g　龙脑7.5g　人参150g　蜜糖适量

【功效与适应证】 行气活血，通利经络。治中风瘫痪，痿痹痰厥，拘挛疼痛，跌打损伤，后期筋肉挛痛。

【制用法】 为细末，炼蜜为丸，每服3g，日服2次，陈酒送下。

＊虎胫骨、犀角：现用分别用狗骨、水牛角代。

大定风珠汤(《温病条辨》)

【组成】 阿胶 10g 白术 20g 麦冬 20g 地黄 20g 五味子 6g 麻仁 6g 牡蛎 12g 龟甲 12g 炙甘草 12g 鸡子黄 1 个(加入药计中搅匀) 鳖甲 12g

【功效与适应证】 育阴潜阳,平肝息风。治伤后肝阳上亢而致晕眩、口干、舌红、咽燥、抽搐、肢麻等症。

【制用法】 水煎服。

万花油(市售成药)

【组成】 (略)

【功效与适应证】 治筋伤、扭挫等损伤。

【制用法】 外搽。

万应膏(成药)

【组成】 (略)

【功效与适应证】 活血祛瘀,温经通络。治跌打损伤,风寒湿侵袭而筋骨疼痛,胸腹气痛等。

【制用法】 把膏药烘热贴患处。

万灵膏(《医宗金鉴》)

【组成】 伸筋草、透骨草、紫丁香根、当归、自然铜、没药、血竭各 30g,川芎 25g,半两钱 1 枚(醋淬),红花 30g、川牛膝、五加皮、石菖蒲、茅术各 25g,木香、秦艽、蛇床子、肉桂、附子、半夏、石斛、萆薢、鹿茸各 10g,虎胫骨 * 1 对,麝香 6g,麻油 5000g,黄丹 2500g。

【功效与适应证】 消瘀散毒,舒筋活血,止痛接骨,治跌打损伤,骨折后期或寒湿为患,局部麻木疼痛者。

【制用法】 血竭、没药、麝香各分别研细末另包,余药先用麻油微火煨浸 3 日,然后熬黑为度,去渣,加入黄丹,再熬至滴水成珠,离火,俟少时药温,将血竭、没药、麝香末放入,搅匀取起,祛火毒,制成膏药,用时烘热外贴患处。

* 虎胫骨:方中虎胫骨现用狗骨代。

上肢损伤洗方(《中医伤科学讲义》经验方)

【组成】 伸筋草 15g 透骨草 15g 荆芥 9g 防风 9g 红花 9g 千年健 12g 刘寄奴 9g 桂枝 12g 苏木 9g 川芎 9g 威灵仙 9g

【功效与适应证】 活血舒筋。用于上肢骨折、脱位、扭挫伤后筋脉挛缩酸痛。

【制用法】 煎水熏洗患肢。

小活络丹(《太平惠民和剂局方》)

【组成】 制南星 3 份 制川乌 3 份 制草乌 3 份 乳香 1 份 没药 1 份 蜜糖适量

【功效与适应证】 温寒散结,活血通络。治跌打损伤,风寒侵袭经络作痛,肢体不能屈伸及麻木、日久不愈等症。

【制用法】 共为细末,炼蜜为丸,每丸重 3g,每次服 1 丸,每日服 1~2 次。

小柴胡汤(《伤寒论》)

【组成】 柴胡 10g 制半夏 10g 党参 10g 黄芩 10g 生姜 6g 大枣 5 枚 甘草 6g

【功效与适应证】 疏肝解郁,治一切跌仆损伤,肝胆火盛作痛,寒热往来,日晡发热或潮热,胁下作痛,痞满不舒。

【制用法】 水煎服。

小陷胸汤(《伤寒论》)

【组成】 黄连 3g 半夏 10g 瓜蒌实 12g

【功效与适应证】 清热化痰,宽胸散结,治胸部宿伤所致的痰热内阻,胸中痞满胀痛,口苦,舌苔黄腻等症。

【制用法】 水煎服。

小蓟饮子(《济生方》)

【组成】 小蓟 10g 生地黄 25g 滑石 15g 蒲黄(炒)6g 通草 6g 淡竹叶 10g 藕节 12g 当归 10g 栀子 10g 甘草 6g

【功效与适应证】 凉血止血,利水通淋。治泌尿系损伤瘀热结于下焦,血淋者。

【制用法】 水煎内服。

小半夏加茯苓汤(《金匮要略》)

【组成】 半夏10g 茯苓15g 生姜6g

【功效与适应证】 化痰祛浊。治伤后痰浊中阻,恶心呕吐,心下痞满。

【制用法】 水煎服。

四　　画

天王补心丹(《摄生总要》)

【组成】 生地黄8份 五味子2份 当归身2份 天冬2份 麦冬2份 柏子仁2份 酸枣仁2份 党参1份 丹参1份 白茯苓1份 远志1份 桔梗1份 朱砂1份 蜜糖适量

【功效与适应证】 滋阴清热,补心安神。治因损伤耗血伤阴,心神不定,以致睡眠不安,心悸等。

【制用法】 除朱砂及蜜糖外,共研为细末,然后炼蜜为丸如绿豆大,朱砂为衣。每服10g,每日2~3次,若作汤剂,则根据病情决定药量加减。

天麻钩藤饮(《杂病证治新义》)

【组成】 天麻6g 钩藤10g 牛膝12g 石决明(先煎)15g 杜仲12g 黄芩6g 栀子6g 益母草10g 桑寄生10g 夜交藤10g 茯神10g

【功效与适应证】 清热化痰,平肝潜阳。治脑震荡引起的眩晕、抽搐及阴虚阳亢,肝风内动,兼见痰热内蕴之症。

【制用法】 水煎服,日1剂。

云南白药(成药)

【组成】 (略)

【功效与适应证】 活血止血,祛瘀止痛。治损伤瘀滞肿痛,创伤出血,骨疾病疼痛等。

【制用法】 内服每次0.5g,隔4小时1次。外伤创面出血,可直接掺撒出血处然后包扎;亦可调敷。

木香顺气汤(《卫生宝鉴》)

【组成】 木香10g 青皮6g 陈皮6g 苍术10g 厚朴10g 益智仁6g 泽泻6g 当归10g 茯苓6g 半夏6g 党参10g 柴胡6g 吴茱萸6g 草豆蔻5g 升麻3g 干姜3g

【功效与适应证】 顺气散滞。治跌打损伤,胸腹胀闷,两胁疼痛。

【制用法】 水煎服。

五味消毒饮(《医宗金鉴》)

【组成】 金银花15g 野菊花15g 蒲公英15g 紫花地丁15g 紫背天葵10g

【功效与适应证】 清热解毒。治附骨痈初起,开放性损伤创面感染初期。

【制用法】 水煎服,每日1~3剂。

止血宁痛汤(上海伤科研究所魏氏方)

【组成】 落得打6g 降香2g 鲜生地12g 参三七32g 茯神12g 仙鹤草12g 白芍12g 藕节炭12g 茜草炭12g

【功效与适应证】 止血定痛。治阳络破损,以致胸胁疼痛,咳血,吐血等症。

【制用法】 水煎服。

少胆逐瘀汤(《医林改错》)

【组成】 小茴香7粒 干姜3g 延胡索6g 没药3g 当归9g 川芎3g 肉桂1g 赤芍6g 蒲黄10g 五灵脂6g

【功效与适应证】 活血祛瘀,温经止痛。治腹部挫伤,气滞血瘀,少腹肿痛。

【制用法】 水煎服,日1剂。

化煎膏(《中医伤科学讲义》经验方)

【组成】 白芥子2份 甘遂2份 地龙肉2份 威灵仙2份半 急性子2份半 透骨草2份半 麻根3份 细辛3份 乌梅肉4份 生山甲4份 血余炭1份 诃子1份 全蝎1份 防风1份 生草乌1份

紫硇砂半份(后入)　香油 80 份　东丹 40 份

【功效与适应证】　祛风化瘀。用于损伤后期软组织硬化或粘连等。

【制用法】　将香油熬药至枯,去渣,炼油滴水成珠时下东丹,待烟散尽后加硇砂。

化瘀通痹汤(《痹证治验》)

【组成】　当归　丹参　鸡血藤　制乳香　制没药　元胡　香附　透骨草

【功效与适应证】　活血化瘀,通痹止痛。用于瘀血痹。

【制用法】　按病情酌量,水煎服。

化瘀通络洗剂(《林如高正骨经验》)

【组成】　骨碎补 15g　桃仁 9g　红花 6g　川芎 6g　续断 9g　苏木 15g　当归尾 9g　桑枝 9g　桑寄生 15g　伸筋草 15g　威灵仙 15g

【功效与适应证】　活血舒筋,化瘀通络。治损伤或骨病后,筋络挛缩酸痛者。

【制用法】　水煎熏洗,每剂加黄酒 60g,每日 1 剂,熏洗 2 次。

风寒砂(见坎离砂)

丹栀逍遥散(《内科摘要》即加味逍遥散)

【组成】　柴胡　当归　白芍　白术　茯苓　牡丹皮　栀子　薄荷　煨姜　甘草

【功效与适应证】　清热凉血,疏肝解郁。治肝胆两经郁火,胸胁疼痛,头眩,日晡发热,寒热往来。

【制用法】　水煎服,日 1 剂。

乌头汤(《金匮要略》)

【组成】　川乌 9g　麻黄 9g　芍药 9g　黄芪 9g　甘草 9g

【功效与适应证】　温经散寒,祛风除湿。治疗损伤后期,人体正气不足,寒邪侵犯人体,痹组经络引起的肢体痹痛(痛痹)。

【制用法】　水煎服,每日一剂,分两次服。

乌药顺气散(《杂病源流犀烛》)

【组成】　乌药 10g　白术 10g　党参 12g　白术 10g　陈皮 6g　青皮 10g　茯苓 10g　甘草 3g

【功效与适应证】　顺气散滞。治跌仆损伤,腹胀气滞作痛,闷胀不舒。

【制用法】　水煎服。

六味地黄(丸)汤(《小儿药证直诀》)

【组成】　熟地黄 20g　怀山药 12g　茯苓 10g　泽泻 0g　山萸肉 12g　牡丹皮 10g

【功效与适应证】　滋水降火。治肾水不足,腰膝酸痛,头晕目眩,咽干耳鸣,潮热盗汗,骨折后期迟缓愈合等。

【制用法】　水煎服,日 1 剂。做丸,将药研末,蜜丸,每服 10g,日 3 次。

巴戟汤(《医宗金鉴》)

【组成】　巴戟(去心)15g　当归 30g　大黄 15g　芍药 30　川芎 30g　地黄 30g

【功效与适应证】　养血逐瘀,清心益神。治头部损伤,瘀留清窍,髓海不足。

【制用法】　水煎服。

双柏(散)膏(《中医伤科学讲义》)

【组成】　侧柏叶 2 份　黄柏 1 份　大黄 2 份　薄荷 1 份　泽兰 1 份

【功效与适应证】　活血解毒,消肿止痛。治跌打损伤早期,疮疡初起,局部红肿热痛,或局部包块形成而无溃疡者。

【制用法】　共研细末,做散剂备用,水、蜜、糖煮热调成厚糊状外敷患处。亦可加入少量米酒调敷,用凡士林调成膏外敷。

五　　画

玉枢丹(又名紫金锭,成药)

【组成】　(略)

【功效与适应证】 解毒消肿。治附骨痈疽肿痛。

【制用法】 内服每次 1~2 锭,外用醋抹涂。

玉真散(《外科正宗》)

【组成】 生南星 白芷 防风 羌活 天麻 白附子各等量

【功效与适应证】 祛风镇痉。用于破伤风。

【制用法】 共为细末,每服 3~6g,每日 2 次。

玉屏风散(《世医得效方》)

【组成】 黄芪 180g 白术 60g 防风 60g

【功效与适应证】 益气固表止汗。用于表虚卫阳不固。

【制用法】 共研细末,每服 6~9g,每日 2 次,开水送服。亦可水煎服,用量按原方酌减。

正骨熨药(《中医伤科学讲义》经验方)

【组成】 当归 12g 羌活 12g 红花 12g 白花 12g 乳香 12g 没药 12g 骨碎补 12g 防风 12g 木瓜 12g 透骨草 12g 川椒 12g 川断 12g

【功效与适应证】 活血舒筋。

【制用法】 上药装入布袋后放入蒸笼内,蒸热后敷患处。

左归丸(《景岳全书》)

【组成】 熟地黄 4 份 怀山药 2 份 山萸肉 2 份 枸杞子 2 份 菟丝子 2 份 龟甲 2 份 鹿角胶 2 份 川牛膝 1 份半 蜜糖适量

【功效与适应证】 补肾益阴。治损伤日久或骨疾病后,肾水不足,精髓内亏,腰膝腿软,头昏眼花,虚汗、自汗、盗汗等症。

【制用法】 药为细末,炼蜜为丸如豆大。每服 10g,每日 1~2 次,饭前服。

左金丸(《丹溪心法》)

【组成】 黄连 180g 吴茱萸 30g

【功效与适应证】 清泻肝火,降逆止呕。治损伤后肝火炽盛,左胁疼痛,脘痞吞酸,口苦,呕吐等症。

【制用法】 共研细末,水泛为丸,每次服 2~3g,开水送服。

右归丸(《景岳全书》)

【组成】 熟地黄 4 份 怀山药 2 份 山萸肉 2 份 枸杞子 2 份 菟丝子 2 份 杜仲 2 份 鹿角胶 2 份 当归 1 份半 附子 1 份 肉桂 1 份 蜜糖适量

【功效与适应证】 补益肾阳。治骨及软组织损伤后期,肝肾不足,精血虚损而致神疲气怯,或心跳不宁,或肢冷酸软无力。

【制用法】 共为细末,炼蜜为丸,每服 10g,每日及 1~2 次。

龙胆泻肝汤(《医宗金鉴》)

【组成】 龙胆草(酒炒)10g 黄芩 6g 栀子(酒炒)6g 泽泻 6g 木通 6g 当归 1.5g 车前子 3g 柴胡 6g 甘草 1.5g 生地(炒)6g

【功效与适应证】 泻肝经湿热。治肝经所过之处损伤而有瘀热者,或痈疽之病表现有肝经实火而津液未伤者。

【制用法】 水煎服,日 1~2 剂。

平胃散(《太平惠民和剂局方》)

【组成】 苍术 10g 厚朴 10g 陈皮 10g 生姜 6g 大枣 15g 甘草 3g

【功效与适应证】 健胃燥湿。治头部宿伤,湿困脾胃而症见泛恶呕吐,脘腹胀闷,食欲不振,四肢困倦,舌苔厚腻等。

【制用法】 水煎服。

归脾汤(《济生方》)

【组成】 白术 10g 当归 3g 党参 3g 黄芪 10g 酸枣仁 10g 木香 1.5g 远志 3g 炙甘草 4.5g 龙眼肉 4.5g 茯苓 10g

【功效与适应证】 养心健脾,补益气血。治骨折后期气血不足,神经衰弱,慢性溃疡等。

【制用法】 水煎服,日1剂。亦可制成丸剂服用。

四生散(原名青州白丸子《太平惠民和剂局方》)

【组成】 生川乌1份 生南星6份 生白附子4份 生半夏14份

【功效与适应证】 祛风逐瘀,散寒解毒,通络止痛。治跌打损伤肿痛,肿瘤局部疼痛,关节痹痛。

【制用法】 共研为细末存放待用,用时以蜜适量调成糊状外敷患处。用醋调外敷亦可。如出现过敏性皮炎即停敷。亦可为丸内服,须防止中毒。

四物汤(《仙授理伤续断秘方》)

【组成】 川芎6g 当归10g 白芍12g 熟地黄12g

【功效与适应证】 养血补血。治伤患后期血虚之证。

【制用法】 水煎服,日1剂。

四逆汤(《伤寒论》)

【组成】 熟附子15g 干姜9g 炙甘草6g

【功效与适应证】 回阳救逆。治损伤或骨疾病汗出肢冷,脉沉微或浮大无根等亡阳证。

【制用法】 水煎服,现亦有制成注射剂,供肌内或静脉注射用。

四黄散(膏)(《证治准绳》)

【组成】 黄连1份 黄柏3份 大黄3份 黄芩3份

【功效与适应证】 清热解毒,消肿止痛。治创伤感染及阳痈局部红肿热痛者。

【制用法】 共研细末,以水蜜调敷或用凡士林调制成膏外敷。

四君子汤(《太平惠民和剂局方》)

【组成】 党参10g 炙甘草6g 茯苓12g 白术12g

【功效与适应证】 补中益气,调养脾胃。治损伤后期中气不足,脾胃虚弱,肌肉消瘦,溃疡日久未愈。

【制用法】 水煎服,日1剂。

四肢损伤洗方(《中医伤科学讲义》经验方)

【组成】 桑枝 桂枝 伸筋草 透骨草 牛膝 木瓜 乳香 没药 红花 羌活 独活 落得打 补骨脂 淫羊藿 萆薢

【功效与适应证】 温经通络,活血祛风。用于四肢骨折、脱位、挫伤后筋脉挛缩酸痛。

【制用法】 煎水熏洗患处。

生脉散(《内外伤辨惑论》)

【组成】 人参1.6g 麦冬1.6g 五味子7粒

【功效与适应证】 益气敛汗,养阴生津。治热伤气阴,或损伤气血耗损,汗出气短,体倦肢凉,心悸脉虚者。

【制用法】 水煎服,或为散冲服,日1~4剂,或按病情需要酌情使用。现代亦有制成注射剂,供肌内注射或静脉注射,在急救情况下,亦用来心腔内注射。

生肌膏(散)(《外伤科学》经验方)

【组成】 制炉甘石50份 滴乳石30份 滑石100份 琥珀30份 朱砂10份 冰片1份

【功效与适应证】 生肌收口。治溃疡脓性分泌已经较少,期待肉芽生长者。

【制用法】 研极细末。掺创面上,外盖膏药或油膏。亦可用凡士林适量,调成油膏外敷,其中冰片亦可待用时掺撒在膏的表面上方。

生肌八宝丹(散)(《中医伤科学讲义》)

【组成】 煅石膏3份 东丹1份 龙骨1份 轻粉3份 血竭1份 乳香1份 没药1份

【功效与适应证】 生肌收敛。用于各种创口。

【制用法】 共研细末,外撒创口。

生肌玉红膏(《外科正宗》)

【组成】 当归5份 白芷1.2份 白蜡5份 轻粉1份 甘草3份 紫草半份 血竭1份 麻油40份

【功效与适应证】 活血祛瘀,解毒镇痛,润肤生肌。治溃疡脓腐不脱,新肌难生者。

【制用法】 先将当归、白芷、紫草、甘草四味入油内浸三日,慢火熬微枯,滤清,再煎滚,入血竭化尽,次入白蜡,微火化开。将膏倾入预放水中的盅内,候片刻,把研细的轻粉放入,搅拌成膏。将膏匀涂纱布上,敷贴患处。并可根据溃疡局部病情的需要,掺撒去脓、提腐药在膏的表面上外敷,效果更佳。

白虎汤(《伤寒论》)

【组成】 生石膏(先煎)30g 知母12g 甘草4.5g 粳米12g

【功效与适应证】 清热生津,除烦止渴。治阳明气分热盛,口干舌燥,烦渴引饮,面赤恶热,大汗出,脉洪大有力,或滑数者。

【制用法】 水煎服,日1~2次。

白降丹(《医宗金鉴》)

【组成】 朱砂1份 雄黄1份 水银5份 硼砂2份半 火硝7份 食盐7份 白矾7份 皂矾7份

【功效与适应证】 腐蚀平衡。治溃疡脓腐难去,或已成瘘管、肿疡而脓不能自溃者,以及赘疣、瘰疬等症经外用其他消散药物不显效者。

【制用法】 研成细末,以清水调敷病灶上,或做药捻,插入疮口内,瘘管中,外盖药膏,每次用0.01~0.05g,每1~2天换1次。

白头翁汤(《伤寒论》)

【组成】 白头翁15g 黄柏10g 黄连6g 秦皮9g

【功效与适应证】 清热、凉血、止泻。治结肠损伤,大便泄泻无度,肛门灼热坠痛。

【制用法】 水煎服。

外敷接骨散(《中医伤科学讲义》经验方)

【组成】 骨碎补 血竭 硼砂 当归 乳香 没药 川断 自然铜 大黄 土鳖虫各等份

【功效与适应证】 消肿止痛,接骨续筋。用于骨折及扭挫伤。

【制用法】 共研细末,饴糖或蜂蜜调敷。

加减补筋丸(《医宗金鉴》)

【组成】 当归30g 熟地60g 白芍60g 红花30g 乳香30g 茯苓30g 骨碎补30g 陈皮60g 没药9g 丁香15g

【功效与适应证】 活血、壮筋、止痛。治跌仆伤筋,血脉瘀滞,青紫肿痛。

【制用法】 共为细末,炼蜜为丸,如弹子大,每丸重9g,每次服1丸,用无灰酒送下。

加味犀角地黄汤(《中医伤科学讲义》)

【组成】 犀角* 生地 白芍 丹皮 藕节 当归 红花 桔梗 陈皮 甘草

【功效与适应证】 凉血止血。用于三焦热盛之吐血、衄血、咳血、便血等证。

【制用法】 水煎服。

 * 犀角:现用水牛角代。

圣愈汤(《伤科汇纂》)

【组成】 熟地黄5g 生地黄5g 人参5g 川芎5g 当归2.5g 黄芩2.5g

【功效与适应证】 清营养阴,益气除烦。治创伤出血过多,或化脓性感染病灶溃后,脓血出多,以致烦躁不安,或晡热作渴等症。

【制用法】 水煎服。

六　　画

百合散(《证治准绳》)

【组成】 百合10g 当归10g 赤芍10g 牡丹皮10g 生地12g 川芎6g 黄芩10g 黄连6g 栀子10g 大黄(后入)10g 荆芥6g 犀角*3g 侧柏叶10g 郁金10g

【功效与适应证】 和胃行气,破血逐瘀,治跌仆损伤,败血流入胃脘,呕黑血而形气实者。

【制用法】 水煎服。

 * 犀角:现用水牛角代。

至宝丹(《太平惠民和剂局方》)

【组成】 犀角*100份 玳瑁100份 琥珀100份 朱砂100份 雄黄100份 龙脑1份 麝香1份

牛黄 50 份　安息香 150 份(原方有金箔、银箔各 50 片,现已不用)

【功效与适应证】　开窍安神,清热解毒。治感染性疾病高热所致的昏迷、烦躁不安、抽搐等症;头部内伤的脑震荡昏迷等。

【制用法】　研成细末为丸,每丸 3g,每服 3g,小儿酌减。

　＊犀角:现用水牛角代。

当归导滞汤(《伤科汇纂》)

【组成】　当归　大黄各等份

【功效与适应证】　祛瘀通便。用于跌仆损伤,瘀血在内,腹膜肿满,或大便不通,或喘咳吐血。

【制用法】　共研细末,每次服 9g,温酒下,气虚加肉桂。

当归补血汤(《内外伤辨惑论》)

【组成】　黄芪 15～30g　当归 3～6g

【功效与适应证】　补气生血。治血虚发热,以及大出血后,脉浮,重按无力,气血两虚等症。

【制用法】　水煎服。

当归鸡血藤汤(经验方)

【组成】　当归 15g　熟地黄 10g　桂圆肉 6g　白芍 9g　丹参 9g　鸡血藤 15g

【功效与适应证】　补气补血。用于骨伤后期气血虚弱患者,肿瘤经放疗期间白细胞及血小板减少者。

【制用法】　水煎服,日 1 剂。

先天大造丸(《医宗金鉴》)

【组成】　人参 60g　土炒白术 60g　当归身 60g　白茯苓 60g　菟丝子 60g　枸杞子 60g　黄精 60g,　牛膝 60g　补骨脂(炒)30g　骨碎补(去毛,微妙)30g　巴戟肉 30g　远志(去心)30g　广木香 15g　青盐 15g　丁香 10g　以上各药共为末　熟地黄(酒煮)60g　何首乌(去皮,与黑豆同煮后去豆)60g　胶枣肉 60g　肉苁蓉(去鳞,酒浸)60g　紫河车 1 具(用白酒煮熟烂)　以上药分别捣成膏状　白蜂蜜适量

【功效与适应证】　补气血,壮筋骨。治骨伤患者后期虚亏者,如流痰(骨结核)溃后,脓稀难敛,形体消瘦等。

【制用法】　将药末同捣烂的膏混合,炼蜜为丸如梧桐子大,每服 15～20 丸,日服 3 次,空腹时温酒或开水送下。

伤药膏(《中医伤科学》经验方)

【组成】　乳香 10 份　没药 10 份　血竭 10 份　羌活 10 份　独活 10 份　续断 10 份　甲珠 10 份　香附 10 份　木瓜 10 份　川芎 10 份　自然铜 10 份　川乌 6 份　草乌 6 份　南星 6 份　紫荆皮 8 份　白芷 8 份　泽兰 8 份　小茴香 8 份　上肉桂 8 份　麝香 1 份

【功效与适应证】　活血祛瘀,消肿止痛。治各类骨折、脱位、伤筋。

【制用法】　共研细末,蜜或水、酒各半调敷。

血府逐瘀汤(《医林改错》)

【组成】　当归 10g　生地黄 10g　桃仁 12g　红花 10g　枳壳 6g　赤芍 6g　柴胡 3g　甘草 3g　桔梗 4.5g　川芎 4.5g　牛膝 10g

【功效与适应证】　活血逐瘀,通络止痛。治瘀血内阻,血行不畅,经脉闭塞疼痛。

【制用法】　水煎服,日 1 剂。

行气活血汤(《伤科大成》)

【组成】　郁金 3g　苏梗 3g　当归尾 8g　制乳香 3g　香附 5g　延胡索 5g　青皮 3g　茜草 3g　木香 5g　泽兰 3g　红花 5g

【功效与适应证】　行气活血。治腹部气血两伤,肿胀疼痛,行走不便。

【制用法】　水煎服。

全蝎除风汤(河南正骨研究所郭氏验方)

【组成】　当归 9g　全蝎 4.5g　白附子 6g　白芷 6g　乌药 9g　白芍 6g　川芎 6g　茯苓 9g　桔梗 9g　防风 6g　荆芥穗 6g　僵蚕 3g　姜黄连 3g　甘草 2g

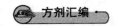

【功效与适应证】 祛风通络。治伤后肝风内动,口眼歪斜。

【制用法】 水煎服。

壮筋养血汤(《伤科补要》)

【组成】 当归9g　川芎6g　白芷9g　续断12g　红花5g　生地黄12g　牛膝9g　牡丹皮9g　杜仲6g

【功效与适应证】 活血壮筋。用于软组织损伤。

【制用法】 水煎服。

壮筋统骨丹(《伤科大成》)

【组成】 当归60g　川芎30g　白芍30g　熟地黄120g　杜仲30g　川断45g　五加皮45g　骨碎补90g　桂枝30g　三七30g　黄芪90g　虎骨*30g　补骨脂60g　菟丝子60g　党参60g　木瓜30g　刘寄奴60g　土鳖虫90g

【功效与适应证】 壮筋续骨。用于骨折、脱位、伤筋中后期。

【制用法】 共研细末,糖水泛丸,每次服12g,温酒下。

　* 虎骨:现用狗骨代。

壮腰健肾汤(经验方)

【组成】 熟地　杜仲　山茱萸　枸杞子　补骨脂　红花　羌活　独活　肉苁蓉　菟丝子　当归

【功效与适应证】 调肝肾,壮筋骨。治骨折及软组织损伤。

【制用法】 水煎服。

安宫牛黄丸(《温病条辨》)

【组成】 牛黄4份　郁金4份　黄连4份　黄芩4份　栀子4份　犀角*4份　雄黄4份　朱砂4份　麝香1份　冰片1份　珍珠2份　蜜糖适量

【功效与适应证】 清心解毒,开窍安神。治神昏谵语,身热,狂躁,痉厥以及头部内伤昏厥。

【制用法】 研极细末,炼蜜为丸,每丸3g,每服1丸,每日1~3次。

　* 犀角:现用水牛角代。

安脑宁神丸(《伤科学》经验方)

【组成】 明天麻1份　白蒺藜2份　杭菊1份　嫩钩藤2份　潞党参2份　川芎1份　炙黄芪2份　炒白术1份　白芍1份　熟地3份　珍珠母4份　枣仁2份　陈皮1份　当归1份半　枸杞子2份　炙甘草1份　炙远志(去心)1份

【功效与适应证】 开阳益气,健脑安神。治脑震荡后头晕、目眩、耳鸣、心悸、夜寐不酣,经常反复发作或时发时愈。

【制用法】 共研细末,每服10g,米酒调服,日服3次。

阳和汤(《外科全生集》)

【组成】 熟地30g　鹿角胶10g　姜炭5g　肉桂3g(焗冲)　麻黄5g　白芥子6g　生甘草3g

【功效与适应证】 温阳通脉,散寒化痰,治各类阴疽,如流痰、流注等。

【制用法】 水煎服。

阳和解凝膏(《外科正宗》)

【组成】 鲜牛蒡子、根、叶、梗90g　鲜白凤仙梗12g　川芎12g　附子6g　桂枝6g　大黄6g　当归6g　肉桂6g　草乌6g　地龙6g　僵蚕6g　赤芍6g　白芷6g　白蔹6g　白及6g　乳香6g　没药6g　续断3g　防风3g　荆芥3g　五灵脂3g　木香3g　香橼3g　陈皮3g　菜油500g　苏合油12g　麝香3g　黄丹210g

【功效与适应证】 行气和血,温经和阳,祛风化痰,散寒通络。治各类疮疡属阴证者。

【制用法】 先将鲜牛蒡、白凤仙入锅中,加入菜油,熬枯去渣,次日除乳香、没药、麝香、苏合油外,余药俱入锅煎枯,去渣滤净,加入黄丹,熬至滴水成珠,不粘指为度,离火后,再将乳、没、麝、苏合油入膏搅和,半月后可用,用时摊于敷料上贴患处。

收呆汤(《串雅内编》)

【组成】 党参30g　柴胡30g　白芍120g　郁金15g　当归30g　菖蒲30g　附子3g　茯苓90g　枣仁30g　神曲15g　半夏30g　制南星15g　甘草15g

【功效与适应证】 通窍醒神。治脑髓损伤而遗留神情呆滞者。

【制用法】 水煎服。

防风汤(《宣明论方》)

【组成】 防风 当归 赤茯苓 黄芩 杏仁 麻黄 秦艽 葛根 肉桂 生姜 甘草 大枣

【功效与适应证】 祛风通络,散寒除湿。治疗行痹,关节疼痛、游走不定、屈伸不伸者。关节酸痛以肩、肘等上肢关节为主者。

【制用法】 水煎服,每日1剂。

防风归芎汤(《中医伤科学讲义》经验方)

【组成】 川芎 当归 防风 荆芥 羌活 白芷 细辛 蔓荆子 丹参 乳香 没药 桃仁 苏木 泽兰叶

【功效与适应证】 活血化瘀,祛风止痛。治跌打损伤,青紫肿痛。

【制用法】 水煎温服。

如意金刀散(《外科正宗》)

【组成】 松香5份 生矾1份 枯矾1份

【功效与适应证】 止血燥湿。治创面渗血,或溃烂流液。

【制用法】 共研细末,掺撒溃创面。

红升丹(《医宗金鉴》)

【组成】 雄黄1份 朱砂1份 皂矾1份 水银2份 白矾2份 火硝8份

【功效与适应证】 提脓祛腐。治疮疡已溃,腐肉难脱,瘘管等。

【制用法】 研制成药末(原是丹剂,其治法参阅《医宗金鉴》),掺在创面上;亦可用凡士林调成软膏,再制成软膏纱布敷贴;或制成药条,插入瘘管深处。该药中有氧化汞,须注意防止汞中毒。

红灵酒(经验方)

【组成】 生当归60g 红花30g 花椒30g 肉桂60g 樟脑15g 细辛15g 干姜30g

【功效与适应证】 活血止痛消种。

【制用法】 用95%酒精1000ml浸泡7天备用,每日用棉花蘸酒在患处揉擦2次,每次擦药10分钟。

红油膏(《中医伤科学讲义》经验方)

【组成】 九一丹10份 东丹1份半 凡士林100份

【功效与适应证】 化腐生肌。治溃疡不敛。

【制用法】 先将凡士林加热至全部呈液状,然后把两丹药粉调入和匀为膏,摊在敷料上敷贴患处。

七 画

坎离砂(成药)

【组成】 麻黄 归尾 附子 透骨草 红花 干姜 桂枝 牛膝 白芷 荆芥 防风 木瓜 生艾绒 羌活 独活各等份 醋适量

【功效与适应证】 祛风散寒止痛。治腰腿疼痛,风湿性关节疼痛。

【制用法】 用醋水各半,将药熬成浓汁,再将铁砂炒红后搅拌制成,使用时加醋约半两,装入布袋内,自然发热,敷在患处。如太热可来回移动。

苇茎汤(《备急千金要方》)

【组成】 苇茎30~60g 薏苡仁(炒)30g 丝瓜瓣25g 桃仁10g

【功效与适应证】 清肺化痰,逐瘀排脓。治跌打损伤,肺热咳嗽,或瘀热而成肺痈。

【制用法】 水煎服。

花蕊石散(《本草纲目》引《太平惠民和剂局方》)

【组成】 花蕊石1份 石硫黄2份

【功效与适应证】 化瘀止血。治创伤出血。

【制用法】 共入瓦罐研为细末。外掺创面后包扎。

苏合香丸(《太平惠民和剂局方》)

【组成】 白术2份 青木香2份 乌犀屑2份 香附子(炒去皮)2份 朱砂(研水飞) 诃黎勒(煨去

皮)2 份　白檀香 2 份　安息香(别为末用无灰酒一升熬膏)2 份　沉香 2 份　麝香(研)2 份　荜茇 2 份　龙脑(研)1 份　乳香(研)1 份　苏合香油 1 份(入安息香膏内)　白蜜糖适量

【功效与适应证】　温宣通窍。治头部内伤昏迷。

【制用法】　固体药分别研成末,安息香以酒熬膏后与苏合香油混合,再把各药末加入,并炼蜜为丸,每丸 3g,每服 1 丸,温开水送服,小儿减半。

苏子降气汤(《太平惠民和剂局方》)

【组成】　紫苏子 9g　法半夏 9g　前胡 6g　厚朴 6g　当归 6g　甘草 4g　沉香 1.5g

【功效与适应证】　降气平喘。用于瘀血里盛之喘咳。

【制用法】　水煎服。

芪附汤(《魏氏家藏方》)

【组成】　黄芪　附子

【功效与适应证】　温阳固表。治伤患气血耗失,卫阳不固,虚汗自冒,亦治伤患后期肢节冷痛。

【制用法】　水煎服。

杞菊地黄丸(《医级》)

【组成】　枸杞子 12g　杭菊花 12g　熟地黄 15g　怀山药 12g　山萸肉 10g　牡丹皮 10g　茯苓 10g　泽泻 6g

【功效与适应证】　滋肾养肝,育阴潜阳。治肝肾不足,眩晕头痛,视物不清,耳鸣肢麻等症。

【制用法】　水煎服。

坚骨壮筋膏(经验方)

【组成】　骨碎补　川续断各 150g　马钱子　白及　硼砂　生草乌　牛膝　苏木　杜仲　伸筋草　透骨草各 100g　羌活　麻黄　五加皮　皂角核　红花　泽兰叶　苏木各 50g　虎骨 * 40g

【功效与适应证】　强壮筋骨。主治伤筋骨折后期。

【制用法】　上药加香油 5000g、黄丹 2500g,熬成膏药后温焊摊贴。又用血竭 50g,甘松、细辛各 100g,乳香、没药各 50g,麝香酌加 2.5g,共研为细末,临贴时撒于药面。

* 虎骨:现用狗骨代。

身痛逐瘀汤(《医林改错》)

【组成】　秦艽 9g　川芎 9g　桃仁 6g　红花 6g　甘草 3g　羌活 9g　五灵脂 9g　香附 9g　牛膝 9g　地龙 9g　当归 15g　没药 9g

【功效与适应证】　活血行气,祛瘀通络,通痹止痛。治疗气血痹阻经络所致的周身疼痛,经久不愈。

【制用法】　水煎服,每日 1 剂。

羌活胜湿汤(《内外伤辨惑论》)

【组成】　羌活 15g　独活 15g　藁本 15g　防风 15g　甘草 6g　川芎 10g　蔓荆子 10g

【功效与适应证】　祛风除湿。治风湿邪客关节者。

【制用法】　水煎服。

沙参麦冬汤(《温病条辨》)

【组成】　沙参 10g　麦冬 10g　玉竹 7g　冬桑叶 5g　生扁豆 5g　天花粉 5g　甘草 3g

【功效与适应证】　滋阴清热,润肺止咳。治跌仆损伤,瘀热燥伤脾胃阴津,发热咳嗽,干咳少痰。

【制用法】　水煎服。

补肝汤(《医宗金鉴》)

【组成】　当归 10g　熟地黄 12g　白芍 10g　川芎 6g　枣仁 10g　麦冬 12g　木瓜 10g　甘草 6g

【功效与适应证】　养血益肝,治血虚肢麻,筋脉不利,爪甲不荣。

【制用法】　水煎服。

补中益气汤(《东垣十书》)

【组成】　黄芪 15g　党参 12g　白术 12g　陈皮 3g　炙甘草 5g　当归 10g　升麻 5g　柴胡 5g

【功效与适应证】　补中益气。治疮疡日久,元气亏损,气血耗损,中气不足诸症。

【制用法】　水煎服。

补阳还五汤(《医林改错》)

【组成】 黄芪 30g 当归尾 6g 赤芍 4.5g 地龙 3g 川芎 3g 桃仁 3g 红花 3g

【功效与适应证】 活血补气,疏通经络。治气虚而血不行的半身不遂,口眼歪斜,以及外伤性截瘫。

【制用法】 水煎服。

补肾壮筋汤(丸)(《伤科补要》)

【组成】 熟地黄 12g 当归 12g 牛膝 10g 山茱萸 12g 茯苓 12g 续断 12g 杜仲 10g 芍药 10g 青皮 5g 五加皮 10g

【功效与适应证】 补益肝肾,强壮筋骨。治肾气虚损,习惯性关节脱位等。

【制用法】 水煎服,日 1 剂,或制成丸剂服。

补肾祛寒治尪汤(经验方)

【组成】 生地黄 桑寄生 地骨皮 炒黄柏 知母 骨碎补 川断 威灵仙 穿山甲 羌活 独活 赤芍 忍冬藤 桂枝 红花 制乳没 炙虎骨 *

【功效与适应证】 补肾壮骨,清热治尪。用于类风湿关节炎热痹型。

【制用法】 据病情酌量,水煎服,每日 1 剂

* 虎骨:现用狗骨代。

鸡鸣散(《伤科补要》)

【组成】 当归尾 桃仁 大黄

【功效与适应证】 攻下逐瘀。治胸腹部挫伤,疼痛难忍,并见大便秘结者。

【制用法】 根据病情实际需要酌情拟定剂量,水煎服。

八　　画

青黛散(经验方)

【组成】 青黛 27g 大黄 18g 黄柏 18g 熟石膏 60g

【功效与适应证】 能除蓄蕴内热,泻实热,荡积滞,清湿热。

【制用法】 上药共研细末,加凡士林 500g,调和如软膏,摊于纱布或韧性纸上。外用。

拔刀膏(《证治准绳》)

【组成】 马齿苋汁 猪膏脂 白蜜

【功效与适应证】 清热解毒。治热毒侵注,局部肿痛。

【制用法】 熬成膏为度,药量可灵活配定。外涂患处。

抵当丸(汤)(《伤寒论》)

【组成】 水蛭 9g 虻虫 9g 桃仁 6g 大黄 15g 蜜糖适量

【功效与适应证】 破瘀血,消癥瘤。用治各种骨肿瘤有瘀阻者。

【制用法】 共为细末,蜜为丸如绿豆大小。每服 3~6g,每日 1~2 次,作汤剂时,水煎服,但须注意病者的耐受情况。

虎潜丸(《丹溪心法》)

【组成】 虎骨 *(炙)2 份 干姜 1 份 陈皮 4 份 白芍 4 份 锁阳 2 份半 熟地黄 4 份 龟甲(酒炙)8 份 黄柏 16 份 知母(炒)2 份

【功效与适应证】 滋阴降火,强壮筋骨。治损伤之后肝肾不足,筋骨痿软,腿足瘦削,步履乏力等症。

【制用法】 为末,用酒或米糊制丸如豆大。每服 10g,每日 1~2 次,空腹淡盐汤送服。

* 虎骨:现用狗骨代。

虎骨木瓜酒 * * 附(成药)

【组成】 虎骨 *(酥炙)30g 川芎 30g 当归 3og 玉竹 60g 五加皮 30g 川断 30g 天麻 30g 红花 30g 怀牛膝 30g 白茄根 30g 秦艽 15g 桑枝 120g 防风 15g 木瓜 90g

【功效与适应证】 活血祛风,舒筋活络,强壮筋骨。治损伤之后肝肾不足,筋骨痿软,腿足瘦削,步履乏力等症。

【制用法】 上药浸酒 10000g,浸 7 天,加冰糖 1000g,每日饮一小杯。

＊＊虎骨木瓜酒:现称壮骨木瓜酒。＊虎骨:方中虎骨现用狗骨代。

知柏地黄丸(汤)(《医宗金鉴》)

【组成】 知母 黄柏 熟地黄 山茱萸 干山药 泽泻 茯苓 丹皮

【功效与适应证】 滋阴降火。治疗阴虚火旺而致的骨蒸潮热,虚烦盗汗,腰脊酸痛,遗精等症。

【制用法】 共为细末,炼蜜为丸,每服1丸,日服3次(或为汤剂,水煎服,每日1剂)。

和营止痛汤(《伤科补要》)

【组成】 赤芍9g 当归尾9g 川芎6g 苏木6g 陈皮6g 桃仁6g 续断12g 乌药9g 乳香6g 没药6g 木通6g 甘草6g

【功效与适应证】 活血止痛,祛瘀生新。治损伤积瘀肿痛。

【制用法】 水煎服。

和营通气散(《伤科学》经验方)

【组成】 当归6份 丹参6份 川芎2份 延胡索2份 香附6份 青皮2份 枳壳2份 郁金4份 制半夏4份 木香1份 大茴香1份

【功效与适应证】 行气活血,散滞止痛。治胸腹损伤,气血阻滞,胸脘腰腹闷胀不舒,呼吸不利。

【制用法】 共研细末,每服1.5g,日服2次。

和营理气汤(《中医伤科学》经验方)

【组成】 当归10g 白芍10g 丹参12g 川芎6g 郁金10g 延胡索12g 小茴香6g 香附10g 青皮10g 木香5g 乌药10g

【功效与适应证】 行气散瘀,和营止痛。治跌仆损伤气血,胸闷不舒。

【制用法】 水煎服。

金黄(散)膏(《医宗金鉴》)

【组成】 大黄5份 黄柏5份 姜黄5份 白芷5份 制南星5份 陈皮1份 苍术1份 厚朴1份 甘草1份 天花粉10份

【功效与适应证】 清热解毒,散瘀消肿。治感染阳证,跌打肿痛。

【制用法】 共研细末。可用酒、油、花露、丝瓜叶或生葱等捣汁调敷。

金铃子散(《太平圣惠方》)

【组成】 金铃子 延胡索各等量

【功效与适应证】 理气止痛。治跌仆损伤后胸腹胁疼痛,时发时止,或流窜不定者。

【制用法】 共为细末。每服9~12g,温开水或温酒送下,每日2~4次。

金枪铁扇散(《中医伤科学讲义》)

【组成】 乳香2份 没药2份 象皮2份 老材香2份 明矾1份 炉甘石1份 降香1份 黄柏1份 血竭1份

【功效与适应证】 收敛、拔毒、生肌。治各种创伤溃疡。

【制用法】 共为极细末。直接掺伤口或溃疡面上。

金匮肾气丸(即附桂八味丸《金匮要略》)

【组成】 熟地黄25g 怀山药12g 山萸肉12g 泽泻10g 茯苓10g 牡丹皮10g 肉桂(焗冲)3g 熟附子10g

【功效与适应证】 温补肾阳。治伤病后肾阳亏损者。

【制用法】 水煎服。或制成丸剂,淡盐汤送服。

肢伤二方(《外伤科学》经验方)

【组成】 当归12g 赤芍12g 续断12g 威灵仙12g 生薏苡仁30g 桑寄生30g 骨碎补12g 五加皮12g

【功效与适应证】 祛瘀生新,舒筋活络。治跌打损伤,筋络挛痛。用于四肢损伤的中、后期。

【制用法】 水煎服。

肢伤三方(《外伤科学》经验方)

【组成】 当归12g 白芍12g 续断12g 骨碎补12g 威灵仙12g 川木瓜12g 天花粉12g 黄芪

15g 熟地黄 15g 自然铜 10g 土鳖虫 10g

【功效与适应证】 补益气血,促进骨折愈合。治骨折后期。

【制用法】 水煎服。

狗皮膏(成药)

【组成】 (略)

【功效与适应证】 散寒止痛,舒筋活络。治跌打损伤及风寒湿痹痛。

【制用法】 烘热外敷患处。

宝珍膏(成药)

【组成】 生地 1 份 茅术 1 份 枳壳 1 份 五加皮 1 份 莪术 1 份 桃仁 1 份 山柰 1 份 当归 1 份 川乌 1 份 陈皮 1 份 乌药 1 份 三棱 1 份 大黄 1 份 首乌 1 份 草乌 1 份 柴胡 1 份 香附 1 份 防风 1 份 牙皂 1 份 肉桂 1 份 羌活 1 份 赤芍 1 份 南星 1 份 荆芥 1 份 白芷 1 份 藁本 1 份 续断 1 份 良姜 1 份 独活 1 份 麻黄 1 份 甘松 1 份 连翘 1 份 冰片 1 份 樟脑 1 份 乳香 1 份 没药 1 份 阿魏 1 份 细辛 1 份 刘寄奴 1 份 威灵仙 1 份 海风藤 1 份 小茴香 1 份 川芎 2 份 血余炭 7 份 麝香 2/3 份 木香 2/3 份 附子 2/3 份 东丹 30 份

【功效与适应证】 行气活血,祛风止痛。治风湿关节痛及跌打损伤疼痛。

【制用法】 制成药膏贴患处。近年来药厂制成粘胶布膏药,名为伤湿宝珍膏,使用更方便。

定痛膏(《疡医准绳》)

【组成】 芙蓉叶 4 份 紫荆皮 1 份 独活 1 份 生南星 1 份 白芷 1 份

【功效与适应证】 祛风消肿止痛。治跌打损伤肿痛。

【制用法】 共研细末。用姜汁、水、酒调热敷;或用凡士林调成软膏外敷。

定痛和血汤(《伤科补要》)

【组成】 桃仁 红花 乳香 没药 当归 秦艽 川断 蒲黄 五灵脂

【功效与适应证】 活血定痛。用于各部损伤,瘀血疼痛。

【制用法】 水、酒各半,煎服。

参附汤(《世医得效方》)

【组成】 人参 12g 附子(炮去皮)10g

【功效与适应证】 回阳救逆。治伤患阳气将脱,表现为休克,四肢厥冷,气短呃逆,喘满汗出,脉微细者。

【制用法】 水煎服。

参苓白术散(《太平惠民和剂局方》)

【组成】 白扁豆 12g 党参 12g 白术 12g 茯苓 12g 炙甘草 6g 怀山药 12g 莲子肉 10g 薏苡仁 10g 桔梗 6g 砂仁 5g 大枣 4 枚

【功效与适应证】 补气、健脾、渗湿。治疮疡及损伤后期,气血受损,脾失健运者。

【制用法】 水煎服。可制成散剂服,其中大枣煎汤送散服。

九 画

荆防败毒散(《医宗金鉴》)

【组成】 荆芥 10g 防风 6g 柴胡 10g 茯苓 10g 桔梗 10g 川芎 6g 羌活 6g 独活 6g 枳壳 5g 甘草 5g

【功效与适应证】 疏风解表止痒。治风寒型的伤患病灶的皮肉瘙痒。

【制用法】 水煎服。

茴香酒(《中医伤科学讲义》经验方)

【组成】 茴香 15g 丁香 10g 樟脑 15g 红花 10g 白干酒 300g

【功效与适应证】 活血行气止痛。治扭挫伤肿痛。

【制用法】 把药浸泡在酒中,1 周以后,去渣取酒。即可外涂患处,亦可在施行理伤手法时配合使用。

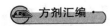

骨刺丸(《外伤科学》经验方)

【组成】 制川乌1份 制草乌1份 细辛1份 白芷1份 当归1份 草薢2份 红花2份 蜜糖适量。

【功效与适应证】 祛风散寒,活血止痛。治损伤后期及骨刺所致的疼痛,或风寒湿痹痛。

【制用法】 共为细末,炼蜜为丸。每丸10g,每次服1~2丸,日2~3次。

骨科外洗一方(《外伤科学》经验方)

【组成】 宽筋藤30g 钩藤30g 金银花藤30g 王不留行30g 刘寄奴15g 防风15g 大黄15g 荆芥10g

【功效与适应证】 活血通络,舒筋止痛。治损伤后筋肉拘挛,关节功能欠佳,疼痛麻木,或外感风湿作痛等。用于骨折及软组织损伤中后期,或骨科手术后解除外固定功能锻炼者。

【制用法】 水煎熏洗。

骨科外洗二方(《外伤科学》经验方)

【组成】 桂枝15g 威灵仙15g 防风15g 五加皮15g 细辛10g 荆芥10g 没药10g

【功能与适应证】 活血通络,祛风止痛。治损伤后期肢体冷痛,关节不利及风寒湿邪侵注,局部遇冷则痛增,得温稍适的痹证。

【制用法】 煎水熏洗,肢体可直接浸泡,躯干可用毛巾湿热敷擦。但注意防止水温过高引起烫伤。

复元活血汤(《医学发明》)

【组成】 柴胡15g 天花粉10g 当归尾10g 红花6g 穿山甲10g 酒浸大黄30g 酒浸桃仁12g

【功效与适应证】 活血祛瘀止痛。治跌打损伤,血停积于胁下,肿痛不可忍者。

【制用法】 水煎,分2次服,如第1次服完后,泻下大便,得利痛减,则停服;如6个小时之后,仍无泻下者,则服下第2次,以利为度。

复原通气散(《正体类要》)

【组成】 木香 小茴香(炒)青皮 穿山甲(炙) 陈皮 白芷 甘草 漏芦 贝母各等份

【功效与适应证】 理气止痛。治打仆损伤,气滞作痛。

【制用法】 研末为散,每次服3~6g,温酒调下。

独参汤(《景岳全书》)

【组成】 人参10~20g

【功效与适应证】 补气、摄血、固脱。治失血后气血虚衰,虚烦作渴,气随血脱之危症。

【制用法】 水炖服。近年来亦有制成注射剂用者。

独活寄生汤(《备急千金要方》)

【组成】 独活6g 防风6g 川芎6g 牛膝6g 桑寄生18g 秦艽12g 杜仲12g 当归12g 茯苓12g 党参12g 熟地黄15g 白芍10g 细辛3g 甘草3g 肉桂2g(焗冲)

【功效与适应证】 益肝肾,补气血,祛风湿,止痹痛。治腰脊损伤后期,肝肾两亏,风湿痛及腿足屈伸不利者。

【制用法】 水煎服。可复煎外洗患处。

养心汤(《证治准绳》)

【组成】 黄芪15g 党参10g 茯神10g 当归10g 川芎5g 柏子仁10g 远志10g 酸枣仁10g 五味子5g 茯苓10g 肉桂6g 半夏曲10g 甘草5g

【功效与适应证】 补益气血,养心宁神。治损伤后期,心虚血少,神心不宁,怔忡惊悸

【制用法】 水煎服。

活血汤(经验方)

【组成】 柴胡6g 当归尾9g 赤芍9g 桃仁9g 鸡血藤15g 枳壳9g 红花5g 血竭5g(本方从复元活血汤变化而成)

【功效与适应证】 活血祛瘀,消肿止痛。用于骨折早期。

【制用法】 水煎服。

活血酒(《中医正骨经验概述》)

【组成】 活血散 15g 白酒 500g

【功效与适应证】 通经活血。用于陈旧性扭挫伤。寒湿偏盛之腰腿痛。

【制用法】 将活血散泡入白酒中,7～10 天即成。

活血散(《中医正骨经验概述》)

【组成】 乳香 15g 没药 15g 血竭 15g 贝母 9g 羌活 15g 木香 6g 厚朴 9g 制川乌 3g 制草乌 3g 白芷 24g 麝香 15g 紫荆皮 24g 生香附 15g 炒小茴香 9g 甲珠 15g 煅自然铜 15g 独活 15g 续断 15g 虎骨 * 15g 川芎 15g 木瓜 15g 肉桂 9g 当归 24g

【功效与适应证】 活血舒筋,理气止痛,治跌打损伤,瘀肿疼痛,或久伤不愈。

【制用法】 共研细末,开水调成糊状外敷患处。

 * 虎骨:方中虎骨现用狗骨代。

活血膏(散)(《陈修园医书四十八种》)

【组成】 白陶土 200 份 黄柏 10 份 栀子 10 份 樟脑 1 份 薄荷 1 份 蜜糖适量

【功效与适应证】 散瘀活血,消肿止痛。治跌扑损伤,瘀血作痛。

【制用法】 共为细末,水蜜各半调制成膏。外敷。

活络油膏(《中医伤科学讲义》)经验方)

【组成】 红花 60g 没药 60g 白芷 60g 当归 240g 白附子 30g 钩藤 120g 紫草 60g 栀子 60g 黄药子 30g 甘草 60g 刘寄奴 60g 丹皮 60g 梅片 60g 生地黄 240g 制乳香 60g 露蜂房 60g 大黄 120g 白药子 30g

【功效与适应证】 活血通络。用于损伤后期软组织硬化或粘连。

【制用法】 上药置大铁锅内,再放入麻油 4500g,用文火将药炸透存性,过滤去渣。再入锅内武火烧熬,放黄蜡 1500g、梅片 60g,用木棍调和装盒。用手指蘸药擦患处。

活血止痛汤(《伤科大成》)

【组成】 当归 12g 川芎 6g 乳香 6g 苏木 5g 红花 5g 没药 6g 土鳖虫 3g 三七 3g 赤芍 9g 陈皮 5g 落得打 6g 紫荆藤 9g

【功效与适应证】 活血止痛。治跌打损伤肿痛。

【制用法】 水煎服。目前临床上常去紫荆藤。

活血祛瘀汤(经验方)

【组成】 当归 15g 红花 6g 土鳖虫 9g 自然铜 9g 狗脊 9g 骨碎补 15g 没药 6g 乳香 6g 三七 3g 路路通 6g 桃仁 9g

【功效与适应证】 活血化瘀,通络消肿,续筋接骨。用于骨折及软组织损伤的初期。

【制用法】 水煎服,日 1 剂。

活血舒肝汤(河南正骨研究所郭氏验方)

【组成】 当归 12g 柴胡 10g 赤芍 10g 黄芩 6g 桃仁 5g 红花 3g 枳壳 10g 槟榔 10g 陈皮 5g 大黄(后下)10g 厚朴 6g 甘草 3g

【功效与适应证】 破血逐瘀,行气止痛。治伤后瘀血初起。

【制用法】 水煎服。

宣痹汤(《温病条辨》)

【组成】 防己 15g 杏仁 15g 滑石 15g 连翘 9g 栀子 9g 薏苡仁 15g 半夏(醋炒)9g 晚蚕砂 9g 赤小豆 9g

【功效与适应证】 清利湿热,宣通经络。治湿热痹证,症见寒战热炽,骨节烦痛,小便短赤,舌苔灰滞或黄腻。

【制用法】 水煎服。

逐瘀护心散(河南正骨研究所郭氏验方)

【组成】 朱砂 5 份 琥珀 5 份 麝香 1 份 乳香(去油)5 份 没药(去油)5 份 三七 5 份

【功效与适应证】　逐瘀通窍,醒脑宁神。治疗或预防瘀血攻心,昏迷不省人事之症。

【制用法】　共研细末,每服 3g,日服 3 次,黄酒冲服。

十　画

桂麝散(《药蔹启秘》)

【组成】　麻黄 15g　细辛 15g　肉桂 30g　牙皂 10g　半夏 25g　丁香 30g　生南星 25g　麝香 7.8g　冰片 1.2g

【功效与适应证】　温化痰湿,消肿止痛。治疮疡阴证未溃者。

【制用法】　共研细末,挤膏药上,贴患处。

桃花散(《外科正宗》)

【组成】　白石灰 6 份　大黄 1 份

【功效与适应证】　止血。治创伤出血。

【制用法】　先将大黄煎汁,泼入白石灰内,为末,再炒,以石灰变成红色为度,将石灰过筛备用。用时掺撒于患处,纱布紧扎。

桃仁四物汤(《中国医学大辞典》)

【组成】　桃仁 25 粒　川芎 3g　制香附 3g　当归 3g　赤芍 3g　生地 2g　红花 2g　牡丹皮 5g　延胡索 5g

【功效与适应证】　通经活血,行气止痛。用于骨伤气滞血瘀而肿痛者。

【制用法】　水煎服。

桃仁四物汤(又名元戎四物《医宗金鉴》)

【组成】　当归　川芎　白芍　生地黄　桃仁　红花

【功效与适应证】　活血祛瘀。用于损伤血瘀。

【制用法】　水煎服。

桃核承气汤(《伤寒论》)

【组成】　桃仁 10g　大黄(后下)12g　桂枝 6g　甘草 6g　芒硝(冲服)6g

【功效与适应证】　攻下逐瘀。治跌打损伤,瘀血停滞,或下腹蓄瘀,疼痛拒按,瘀热发狂等症。

【制用法】　水煎服。

柴胡疏肝散(《景岳全书》)

【组成】　柴胡　芍药　枳壳　甘草　川芎　香附

【功效与适应证】　疏肝理气止痛。治胸胁损伤。

【制用法】　按病情拟定药量,并酌情加减

逍遥散(《太平惠民和剂局方》)

【组成】　柴胡 30g　当归 30g　白芍 30g　白术 30g　茯苓 30g　甘草 15g

【功效与适应证】　疏肝解郁,健脾益血。用于伤后肝气郁结,肝气犯胃,胸胁胀痛,头痛目眩,口燥咽干,神疲食少,或寒热往来。

【制用法】　共研细末,每服 6~9g,生姜、薄荷少许煎汤冲服,每日 3 次。亦可水煎服,用量按原方比例酌减。

透脓散(《外科正宗》)

【组成】　生黄芪 12g　穿山甲(炒)6g　川芎 6g　当归 9g　皂角刺 5g

【功效与适应证】　托毒排脓。治痈疽诸毒,脓肿已成,不易外溃,或因气血虚弱不能化毒成脓者。

【制用法】　共为末,开水冲服。亦可水煎服。

健步虎潜丸(《伤科补要》)

【组成】　龟胶 2 份　鹿角胶 2 份　虎胫骨 * 2 份　何首乌 2 份　川牛膝 2 份　杜仲 2 份　锁阳 2 份　当归 2 份　熟地黄 2 份　威灵仙 2 份　黄柏 1 份　大川附子 1 份半　蜜糖适量

【功效与适应证】　补气血,壮筋骨。治跌打损伤,血虚气弱,筋骨疲软无力,步履艰难。

【制用法】　共为细末,炼蜜为丸如绿豆大,每服 10g,空腹淡盐水送下,每日 2~3 次。

＊虎胫骨:方中虎胫骨现用狗骨代。

健脾养胃汤(《伤科补要》)

【组成】 党参 白术 黄芪 当归身 白芍 陈皮 小茴香 山药 茯苓 泽泻

【功效与适应证】 为调理脾胃之剂。

【制用法】 煎汤内服。

凉血地黄汤(《医宗金鉴》)

【组成】 生地10g 当归5g 玄参3g 黄连5g 黄芩7g 炒栀子3g 甘草3g

【功效与适应证】 凉血止血。治跌打损伤,血热妄行,或体内出血不止。

【制用法】 水煎服。

益气养荣汤(《证治准绳》)

【组成】 人参3g 茯苓3g 陈皮3g 贝母3g 香附3g 当归(酒拌)3g 川芎3g 黄芪(盐水炒)3g 熟地黄3g 白芍3g 炙甘草2g 桔梗2g 炒白术6g 柴胡2g

【功效与适应证】 补益气血。治损伤或骨疾病耗伤气血以至气血衰弱,正不胜邪者。

【制用法】 水煎服。

消肿止痛膏(《外伤科学》经验方)

【组成】 姜黄 羌活 栀子 干姜 乳香 没药

【功效与适应证】 祛瘀消肿止痛。治疗损伤初期瘀肿疼痛者。

【制用法】 共为细末,用凡士林调成软膏敷患处。

消瘀止痛膏(《中医伤科学讲义》经验方)

【组成】 木瓜60g 栀子30g 大黄15g 蒲公英60g 土鳖虫30g 乳香30g 没药30g

【功效与适应证】 活血化瘀,消肿止痛。治疗损伤初期肿胀疼痛剧烈者。

【制用法】 共为细末,用饴糖或凡士林调成软膏敷患处。

海桐皮汤(《医宗金鉴》)

【组成】 海桐皮6g 透骨草6g 乳香6g 没药6g 当归5g 川椒10g 川芎3g 红花3g 威灵仙3g 甘草3g 防风3g 白芷2g

【功效与适应证】 活络止痛。治跌打损伤疼痛。

【制用法】 共为细末,布袋装,煎水熏洗患处。亦可内服。

宽筋散(《伤科补要》)

【组成】 羌活2份 续断2份 防风2份 白芍2份 桂枝1份 甘草1份 当归4份

【功效与适应证】 宽筋止痛。治损伤后期,筋肉急痛。

【制用法】 共为末,每服30g陈酒送下,每日3次。

调经散(《证治准绳》)

【组成】 当归10g 川芎5g 白芍10g 陈皮5g 青皮5g 熟地10g 黄芪10g 乳香6g 乌药6g 小茴香3g

【功效与适应证】 和血调气,通经散痛。治跌打损伤,气滞络脉,关节不利而疼痛者。

【制用法】 水煎服。

调中益气汤(《脾胃论》)

【组成】 黄芪15g 党参12g 白术12g 当归10g 柴胡5g 五味子5g 白芍10g 升麻5g 陈皮3g 炙甘草5g

【功效与适应证】 调中益气。治跌打损伤后期,阳气不足所致的骨节烦疼,体重嗜睡,饮食无味,胸满气短,心烦耳鸣,目热溺赤等症。

【制用法】 水煎服。

通关散(《伤科补要》)

【组成】 牙皂25份 白芷15份 细辛15份 冰片1份 麝香1份 蟾酥2份半

【功效与适应证】 通窍。用治脑震荡晕厥。

【制用法】 共为极细末。把药末吹入病者鼻中取嚏令醒。

通痹汤(《痹证治验》)

【组成】 当归 丹参 鸡血藤 海风藤 透骨草 独活 钻地风 香附

【功效与适应证】 活血祛风,通络止痛。用于各种痹证。

【制用法】 按病情决定剂量,水煎服。

通窍活血汤(《医林改错》)

【组成】 赤芍 3g 川芎 3g 红花 9g 桃仁(研如泥)9g 鲜生姜(切)9g 老葱 3 根(切碎) 红枣(去核)7 个 麝香(冲服)0.15g

【功效与适应证】 活血通窍。用于头面部等上部出血,或颅脑损伤瘀血,或头部损伤后头昏、头痛,或脑震荡等。

【制用法】 将前 7 味加入黄酒 250g 煎一盅,去渣,将麝香入酒内,再煎二沸,临卧服。

十 一 画

理气止痛汤(经验方)

【组成】 丹参 9g 广木香 3g 青皮 6g 炙乳香 5g 枳壳 6g 制香附 9g 川楝子 9g 延胡索 5g 软柴胡 6g 路路通 6g 没药 5g

【功效与适应证】 活血和营,理气止痛。用于气分受伤,郁滞作痛诸症。

【制用法】 水煎服。

接骨丹

【组成】

1.(又名十宝散,《证治全生集》)真血竭 4.8g 明雄黄 12g 上红花 12g 净儿茶 0.72g 朱砂 3.6g 乳香 3.6g 当归尾 30g 净没药 4.2g 麝香 0.09g 冰片 0.36g

2.(又名夺命接骨丹,《中医伤科学讲义》经验方)当归尾 12g 乳香 30g 没药 30g 自然铜 30g 骨碎补 30g 桃仁 30g 大黄 30g 雄黄 30g 白及 30g 血竭 15g 土鳖虫 15g 三七 15g 红花 15g 儿茶 15g 麝香 15g 朱砂 6g 冰片 6g

【功效与适应证】 活血止痛接骨。用于跌打损伤,筋断骨折。

【制用法】 共为细末。每服 2~3g,每日服 2 次。

接骨膏(《外伤科学》经验方)

【组成】 五加皮 2 份 地龙 2 份 乳香 1 份 没药 1 份 土鳖 1 份 骨碎补 1 份 白及 1 份 蜂蜜适量

【功效与适应证】 接骨、活血、止血。治骨折损伤,瘀肿疼痛。

【制用法】 共为细末,蜂蜜或白酒调成厚糊状敷。亦可用凡士林调成膏外敷。

接骨紫金丹(《杂病源流犀烛》)

【组成】 土鳖虫 乳香 没药 自然铜 骨碎补 大黄 血竭 硼砂 当归各等量

【功效与适应证】 祛瘀、续骨、止痛。治损伤骨折,瘀血内停者。

【制用法】 共研细末。每服 3~6g,开水或少量酒送服。

接骨续筋药膏(《中医伤科学讲义》经验方)

【组成】 自然铜 3 份 荆芥 3 份 五加皮 3 份 皂角 3 份 续断 3 份 羌活 3 份 茜草根 3 份 乳香 3 份 没药 2 份 骨碎补 2 份 接骨木 2 份 红花 2 份 赤芍 2 份 土鳖虫 2 份 白及 4 份 血竭 4 份 硼砂 4 份 螃蟹末 4 份 饴糖或蜂蜜适量

【功效与适应证】 接骨续筋。治骨折、筋伤。

【制用法】 共为细末,饴糖或蜂蜜调外敷。

黄连解毒汤(《外台秘要》引崔氏方)

【组成】 黄芩 黄连 黄柏 栀子

【功效与适应证】 泻火解毒。治创伤感染,附骨痈疽等。

【制用法】 按病情拟定药量,水煎,一日分 2~3 次服。

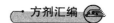

麻桂温经汤(《外科补要》)

【组成】 麻黄 桂枝 红花 白术 细辛 桃仁 赤芍 甘草

【功效与适应证】 通经活络祛瘀。治损伤之后感受风寒而痹痛。

【制用法】 按病情决定剂量,水煎服。

羚羊钩藤汤(《通俗伤寒论》)

【组成】 羚羊角(先煎)1~4g 钩藤(后下)10g 桑叶6g 川贝母12g 竹茹15g 生地黄15g 菊花10g 茯神木10g 甘草3g

【功效与适应证】 平肝息风,清热止痉。治感染或头部内伤而高热动风,烦闷躁扰,手足抽搐,甚或神昏痉厥等症。

【制用法】 水煎服。

清心药(《证治准绳》)

【组成】 当归 牡丹皮 川芎 赤芍 生地黄 黄芩 黄连 连翘 栀子 桃仁 甘草

【功效与适应证】 祛瘀消肿,清热解毒。用于开放性骨折、脱位及软组织损伤。

【制用法】 水煎服。

清痹汤(《痹证治验》)

【组成】 忍冬藤 败酱草 络石藤 青风藤 土茯苓 老鹳草 丹参 香附

【功效与适应证】 清热解毒,通络治痹。用于各种痹证。

【制用法】 按病情酌量,水煎服。

清上瘀血汤(《医宗金鉴》)

【组成】 羌活15g 连翘20g 桔梗15g 枳壳15g 赤芍15g 当归20g 栀子15g 黄芩15g 生地15g

【功效与适应证】 活血祛瘀,祛风解毒。治膈上损伤后,吐血、咯血、痰中带血。

【制用法】 水煎服。

清热镇痿汤(《常见病的中医治疗研究》)

【组成】 葛根 生石膏 忍冬藤 金银花 赤芍 秦艽 菊花 蝉蜕 钩藤 山药 防风 橘络 丝瓜络 白僵蚕 全蝎 蜈蚣

【功效与适应证】 清热解毒,通络镇痿。适用于脊髓灰质炎急性期。

【制用法】 水煎服。

清瘟败毒饮(《疫疹一得》)

【组成】 生石膏(先煎)30g 知母10g 甘草9g 生地黄25g 黄连6g 栀子6g 桔梗6g 黄芩10g 玄参10g 连翘12g 丹皮6g 淡竹叶12g 犀角*(锉末冲)0.6g

【功效与适应证】 清热解毒,凉血止血。治疗疔疮走黄,痈毒内陷,阳毒炽盛,症见寒战壮热,烦躁口渴,昏狂谵语,或吐血、衄血、皮肤发斑。

【制用法】 水煎服,日1~2剂。

 *犀角:方中犀角现用水牛角代。

续骨活血汤(《中医伤科学讲义》经验方)

【组成】 当归尾12g 赤芍10g 白芍10g 生地黄15g 红花6g 土鳖虫6g 骨碎补12g 煅自然铜10g 续断12g 落得打10g 乳香6g 没药6g

【功效与适应证】 祛瘀止血,活血续骨。治骨折与软组织损伤。

【制用法】 水煎服。

续断紫金丹(《中医伤科学讲义》经验方)

【组成】 酒炒当归4份 熟地8份 酒炒菟丝子3份 骨碎补3份 续断4份 制首乌4份 茯苓4份 白术2份 牡丹皮2份 血竭2份 怀牛膝5份 红花1份 乳香1份 没药1份 虎胫骨*1份 儿茶2份 鹿角霜4份 煅自然铜2份

【功效与适应证】 活血止痛,续筋接骨。治筋伤骨折。

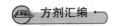

【制用法】 共为细末,每次服 3 ~ 5g,每日 2 ~ 3 次。

* 虎胫骨:方中虎胫骨现用狗骨代。

十 二 画

象皮膏(《伤科补要》)

【组成】

第1组:大黄 10 份　川芎 5 份　当归 5 份　生地 5 份　红花 1 份半　川连 1 份半　甘草 2 份半　荆芥 1 份半　肉桂 1 份半　麻油 85 份

第2组:黄占 25 份　白占 25 份

第3组:象皮 2 份半　血竭 2 份半　乳香 2 份半　没药 2 份半　珍珠 1 份　人参 1 份　冰片半份　土鳖虫 5 份　白及 1 份半　龙骨 1 份半　海螵蛸 1 份半　百草霜适量

【功效与适应证】 活血生肌,接筋续损。治开放性损伤及各种溃疡腐肉已去,且已控制感染无明显脓性分泌物,期待其生长进而愈合者。

【制用法】 第一组药,用麻油熬煎至枯色,去渣取油。入第二组药,炼制成膏。第三组药分别为细末,除百草霜外,混合后加入膏内搅拌,以百草霜调节稠度,装瓶备用。用时直接摊在敷料上外敷。近年来,有把药物分别为末后混合,用凡士林调,制成象皮膏细纱,外敷用。

散瘀和伤汤(《医宗金鉴》)

【组成】 番木鳖 15g　红花 15g　生半夏 15g　骨碎补 9g　甘草 9g　葱须 30g　醋(后下)60g

【功效与适应证】 活血祛瘀止痛。治软组织损伤瘀肿疼痛及骨折、关节脱位后期筋络挛痛。

【制用法】 用水煎药,沸后,入醋再煎 5 ~ 10 分钟,熏洗患处,每日 3 ~ 4 次,每次熏洗都把药液煎沸后用。

葛根汤(《伤寒论》)

【组成】 葛根 15g　麻黄 8g　桂枝 15g　白芍 15g　甘草 5g　生姜 3 片　大枣 3 枚。

【功效与适应证】 解肌散寒。治头部扭伤兼有风寒乘袭者。

【制用法】 水煎服。煎渣湿热敷颈部。

跌打丸(原名军中跌打丸,《全国中医成药处方集》济南地区经验方)

【组成】 当归 1 份　土鳖虫 1 份　川芎 1 份　血竭 1 份　没药 1 份　麻黄 2 份　自然铜 2 份　乳香 2 份

【功效与适应证】 活血破瘀,接骨续筋。治跌打损伤,筋断骨折,瘀血攻心等症。

【制用法】 共为细末。蜜丸,每丸 5g,每服 1 ~ 2 丸,每日 1 ~ 2 次。

舒筋汤

【组成】

1.(《外伤科学》经验方)当归 10g　白芍 10g　姜黄 6g　宽筋藤 15g　松节 6g　海桐皮 12g　羌活 10g　防风 10g　续断 10g　甘草 6g

2.(经验方)当归 12g　陈皮 9g　羌活 9g　骨碎补 9g　伸筋草 15g　五加皮 9g　桑寄生 15g　木瓜 9g

【功效与适应证】 祛风舒筋活络。治骨折及关节脱位后期,或软组织病变所致的筋络挛痛。

【制用法】 水煎服。

舒筋药水(又名伤筋药水,经验方)

【组成】 生草乌　生川乌　羌活　独活　生半夏　生栀子　生大黄　生木瓜　路路通各 120g　生蒲黄　樟脑　苏木各 90g　赤芍　红花　生南星各 60g　白酒 10kg　米醋 2500g

【功效与适应证】 舒筋活络。治筋络挛痛,筋骨酸软麻木。

【制用法】 药在酒醋中浸泡 7 天,密封盖闭,装入瓶中备用。患处热敷或熏洗后,用棉花蘸本品在患处轻擦,日擦 3 ~ 5 次。

舒肠散滞汤(《内伤证治》经验方)

【组成】 归尾 6g　制南星 6g　枳壳 10g　半夏 6g　薏苡仁 10g　没药 6g　红花 6g　川芎 10g　菖蒲 10g　草果仁 6g　砂仁 5g　广木香 5g　厚朴 15g　丁香 3g　陈皮 6g　羌活 10g　防风 6g

【功效与适应证】 行气活血,散滞舒肠。治跌打损伤而伤后吐粪者。

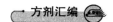

【制用法】 水煎服。

舒筋止痛水(《林如高正骨经验》)

【组成】 三七粉 18g 三棱 18g 红花 30g 生草乌 12g 生川乌 12g 当归尾 18g 樟脑 30g 五加皮 12g 木瓜 12g 怀牛膝 12g 70%酒精 1500ml 或高粱酒 1000ml

【功效与适应证】 舒筋活血止痛。用于跌打损伤局部肿痛者。

【制用法】 密封浸泡 1 个月后备用。将药水涂擦患处,每日 2～3 次。

舒筋活血汤(《伤科补要》)

【组成】 羌活 6g 防风 9g 荆芥 6g 独活 9g 当归 12g 续断 12g 青皮 5g 牛膝 9g 五加皮 9g 杜仲 9g 红花 6g 枳壳 6g

【功效与适应证】 舒筋活络。治软组织损伤及骨折脱位后期筋肉挛痛者。

【制用法】 水煎服。

舒筋活络丸(成药)

【组成】 沉香 20 份 虎骨 * 20 份 龟甲 20 份 麝香 20 份 蔻仁 20 份 麻黄 20 份 黄连 40 份 白芷 40 份 细辛 40 份 玄参 40 份 白术 40 份 香附 40 份 骨碎补 40 份 何首乌 40 份 地龙 40 份 干姜 40 份 威灵仙 40 份 白花蛇舌草 40 份 天竺黄 40 份 羌活 40 份 防风 40 份 藿香 40 份 白芍 40 份 赤芍 40 份 甘草 40 份 大枣 40 份 僵蚕 40 份 茯苓 40 份 天麻 40 份 乌梢蛇 40 份 熟地 80 份 肉桂 10 份 没药 4 份 乳香 4 份 血竭 2 份 丁香 4 份 朱砂 8 份 冰片 2 份 牛黄 2 份 蜂蜜适量

【功效与适应证】 祛风止痛。治筋络伤后风寒湿邪侵注而挛痛者。

【制用法】 共为细末,炼蜜为丸,每丸 5g。每服 1～2 丸,日服 2～3 次

＊虎骨:方中虎骨现用狗骨代。

舒筋活络膏(《中医伤科学讲义》经验方)

【组成】 赤芍 1 份 红花 1 份 南星 1 份 生蒲黄 1 份半 旋覆花 1 份半 苏木 1 份半 生草乌 2 份 生川乌 2 份 羌活 2 份 独活 2 份 生半夏 2 份 生栀子 2 份 生大黄 2 份 生木瓜 2 份 路路通 2 份 饴糖或蜂蜜适量

【功效与适应证】 活血止痛。治跌打损伤肿痛。

【制用法】 共为细末。饴糖或蜂蜜调敷,凡士林调敷亦可。

舒筋活血洗方(《中医伤科学讲义》经验方)

【组成】 伸筋草 9g 海桐皮 9g 秦艽 9g 独活 9g 当归 9g 钩藤 9g 乳香 6g 没药 6g 川红花 6g

【功效与适应证】 舒筋活血止痛。治损伤后筋络挛痛。

【制用法】 水煎,温洗患处。

温经通络膏(《中医伤科学讲义》经验方)

【组成】 乳香 没药 麻黄 马钱子各等量 饴糖或蜂蜜适量

【功效与适应证】 祛风止痛。治骨关节、软组织损伤肿痛,或风寒湿侵注,局部痹痛者。

【制用法】 共为细末,饴糖或蜂蜜调成软膏或凡士林调成膏外敷患处。

犀角地黄汤 ＊ ＊(《备急千金要方》)

【组成】 生地黄 30g 赤芍 12g 牡丹皮 9g 犀角 ＊(锉细末冲)0.6g

【功效与适应证】 清热凉血解毒。治热入血分,疮疡热毒内攻,表现吐血、衄血、便血,皮肤瘀斑;高热神昏谵语,烦躁等症。

【制用法】 水煎服。生地黄先煎,犀角末冲服,或研汁和服。

＊ ＊犀角地黄汤:现称清热地黄汤。＊犀角:方中犀角现用水牛角代。

膈下逐瘀汤(《医林改错》)

【组成】 当归 9g 川芎 6g 赤芍 9g 桃仁 9g 红花 6g 枳壳 5g 丹皮 9g 香附 9g 延胡索 12g 乌药 9g 五灵脂 9g 甘草 5g

【功效与适应证】 活血祛瘀。治腹部损伤,蓄瘀疼痛。

【制用法】 水煎服。

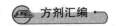

十 三 画

腰伤二方(《外伤科学》经验方)

【组成】 钩藤12g 续断12g 杜仲12g 熟地黄12g 当归12g 独活10g 牛膝10g 威灵仙10g 白芍5g 炙甘草6g 桑寄生30g

【功效与适应证】 补养肝肾，舒筋活络。治腰部损伤中、后期，腰部酸痛者。

【制用法】 水煎服。药渣可再煎水熏洗，湿热敷腰部，敷完后可做适当的自主腰部练功活动。

十四画以上

增生汤(《林如高正骨经验》)

【组成】 泽兰6g 莪术6g 木瓜6g 川芎6g 当归9g 穿山甲9g 萆薢6g 甘草3g 鹿衔草9g 续断9g 制草乌3g 制川乌3g 怀牛膝9g 白花蛇1条 红花6g

【功效与适应证】 散瘀、通经、止痛。主治骨质增生疼痛。

【制用法】 水煎服。

增液汤(《温病条辨》)

【组成】 玄参30g 麦冬25g 生地黄25g

【功效与适应证】 增液润燥。骨伤病而津液耗损，口干咽燥，大便秘结，或习惯性肠燥便秘。

【制用法】 水煎服。

薏苡仁汤(《类证治裁》)

【组成】 薏苡仁15g 川芎6g 当归9g 麻黄6g 桂枝9g 羌活10g 独活10g 防风9g 川乌(制)6g 苍术10g 甘草6g 生姜3片

【功效与适应证】 祛湿通络，祛风散寒。治风寒湿邪留滞经络，以湿邪偏盛者。

【制用法】 水煎服。

橘核荔枝汤(经验方)

【组成】 橘核5g 川楝子5g 荔枝核5g 赤芍9g 木香3g 乳香3g 没药3g 大茴香3g 小茴香3g 白芍9g 当归9g 桂圆核9g

【功效与适应证】 疏肝行气止痛。治肝经气伤作痛者，如睾丸挫伤，少腹挫伤胀痛者。

【制用法】 水煎服。

蠲痹汤(《百一选方》)

【组成】 羌活6g 姜黄6g 当归12g 赤芍9g 黄芪12g 防风6g 炙甘草3g 生姜5片

【功效与适应证】 行气活血，祛风除湿。治损伤后风寒乘虚入络者。

【制用法】 水煎服。

《中医骨病》教学大纲

（供中医骨伤专业用）

一、课程任务

《中医骨病》是中医骨伤专业中，一门较为重要的临床技能课之一，是为中医骨伤类专业，尤其是中医骨伤科专业的培养目标服务的。根据中医学面向农村基层、城镇社区培养掌握中医实用技术的高级专门人才的专业培养目标，《中医骨病》的教学目标：运用中医骨伤科的基本知识和诊疗技术为主要手段诊治中医骨伤科范围内的常见病、多发病；同时，熟悉中医骨病临床实践中所必需的相关西医学知识和技术。编写的内容力求体现实用性、技能性和先进性，突出《中医骨病》的特色和临床优势。

本门教材主要供三年制中医骨伤科专业专科教学使用，同时也作为五年制中医骨伤专业专科教材，编写内容中应予考虑。各专业的教学目标和要求将在制订"教学大纲"时予以区分，以实施"一书多纲"。

二、课程目标

本大纲适用于中医骨伤专业专科教学的使用，依据专科层次中医学类专业"为农村基层、城镇社区培养德才兼备的高素质技能型中医专门人才"的培养目标，本课程的教学目标是：通过课堂理论与实践教学，使本专业学生掌握适应基层临床岗位需要的中医骨病的基础理论、基本知识和基本技能，具有运用相关理论知识和临床技能，诊疗中医骨病范围内常见病、多发病的能力；并熟悉西医学骨病的相关知识和技术，能初步运用用于临床实践。具体的知识、能力、素质目标分述如下：

【知识教学目标】

1. 掌握本课程中"骨关节先天性畸形、骨痈疽、骨痨、骨关节痹证、痿证、筋挛、骨关节退行性疾病、代谢性骨疾病、骨肿瘤"等章节的基本理论知识和技术，重点掌握各章节常见疾病的病因病机、诊断、鉴别诊断和治疗。

2. 熟悉各类常见疾病的宜忌，以及本课程中相关的西医学骨病学知识与技术。

3. 了解本学科当前新技术和新观点。

【职业技能目标】

具有《中医骨病》和西医学骨病学相关知识和技术的运用能力，具有对本课程中常见疾病的中医内外诊治能力；对本课程中涉及的需要掌握的实用技术，如矫形石膏固定、脓肿切开术、肿瘤切取、切除术、无菌术等，能在老师的指导和辅助下完成操作；具有一定的就业、创业能力和继续学习的能力。

【素质和态度目标】

1. 专业思想巩固，热爱中医事业。

2. 具有严谨求实的科学态度、忠诚于医学事业的工作作风、崇尚救死扶伤的人道主义精神和热忱服务病人的职业风尚。

3. 具有认真求实、勤奋好学、刻苦钻研、勇于实践、善于自学的优秀品质。

三、教学内容和要求

第一章 总 论

【知识教学目标】

1. 掌握中医骨病学病因病机、四诊、关节检查方法，肌力、神经检查的内容；掌握消、托、舒、补四个内治总则；掌握敷贴法、涂擦法、熏洗法及其常用药物。

2. 熟悉中医骨病学的范围和分类、熟悉外治法中的按摩推拿、针灸治疗、物理疗法、练功疗法等。

3. 了解中医骨病学发展概况和中医骨病的手术治疗方法。

【能力培养目标】

1. 具有对中医骨病学常见疾病的诊断和有效治疗的能力。

2. 熟练操作外治法中的敷贴法、涂擦法、熏洗法和外治法中的按摩推拿、针灸治疗、物理疗法、练功疗法等。

【教学内容】

第一节　中医骨病学发展概况

以有代表性的名医名著为主线，按朝代先后简要介绍各类中医骨病的发展简史，西医学骨病的定义。

第二节　中医骨病分类

1. 筋的定义。

2. 按病因分类，骨病可分为先天性发育缺陷、骨痈疽染、风寒湿邪侵袭、损伤、肿瘤、退行性变、代谢障碍、地方病等疾病。按发病组织及部位分类，可分为骨、关节、神经、肌肉、脊柱、软组织等疾病。

第三节　病因病机

1. 骨病的外因分外感六淫、邪毒感染、疲劳损伤、地域因素、毒物与放射线等骨科致病特点。内因包括先天性发育缺陷、年龄、体质、营养障碍、脏腑功能失调等致病特点。

2. 骨病的病机包括外邪病机、气血病机、筋络病机、脏腑病机。在气血病机中，重点掌握气血与骨骼系统的关系。在脏腑病机中，主要介绍肝脾肾与骨骼系统的关系以及它们的致病病机。

第四节　诊断与辨证

1. 望、闻、问、切四诊是诊察筋骨疾病的最基本方法，运用四诊辨证的临床意义和基本规律。

2. 关节运动检查、肌肉检查、神经检查、化验检查、影像学检查、肌电图检查等检查的检查内容、方法及其意义。

3. 八纲辨证、气血辨证、脏腑辨证的内容和意义。

第五节　治疗原则

1. 骨病内治的解毒法、活血法、通络法、补益法的辨证原则和代表方剂。

2. 敷贴法、涂擦法、熏洗法等药物外治法的治则、分类和临床意义；按摩推拿、针灸治疗、物理疗法、练功疗法、手术治疗等治法的施法原则、功效和适应证。

第二章　骨关节的形态和功能

【知识教学目标】

1. 掌握骨的发育和生长、骨关节退行性改变中的骨关节病的临床表现和治疗原则等内容。

2. 熟悉骨的形态和功能、关节的形成和生物性能。

3. 了解骨的代谢和修复。

【能力培养目标】

1. 具有对中医骨病学骨关节病的明确诊断的能力。

2. 熟练操作骨关节病的治疗。

【教学内容】

第一节　骨的形态和功能

1. 骨细胞的功能、分类、细胞间质的构成成分；骨板的排列；骨的结构包括骨膜、骨皮质、骨松质和骨髓质；骨的血液供应的两套动脉。

2. 透明软骨、弹性软骨、纤维软骨的构成和在人体内的分布。

3. 骨的作用。

第二节　骨的发育和生长

1. 骨组织的形成与吸收中成骨细胞和破骨细胞作用；发生过程包括膜内成骨和软骨内成骨。

2. 影响骨生长的因素主要包括激素和维生素等。

第三节　骨的代谢和修复

1. 骨的有机成分代谢包括胶原纤维和黏多糖的代谢,无机盐的代谢主要包括钙、磷的代谢。

2. 骨折的修复过程和分期。

第四节 关节的形成和生物性能

1. 关节的发生、发育;关节软骨的分区;关节软骨的构成和营养。

2. 关节软骨的生物力学性能:渗透性和蠕动反应。

3. 关节囊与韧带的主要结构;滑膜与滑液的构成和作用;关节的边界滑润和液膜滑润;关节的磨损形式和磨损病理特征。

4. 可动关节的分类、组织形态和功能。

第五节 骨关节退行性改变

1. 骨关节退行性改变又称骨关节炎。

2. 骨关节退变的原因、病理变化、临床表现和治疗原则。

第三章 骨关节先天畸形

【知识教学目标】

1. 掌握骨关节发育障碍中成骨不全综合征、软骨发育不全综合征和颈部先天性畸形中的斜颈、脊柱先天性畸形的脊柱裂、先天性脊柱侧弯与下肢先天性畸形的先天性髋关节脱位、膝内外翻及跗外翻、先天性马蹄内翻足的病因病机、临床表现与诊断、鉴别诊断和治疗。

2. 熟悉骨关节先天性畸形的病因病机和治疗。

3. 了解石骨症、颈肋、脊柱裂、髋内翻等疾病的病因病机、临床表现与诊断、鉴别诊断和治疗。

【能力培养目标】

1. 具有对骨关节先天性畸形常见疾病的诊断和有效治疗的能力。

2. 熟悉操作治疗方法。

【教学内容】

第一节 概述

1. 骨关节先天性畸形西医学的两类因素:遗传因素和机械压迫。

2. 临床表现主要为骨先天性残缺和关节的先天性畸形。

3. 内治法的分型,其外治法主要有按摩推拿、支具、练功活动三种方法,手术对一些畸形的改善和治疗作用。

第二节 骨关节发育障碍

1. 成骨不全(脆骨病)、软骨发育不全综合征、石骨症的定义。

2. 成骨不全(脆骨病)、软骨发育不全综合征、石骨症的病因病理、临床表现与诊断。

3. 成骨不全(脆骨病)、软骨发育不全综合征、石骨症的对症治疗。

第三节 颈部先天性畸形

1. 颈肋、斜颈的定义及其流行病学。

2. 颈肋、斜颈的病因病理、临床表现、诊断与鉴别诊断。

3. 颈肋、斜颈的保守治疗和手术治疗。

第四节 脊柱先天性畸形

1. 半椎体畸形、脊柱裂、椎弓峡部裂及脊椎滑脱、先天性脊柱侧弯的定义。

2. 半椎体畸形、脊柱裂、椎弓峡部裂及脊椎滑脱、先天性脊柱侧弯的病因病理、临床表现与诊断。

3. 椎弓峡部裂及脊椎滑脱、先天性脊柱侧弯 X 线特征和分度。

4. 半椎体畸形、脊柱裂、椎弓峡部裂及脊椎滑脱、先天性脊柱侧弯的治疗。

第五节 下肢先天性畸形

1. 先天性髋关节脱位、先天性胫骨假关节、髋内翻、膝内翻、膝外翻、跗外翻、先天性马蹄内翻足的定义。

2. 先天性髋关节脱位、先天性胫骨假关节、髋内翻、膝内翻、膝外翻、跗外翻、先天性马蹄内翻足的病因病理、临床表现、诊断与鉴别诊断。

3. 先天性髋关节脱位、先天性胫骨假关节、髋内翻、膝内翻、膝外翻、跗外翻、先天性马蹄内翻足的保守治疗方法和手术治疗。

第四章 骨痈疽

【知识教学目标】

1. 掌握骨痈疽中急性化脓性骨髓炎、慢性骨髓炎、化脓性关节炎的临床表现和诊断、鉴别诊断以及具体治疗。

2. 熟悉骨痈疽概述中的病因病机和治疗。

3. 了解骨痈疽的发病原因和概论中治疗。

【能力培养目标】

1. 具有对骨痈疽疾病的诊断和有效治疗的能力。

2. 熟练操作治疗方法。

【教学内容】

第一节 概述

1. 骨痈疽的定义以及感染途径。

2. 骨痈疽的病因包括余毒流注、外感六淫、筋骨损伤、七情内伤、饮食不当、房室劳伤。

3. 骨痈疽的临床表现与诊断,以及与历节风、骨痨的鉴别。

4. 骨痈疽中医治疗的消、托、补三法;西医治疗中抗生素的运用和其他治疗措施;外敷中药类治疗和手术治疗方法。

第二节 急性化脓性骨髓炎

1. 急性化脓性骨髓炎的定义和流行病学。

2. 急性化脓性骨髓炎的病因包括热毒注骨和损伤感染。在西医学认为化脓性骨髓炎是由于化脓菌引起的骨组织感染。

3. 急性化脓性骨髓炎的临床分期、诊断与鉴别诊断。

4. 急性化脓性骨髓炎的中医药治疗,西医治疗中的抗生素治疗和手术治疗和三期外治法和辅助治疗。

第三节 慢性骨髓炎

1. 慢性骨髓炎的定义和发病特点。

2. 慢性骨髓炎的病因病理、临床表现与诊断。

3. 慢性骨髓炎在急性发作期和非急性发作期的中药治疗,外治法对于急性发作期的局部处理和非急性发作期的局部处理及其手术治疗。

第四节 化脓性关节炎

1. 化脓性关节炎的定义和常见发病部位。

2. 化脓性关节炎的病因、病理分期、临床表现、诊断与鉴别诊断。

3. 化脓性关节炎初期、酿脓期、脓溃期、恢复期的中药内外治法。

第五章 骨 痨

【知识教学目标】

1. 掌握骨关节结核的临床表现、诊断以及具体治疗。

2. 熟悉骨痨的病因病机。

3. 了解概论中的病因病理。

【能力培养目标】

1. 具有对骨痨疾病的诊断和有效治疗的能力。

2. 熟练操作治疗方法。

【教学内容】

第一节 概述

1. 骨痨的定义和流行病学。

2. 骨痨的病因病理、临床表现、诊断与鉴别诊断。

3. 骨痨的西药抗结核和中医分型治疗;初期、寒性脓肿形成期、脓肿外溃或窦道形成的中药外敷治疗;

手术治疗及休息和制动预防方法。

第二节　骨关节结核

1. 脊柱结核、髋关节结核的定义和流行病学。

2. 脊柱结核、髋关节结核的病因病理、临床表现与诊断。

3. 脊柱结核、髋关节结核的内治法、外治法和手术治疗。

第六章　骨关节痹证

【知识教学目标】

1. 掌握类风湿关节炎、强直性脊柱炎、痛风性关节炎、创伤性关节炎的病因病理、临床表现与诊断、鉴别诊断与治疗。

2. 熟悉概论中的病因病机和治疗。

3. 了解创伤性滑膜炎的发病原因、临床表现和治疗。

【能力培养目标】

1. 具有对骨关节痹证的诊断和有效治疗的能力。

2. 熟练操作外治法中的理疗方法。

【教学内容】

第一节　概述

1. 痹证的总的定义,西医学的名称。

2. 痹证的病因主要有正气不足,感染风、寒、湿邪导致。痹证日久会出现结节、气血伤耗,导致脏痹。

3. 风寒湿痹分为行痹、痛痹、着痹,风湿热痹可导致的热痹。

4. 痹证的中医治疗、外用中药治疗、针灸治疗、推拿按摩治疗。

第二节　风湿性关节炎

1. 风湿性关节炎的定义和临床特征。

2. 风湿性关节炎的发生与溶血性链球菌感染有关,主要病理改变为滑膜水肿。

3. 风湿性关节炎的临床表现与诊断。

4. 风湿性关节炎的西医学治疗方法、不同分型的中医药治疗、针灸治疗和理疗。

第三节　类风湿关节炎

1. 类风湿关节炎的定义和流行病学。

2. 类风湿关节炎的病因病机、临床表现、诊断与鉴别诊断。

3. 类风湿关节炎的支持疗法、中医药内治法、西药内治法、中药外敷、针灸治疗、按摩推拿、理疗及矫形对症治疗。

第四节　强直性脊柱炎

1. 强直性脊柱炎的定义及流行病学。

2. 强直性脊柱炎的病因病机、临床表现、诊断与鉴别诊断。

3. 强直性脊柱炎的中医辨证施治、外治法和手术疗法。

第五节　痛风

1. 痛风的定义、流行病学。

2. 痛风的病因病机、临床表现、诊断。

3. 痛风的治疗原则、西医分期治疗、中医辨证分型治疗。

第六节　创伤性关节炎

1. 创伤性关节炎的定义。

2. 创伤性关节炎的病因病机、临床表现、诊断。

3. 创伤性关节炎的预防、手术疗法、物理疗法及中医辨证论治。

第七节　膝关节创伤性滑膜炎

1. 膝关节创伤性滑膜炎的定义。

2. 膝关节创伤性滑膜炎的病因病机、临床表现、诊断。

3. 膝关节创伤性滑膜炎的中医分型治疗及外治法种类。

第八节　牛皮癣性关节炎

1. 牛皮癣性关节炎的定义和流行病学。

2. 牛皮癣性关节炎的病因病机、临床表现、诊断。

3. 牛皮癣性关节炎的病因治疗和对症处理。

第九节　血友病性关节炎

1. 血友病性关节炎的定义。

2. 血友病性关节炎的病因病机、临床表现、诊断。

3. 血友病性关节炎的中医辨证分型治疗、对症治疗和支持方法。

第七章　痿　证

【知识教学目标】

1. 掌握脊髓灰质炎后遗症和脑性瘫痪的病因病理、临床表现与诊断和治疗。

2. 熟悉概论中的病因病机和治疗。

3. 了解肌病性瘫痪、肌萎缩的病因、临床表现与诊断和治疗。

【能力培养目标】

1. 具有对痿证的诊断和有效治疗的能力。

2. 熟练操作外治法中的理疗方法。

【教学内容】

第一节　概述

1. 痿证的定义和临床特征。

2. 痿证的病因病机、临床表现与诊断。

3. 痿证临床分型的中医辨证论治、针灸治疗和按摩推拿。

第二节　脊髓灰质炎

1. 脊髓灰质炎的定义和流行病学。

2. 脊髓灰质炎的病因病理、临床表现与诊断。

3. 脊髓灰质炎的中医中药治疗和手术治疗。

第三节　脑性瘫痪

1. 脑性瘫痪的定义。

2. 脑性瘫痪的病因病理、临床表现、诊断鉴别诊断。

3. 脑性瘫痪的中医辨证论治、外治法针灸、点穴和穴位注射治疗。

第四节　其他常见痿证

1. 偏瘫、单瘫、截瘫、肌病性瘫、肌萎缩的各自定义。

2. 偏瘫、单瘫、截瘫、肌病性瘫、肌萎缩的病因、概念、病变部位、临床表现及诊断、麻痹性质。

第八章　筋　挛

【知识教学目标】

1. 掌握缺血性肌挛缩症、髂胫束挛缩症、关节挛缩症的临床表现和治疗。

2. 熟悉概论中的病因病机和治疗。

3. 了解缺血性肌挛缩症、髂胫束挛缩症、关节挛缩症的病因和预防。

【能力培养目标】

1. 具有对筋挛的诊断和有效治疗的能力。

2. 熟练操作外治法中的理疗方法。

【教学内容】

第一节　概述

1. 筋挛的定义。

2. 筋挛的病因病理、临床表现与诊断。

3. 筋挛的内治法和外治法。

第二节　缺血性肌挛缩症

1. 缺血性肌挛缩症的定义。

2. 缺血性肌挛缩症的病因病理、临床表现与诊断。

3. 缺血性肌挛缩症的内治法和手术治疗。

第三节　其他挛缩症

1. 简单介绍手内在肌挛缩症、掌腱膜挛缩症、髂胫束挛缩症、关节挛缩症的病变部位、概念、临床特征等方面并列表比较。

2. 主要掌握上述疾病的临床诊断和鉴别诊断。

第九章　骨关节退行性疾病

【知识教学目标】

1. 掌握脊柱骨性关节病的颈椎退行性疾病、腰椎退行性疾病、膝关节骨关节病的病因病理、临床表现与诊断以及治疗。

2. 熟悉概论中的病因病机和治疗。

3. 了解胸椎退变的病因病理、临床表现与诊断以及治疗。

【能力培养目标】

1. 具有对骨关节退行性疾病的诊断和有效治疗的能力。

2. 熟练操作外治法中的理疗方法。

【教学内容】

第一节　概述

1. 骨关节退行性疾病的定义和分类。

2. 骨关节退行性疾病的病因病理、临床表现与诊断。

3. 骨关节退行性疾病治疗原则和相对治疗措施。

第二节　脊柱退行性疾病

1. 腰腿痛的分类(非脊椎病性腰腿痛、脊椎性腰腿痛)。

2. 脊椎性腰腿痛与脊椎退行性病之间的关系。

3. 脊柱骨关节病的定义。

4. 脊柱骨关节病的病因病理、临床表现与诊断。

5. 脊柱骨关节病的中医内治法、外治法和手术治疗。

第三节　四肢关节骨关节病

1. 四肢关节骨关节病的定义,中医对本病的认识。

2. 四肢关节骨关节病的病因病理、临床表现、诊断与鉴别诊断。

3. 四肢关节骨关节病的中医辨证论治、外治法和手术治疗。

第十章　骨坏死性疾病

【知识教学目标】

1. 掌握骨关节坏死性疾病中股骨头无菌性坏死的临床表现、诊断以及治疗。

2. 熟悉概论中的病因病机和治疗。

3. 了解股骨头无菌性坏死的病因。

【能力培养目标】

1. 具有对骨关节坏死性疾病的诊断和有效治疗的能力。

2. 熟练操作外治法中的理疗方法。

【教学内容】

掌握股骨头无菌性坏死的诊断方法。

【教学内容】

第一节　概述

1. 骨坏死的定义和骨坏死性疾病范围。

2. 骨坏死性疾病病因病理、临床表现与诊断。

3. 骨坏死性疾病中医中药内治法、外治法及手术治疗。

第二节　骨骺骨软骨病

1. 股骨头骨骺骨软骨病、胫骨结节骨骺炎、脊椎骨骺骨软骨病的定义、流行病学。

2. 股骨头骨骺骨软骨病、胫骨结节骨骺炎、脊椎骨骺骨软骨病的病因病理、临床表现、诊断与鉴别诊断。

3. 股骨头骨骺骨软骨病的保守治疗与手术治疗。

4. 胫骨结节骨骺炎的外固定治疗、理疗和封闭治疗。

5. 脊椎骨骺骨软骨病的一般治疗、外固定和手术治疗。

第三节　股骨头无菌性坏死

1. 股骨头无菌性坏死定义。

2. 股骨头无菌性坏死病因病理、临床表现、诊断与鉴别诊断。

3. 股骨头无菌性坏死中医辨证论治、外治法、手术治疗等综合处理。

第十一章　代谢性骨病

【知识教学目标】

1. 掌握佝偻病、骨质疏松的临床表现与诊断。

2. 熟悉佝偻病、骨质疏松的发病原因和治疗。

3. 内分泌紊乱性骨病的治疗。

【能力培养目标】

具有对佝偻病、骨质疏松的诊断和有效治疗的能力。

【教学内容】

第一节　概述

1. 代谢性骨病的发生原因。

2. 代谢性骨病的病因病理、临床表现与诊断。

3. 代谢性骨病的中医中药治疗。

第二节　佝偻病

1. 佝偻病的定义。

2. 佝偻病的病因病理、临床表现与诊断。

3. 佝偻病的中医中药治疗、西药治疗和相应的预防、护理措施。

第三节　骨质疏松

1. 骨质疏松的定义。

2. 骨质疏松的病因病理、临床表现、诊断与鉴别诊断。

3. 骨质疏松的中医辨证论治、西医学治疗措施、其他疗法。

第四节　内分泌紊乱性骨病

1. 巨人症、垂体功能低下症、呆小症、原发性甲状旁腺功能亢进性骨病的定义及原发性甲状旁腺功能亢进性骨病的流行病学。

2. 巨人症、垂体功能低下症、呆小症、原发性甲状旁腺功能亢进性骨病的病因病理、临床表现与诊断。

3. 巨人症的性激素治疗和手术治疗。

4. 垂体功能低下症的生长激素治疗和其他治疗。

5. 呆小症的碘剂治疗、甲状腺素治疗及手术治疗。

6. 原发性甲状旁腺功能亢进性骨病的对症处理原则。

第十二章　骨肿瘤

【知识教学目标】

1. 掌握骨样骨瘤、骨肉瘤、骨软骨瘤、软骨肉瘤、骨巨细胞瘤、骨纤维肉瘤的病因病理、临床表现与诊断以及治疗。

2. 熟悉列表中其他肿瘤的临床表现与诊断。

3. 了解列表中其他肿瘤的病因病理、临床表现与诊断以及治疗。

【能力培养目标】

1. 具有对骨肿瘤疾病的诊断能力。

2. 熟练操作骨软骨瘤的手术治疗。

【教学内容】

第一节　概述

1. 骨肿瘤的定义和流行病学。

2. 骨肿瘤的病因病理、分类、临床表现、诊断与鉴别诊断。

3. 骨肿瘤的治疗原则;中医中药治疗、化疗、免疫治疗、放射治疗以及手术治疗。

第二节　良性骨肿瘤

1. 软骨瘤、骨软骨瘤、骨巨细胞瘤的定义、来源、性质及常见部位。

2. 骨软骨瘤的病理变化。

3. 软骨瘤、骨软骨瘤、骨巨细胞瘤的临床表现与诊断。

4. 软骨瘤的手术治疗目的和常用术式。

5. 骨巨细胞瘤的手术种类。

第三节　恶性骨肿瘤

1. 骨肉瘤、软骨肉瘤、骨纤维肉瘤的起源和性质。

2. 骨肉瘤、软骨肉瘤、骨纤维肉瘤的流行病学、好发部位、临床表现及 X 线特征。

3. 骨肉瘤、骨纤维肉瘤的治疗方案和预后。

四、教学时间分配

按照教学计划的规定,本课程共 54 学时,仅供中医骨伤专业使用,其学时分配与安排列表如下,其中理论课与实践比例约为 3∶1,即理论教学为 39 学时,实践 15 学时。

教学内容	总时数	理论教学时数	实践教学时数
第一章　总论	6	6	
第二章　骨关节的形态和功能	6	4	2
第三章　骨关节先天畸形	6	4	2
第四章　骨痈疽	4	3	1
第五章　骨痨	4	3	1
第六章　骨关节痹证	6	4	2
第七章　痿证	3	2	1
第八章　筋挛	2	1	1
第九章　骨关节退行性疾病	6	4	2
第十章　骨坏死性疾病	4	3	1
第十一章　代谢性骨病	3	2	1
第十二章　骨肿瘤	4	3	1

五、大纲说明

1. 本大纲是根据专科层次《中医骨伤专业》专业培养目标和教学计划确立的知识点和学时,本课程的教学目标、任务和内容,供专科层次的骨伤专业使用。

2. 本大纲教学目标,分知识教学目标、能力培养目标和素质教育目标。知识教学目标分掌握、熟悉、了解三级,凡属掌握和熟悉的内容均为教学重点,应努力通过课堂讲述和运用教具、考试等多种教学手段,使学生理解并掌握;能力教学目标尤为重要,应通过各种实践教学环节,力求使学生能在老师的指导和辅助下达到能和会的要求;素质教育目标同样重要,主要通过课堂教学、临床实习和社会时间等诸多平台,体验大医精诚的医学思想,使学生努力达到本门课程的基本素质要求。

1. 胡蕴玉.现代骨科基础与临床[M].北京:人民卫生出版社,2006
2. 郭万首.Turek 骨科学原理与实践[M].北京:人民卫生出版社,2008
3. 蒋位庄,王和鸣.中医骨病学[M].第 2 版.北京:人民卫生出版社,2002.
4. 刘柏龄.中医骨伤科学[M].北京:人民卫生出版社,2003
5. 孟继懋.中国医学百科全书·骨科学[M].上海:上海科学技术出版社,1984
6. 杨克勤,过邦辅.矫形外科学[M].上海:上海科学技术出版社,1986
7. 郭焕春.临床骨科医师手册[M].天津:天津科学技术出版社,1994
8. 张安桢,武春发.中医骨伤科学[M].北京:人民卫生出版社,1988
9. 廖二元,谭利华.代谢性骨病学[M].北京:人民卫生出版社,2003
10. 高书图.骨病[M].北京:人民卫生出版社,2008
11. 林建华,杨迪生,杨建业,等.骨病与骨肿瘤[M].上海:第二军医大学出版社,2009